浙江省医学会公共卫生学分会科普丛书

内分泌系统综合征诊疗手册

主　编　裘怿钊　斯徐伟　杨国军

上海交通大学出版社

内容提要

在临床上，有很多内分泌疾病以综合征命名，这些综合征往往涉及多个学科、多个系统，要想在短时间内掌握有相当难度。本书由内分泌科专家主编，共收录了 143 个内分泌系统综合征，包括每种综合征的病因和发病机制、临床表现、辅助检查、诊断和治疗 5 个方面。全书内容丰富，阐述简洁，注重临床实用，还包含了编者自己诊断和治疗的经验总结。

本手册适合内分泌专科初中级医师、普通内科医师和其他临床专科医师查询使用。

图书在版编目(CIP)数据

内分泌系统综合征诊疗手册/裴怿钊，斯徐伟，杨国军主编. —上海：上海交通大学出版社，2021.10
ISBN 978 - 7 - 313 - 25576 - 1

Ⅰ.①内… Ⅱ.①裴…②斯…③杨… Ⅲ.①内分泌病—综合征—诊疗—手册 Ⅳ.①R58 - 62

中国版本图书馆 CIP 数据核字(2021)第 206133 号

内分泌系统综合征诊疗手册
NEIFENMI XITONG ZONGHEZHENG ZHENLIAO SHOUCE

主　编：裴怿钊　斯徐伟　杨国军	
出版发行：上海交通大学出版社	地　址：上海市番禺路 951 号
邮政编码：200030	电　话：021 - 64071208
印　制：上海新艺印刷有限公司	经　销：全国新华书店
开　本：880mm×1230mm　1/32	印　张：13.375
字　数：314 千字	插　页：4
版　次：2021 年 10 月第 1 版	印　次：2021 年 10 月第 1 次印刷
书　号：ISBN 978 - 7 - 313 - 25576 - 1	
定　价：68.00 元	

作者简介

裘怿钊，1924年生，浙江嵊州人，1950年毕业于国立江苏医学院（现为南京医科大学）本科。毕业后一直在浙江绍兴从事临床内科工作，曾任绍兴市人民医院大内科主任、院长。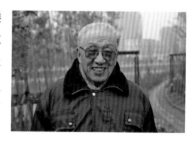于1985年被中国卫生部（现为国家卫生健康委员会）授予"不退休医生"称号。被评为"绍兴好人""浙江好人""绍兴市医师终身荣誉"。2021年被浙江省委、省政府授予"浙江省医师终身成就奖"。目前为止作者已主编、参编或翻译了下列图书：①《动脉粥样硬化症》（人民卫生出版社）；②《呼吸系统综合征诊疗手册》（人民军医出版社）；③《心脑血管病检诊手册》（人民军医出版社）；④《各科诊疗之实际》（新医书局）；⑤1950年版《西塞尔内科学》（上海龙门联合书局）中心血管、内分泌、神经系统疾病分册的中文译本。

编　委　会

主　编　裘怿钊　斯徐伟　杨国军
副主编　尤巧英　陈爱霞　张祝华　钟　雷
编　者（按姓氏拼音排序）

陈爱霞（绍兴市人民医院）

范　春（绍兴第二医院）

林　辉（绍兴市人民医院）

裘　超（绍兴市人民医院）

裘怿钊（绍兴市人民医院）

斯徐伟（绍兴市人民医院）

杨国军（绍兴文理学院附属医院）

尤巧英（绍兴市人民医院）

张祝华（绍兴市中医院）

钟　雷（绍兴市人民医院）

前　言

内分泌和代谢病学是内科学的重要分支,随着医学科学的不断进步,尤其是分子生物学的快速发展,内分泌和代谢病学也取得了长足的进步。大量内分泌疾病的病因和发病机制已经被搞清楚,治疗也有重要进展。但是,在临床上仍有很多内分泌疾病以综合征(以多个症状或体征组合的形式)命名,并且,这些综合征往往涉及多个学科、多个系统,要想在短时间内掌握有相当难度。

有鉴于此,我们组织了以原卫生部颁发的"不退休医生"、浙江省人民政府颁发的浙江省"医师终身成就奖"获得者,绍兴市人民医院内科资深专家裘怿钊主任医师为主的相关专家编写了《内分泌系统综合征诊疗手册》。

全书共收录了143个内分泌系统综合征,按照病因和发病机制、临床表现、辅助检查、诊断和治疗5个方面进行编写,总体要求简明,体现手册特点,注重临床实用。内容还包含了编者自己诊断和治疗的经验总结,此为本手册的另一特色。本手册适合内分泌专科初中级医师、普通内科医师和其他临床专科医师查询使用。

由于编者理论水平和临床经验的局限性，如读者对本书内容有疑问或不认同，还请参考最新指南和相关文献。

编者

2021.9

目 录

Addison-Biermer 综合征

- Addison-Biermer 综合征又称 Addison-Scholz 综合征、慢性肾上腺功能减退伴痉挛性截瘫综合征。

【病因和发病机制】

- 系常染色体显性遗传。
- 也可能是自身免疫因素导致肾上腺萎缩和胃壁细胞不能分泌内因子,使肠黏膜不能吸收维生素 B_{12},导致脊髓后索和侧索变性。

【临床表现】

- 起病缓慢,首先出现全身疲惫乏力,情绪低落,畏寒喜睡,食欲减退。
- 之后逐渐出现由内因子缺乏引起的贫血症状,包括:心悸、气促、面色苍白、双下肢水肿等。
- 神经症状出现较晚:脊髓后索病变导致共济失调、步态不稳、Romberg 征阳性,侧索病变则导致双下肢痉挛性瘫痪、膝反射亢进、腹壁和提睾反射消失,以及 Babinski、Oppenheim、Chaddock 等锥体束征阳性。
- 肾上腺逐渐萎缩,表现为皮肤-黏膜色素日益加深、血压降低及体重减轻。
- 消化道表现:舌面光滑,舌质红绛,即所谓"牛肉舌",伴疼痛、厌食、腹胀、恶心、呕吐和腹泻等。

【辅助检查】

- 外周血象：血红蛋白常低于 60 g/L，大卵圆红细胞增多。红细胞平均容积(mean corpuscular volume，MCV)＞100 fl，平均红细胞血红蛋白量(mean corpuscular hemoglobin，MCH)＞32 pg。白细胞和血小板可减少，中性粒细胞分叶过多(5 叶者超过 5％，6 叶者超过 1％)，血小板可呈巨大型。

- 骨髓象：巨幼红细胞＞10％，粒细胞系和巨核细胞呈巨型变。

- 血清维生素 B_{12} 降低。

- 血钠降低、血钾增高，钠钾比值＜1∶30。

- 糖耐量呈低平曲线。

- 基础胃酸分泌量(BAO)和最大胃酸分泌量(MAO)均明显减少，甚至消失。

- 24 h 尿游离皮质醇、17 -羟类固醇、17 -酮类固醇降低。

- 血游离皮质醇降低，促肾上腺皮质激素(adrenocortico-tropic hormone，ACTH)增高。

- ACTH 兴奋试验：兴奋前后血游离皮质醇无改变。

- 心电图检查：随血钾增高而改变。T 波高耸，可呈帐篷状，QRS 波增宽，出现窦室传导、心室自主心律等，严重时出现室颤、心室停搏。

【诊断】

- 根据巨细胞性贫血，脊髓后、侧索损害的症状和体征，再结合肾上腺皮质功能降低的实验室检查，诊断一般不难。

【治疗】

- 甲钴胺(mecobalamin)：每次 500 μg，3 次/d、口服或

3 次/周、肌注。

- 氢化可的松：10～30 mg/d，口服。

- 如仍有慢性失水和低血压，可加服氟氢可的松 0. 1 g、1 次/d 或甘草流浸膏 10 ml、3 次/d。

假性 Cushing 综合征

【病因和发病机制】

- 未完全阐明。部分见于肥胖、重度抑郁症、酒精中毒,部分可能与体质、精神等因素有关。最近有观点认为,本征可能是长期间歇应激的结果。长期间歇应激导致下丘脑促肾上腺皮质激素释放激素(corticotropin releasing hormone,CRH)神经元长期间歇兴奋,刺激垂体前叶 ACTH 间歇分泌过多,使肾上腺也间歇分泌过多的皮质醇。

【临床表现】

- 以年轻男性多见,多处于长期间歇应激状态。
- 抑郁症、酒精中毒的相应表现。
- 体重指数(BMI)常超过 28,甚至可达 30 以上。
- 脂肪积聚以躯干为主。
- 腹部、臀部和大腿皮肤可见紫纹。

【实验室检查】

- 血清钠、钾在正常范围。
- 24 h 尿游离皮质醇可偏高或正常高值。
- 血浆皮质醇可偏高或正常高值,分泌节律可异常。
- 小剂量地塞米松抑制试验可异常。

【诊断】

* 根据肥胖、酗酒，或患严重抑郁症，结合临床表现和化验，基础病好转后恢复正常，诊断不难。

【治疗】

* 肥胖者限制饮食，减少热量摄入，增加体力活动。
* 酗酒者戒酒。
* 抑郁症者可用舍曲林(sertraline)。

Bartter 综合征

- Bartter 综合征又称肾小球旁细胞增生、先天性低钾血症、肾小管性碱中毒、先天性醛固酮增多症、血管紧张素反应缺乏症。

【病因和发病机制】

- 不完全清楚。
- 先天性：系常染色体显性或隐性遗传；获得性：见于长期使用泻剂、利尿剂、过期四环素,慢性间质肾炎和肾盂肾炎等。
- 肾小球球旁器细胞增生肥大,肾素分泌增多,血浆肾素活性增高,使肾上腺皮质束状带产生更多的醛固酮；肾小管髓襻升支粗段上皮细胞萎缩和空泡变性。对钠重吸收减少,引起体液容量减少,因而进一步刺激肾小球球旁器细胞产生更多的醛固酮,导致尿排钠减少,排钾增加。
- 低钾血症刺激前列腺素(PG)E_2 和 I_2 释放；后两者又促使肾素分泌增加,而肾素在导致血管紧张素(AT)Ⅰ、ATⅡ和醛固酮进一步增加的同时,也使血中缓激肽(BK)增加。BK 和 PGE_2 的扩血管作用,使 ATⅡ和醛固酮的升压作用减退。

【临床表现】

- 女略多于男。
- 儿童期发育迟缓,身材矮小,智力较差。

- 平时嗜盐。

- 低血钾引起肌肉无力,甚至瘫痪,可呈周期发作。当合并代谢性碱中毒时,则同时可有手足搐搦或 Chvostek 征和 Trousseau 征阳性,同时尿浓缩功能降低,尿量增多,可达 5 000 ml/d 左右,导致烦渴、失水和便秘。

【实验室检查】

- 尿量多,比重低,偏碱性;尿中偶有微蛋白和少量透明管型。

- 血清钾常在 3 mmol/L 以下。

- 血清钠正常或偏低。

- 血清镁常降低。

- 尿钾增高,可达 53~90 mmol/L。

- 血浆肾素、血管紧张素和醛固酮均明显增高(输注白蛋白使血容量扩张后,虽能使血浆肾素降低,但仍比正常高出多倍,说明肾素的产生并非低血容量所致)。

- 尿中 PGE_2 增高。

- 血液 pH 值可达 7.5 或以上,实际和标准碳酸氢盐及剩余碱均增高。

【诊断】

- 凡儿童身高增长停滞、智力低下合并低血钾者,并在排除低血钾的其他原因后,可初步考虑本征。输注白蛋白试验有一定的参考价值。

- 血浆肾素活性,血、尿血管紧张素和醛固酮均明显增高,而血压正常者基本可诊断本征。

- 肾活检可见肾小球球旁器颗粒细胞增生、肥大,对本征的诊断具有决定性意义。

【治疗】

- 高钾、低钠饮食。

- 口服氯化钾（3～6 g/d）。经静脉补充时，宜用 5% 葡萄糖水稀释。

- 如低血钾仍不能纠正，可加服螺内酯或氨苯蝶啶、阿咪洛利等保钾利尿剂。发生手足抽搐时，可同时静脉使用硫酸镁。

- 抑制 PG 合成可用吲哚美辛（75～100 mg/d）或布洛芬（600 mg/d），可分次口服。

- β受体阻滞剂如美托洛尔（12.5～25 mg/d）或比索洛尔（1.25～2.5 mg/d）能抑制肾素的产生，可以使用。

Liddle 综合征

- Liddle 综合征又称遗传性假性醛固酮增多症、特发性高钠血症。

【病因和发病机制】

- 常染色体显性遗传。

- 远端肾小管上皮细胞钠通道（epithelial Na^+ channel，ENaC）活化性突变，钠的重吸收增多，使钾从尿中大量排出。

【临床表现】

- 发病呈家族性。

- 低血钾可致全身无力，甚至瘫痪，初为周期性，之后逐渐呈持续性。

- 高血压：多发于青少年，且较严重。

- 当合并代谢性碱中毒时，则可同时有四肢麻木、搐搦，Chvostek 征和 Trousseau 征阳性。

- 多饮、多尿，极少出现水肿。

【实验室检查】

- 血清钠增高。

- 血清钾常在 3 mmol/L 以下。

- 血浆肾素活性降低。

- 血浆醛固酮也降低，静脉注射 ACTH 后不能使之增高。

- 血液 pH 可达 7.5 或以上，实际和标准碳酸氢盐及剩余碱均增高。
- 尿量多，比重低，呈酸性。

【诊断】

- 凡有高血压、低血钾、代谢性碱中毒且螺内酯不能纠正而又有家族史者，应考虑本征。
- 低肾素血症和低醛固酮血症支持本征的诊断。
- 跨鼻电势差测定发现 ENaC 活性增加，即可确诊。

【治疗】

- 限钠补钾。
- 氨苯蝶啶 150～300 mg/d，分 3 次口服。或阿米洛利 10～20 mg/d，分 2 次口服。
- 代谢性碱中毒时，若有四肢麻木、搐搦，则应同时静脉滴注氯化钾和硫酸镁。

Robertson-Kihara 综合征

- Robertson-Kihara 综合征又称肾球旁细胞瘤、肾脏肾素分泌瘤、肾素瘤。

【病因和发病机制】

- 肾球旁细胞瘤属血管外皮细胞瘤,大多为良性,瘤体直径 8～40 mm 不等。
- 瘤细胞分泌比正常多 5 000 倍的肾素。
- 肾素作用于由肝细胞产生的 α_2 球蛋白(即血管紧张素原),生成血管紧张素(AT)I。
- AT I 在转换酶的作用下,水解为 AT II,后者的升压作用为去甲肾上腺素的 30～40 倍。
- AT II 同时刺激肾上腺皮质的束状带,使之分泌更多的醛固酮。

【临床表现】

- 女性多见。
- 15～25 岁的青年好发。
- 血压增高,可伴头胀、头痛及头昏等。
- 重者有左心增大,视网膜病变。
- 四肢疲乏无力,甚至轻瘫。
- 时可出现手足搐搦。

- 多尿、夜尿、口渴及多饮。

【实验室检查】

- 血清钠增高。
- 血清钾降低。
- 血浆肾素活性增高,肿瘤侧肾静脉中更高。
- 血浆醛固酮也增高。
- 血液 pH 值可达 7.5 或以上,实际和标准碳酸氢盐及剩余碱均增高。
- 尿量多,比重低,呈酸性。

【诊断】

- 凡有高血压、低血钾及代谢性碱中毒者,应考虑本病。
- 同时有高肾素血症和高醛固酮血症,则支持本病的诊断。
- 动态增强 CT 检查对诊断和鉴别诊断有重要意义。
- 选择性肾静脉采血检测肾素活性对定性、定位诊断均有意义。

【治疗】

- 补充氯化钾。
- 螺内酯 60 mg/d,分 3 次口服。
- 美托洛尔 75 mg/d,分 3 次口服。
- 血管紧张素转换酶抑制剂(ACEI,如依那普利 10 mg/d)或血管紧张素受体 Ⅱ 阻滞剂(ARB,如替米沙坦 80 mg/d)。
- 如果氯化钾、螺内酯和 ACEI 或 ARB 合用,要十分慎重,必须警惕高血钾的风险。
- 手术切除为首选治疗方法。

Cushing 综合征

- Cushing 综合征又称皮质醇增多症。

【病因和发病机制】

- 本征有下列各型：

1) ACTH 依赖型 Cushing 综合征

- 垂体 ACTH 细胞增生、腺瘤或癌，分泌过量的 ACTH，特别是直径<1.0 cm 的微腺瘤，引起肾上腺皮质增生最为常见（约占 80%）。以上 3 者均称为 Cushing 病。

- 异位 ACTH 综合征，主要由支气管肺癌、甲状腺髓样癌、胸腺瘤及类癌等引起。

- 较长时间使用 ACTH。

- 极少数病例则是因下丘脑合成或异位分泌 CRH 过多，使垂体分泌大量的 ACTH 所引起。

2) 非 ACTH 倚赖型 Cushing 综合征

- 肾上腺皮质癌和腺瘤，各占 5% 和 20% 左右。

- 双侧肾上腺小结节性增生约占 1%，称 Meador 综合征，偶尔还可伴 Carney 综合征（同时有心房黏液瘤、雀斑等）。

- 长期使用药理剂量的皮质激素（即医源性 Cushing 综合征）。

3) 非 ACTH 受体介导性 Cushing 综合征

- 包括精氨酸升压素（AVP）受体介导性、儿茶酚胺受体介导性、黄体生成素（lutropin，LH）受体介导性、肾素/AT Ⅱ受体介导性、心钠素受体介导性和抑胃肽葡萄糖依赖的促胰岛素肽（GIP）受体介导性 Cushing 综合征等。

4）其他特殊类型 Cushing 综合征

- 包括应激性 Cushing 综合征、亚临床 Cushing 综合征、周期性 Cushing 综合征、糖皮质激素受体增多性 Cushing 综合征等。

【临床表现】

- 本征儿童多于成人，女多于男，呈 8～9：1 的比例。

- 起病大多隐匿，最初只表现为生长发育较慢和青春期略有延迟。

- 四肢相对瘦小，肌肉乏力易倦。

- 之后逐渐出现向心性肥胖，表现为满月脸、水牛背、鱼样嘴；面色红润，腹壁肥厚。

- 皮肤变薄，可见对称性紫纹，偶见瘀斑。紫纹多见于臀部上外侧、股部及下腹，偶见于乳房、肩及腋等处。伤口不易愈合，女性尚可见多毛、痤疮；ACTH 依赖型，包括异位 ACTH 综合征者，可见色素沉着。

- 骨量减少、骨质疏松导致腰背酸痛、身材变矮，脊柱后突畸形，甚至病理性骨折和（或）无菌性骨坏死；尿钙增多，故常见尿路结石。

- 血压增高而有头痛、头昏，少数出现端坐呼吸、活动时气促等左心衰竭症状，也有发生脑血管意外者。

- 糖耐量降低，甚至发生糖尿病而出现多饥、多饮和多尿。

- 少数出现精神症状，如激动、欣快、抑郁及妄想，甚至出现幻觉和狂躁等。

- 容易并发各种感染,如甲癣、体癣、花斑癣、毛囊炎、丹毒、牙周炎、肺结核、尿路感染和败血症等。
- 妇女常有月经失调,难以怀孕;男性睾丸萎缩,阳痿。
- 常见眼结膜水肿、白内障、青光眼和中心脉络膜视网膜病。
- 肾上腺癌引起者常有腹痛、女性男性化等。
- 异位 ACTH 引起者除有色素沉着外,低血钾性碱中毒和体重减轻等特别明显。

【实验室检查】

- 血常规可见血红蛋白、红细胞、白细胞和中性粒细胞增多,而嗜酸性粒细胞和淋巴细胞则减少。
- 血清钾降低<3.2 mmol/L 者,多数为异位 ACTH 引起。
- 下列各项提示皮质醇增多症存在:

(1) 24 h 尿 17 -羟类固醇>69 μmol。

(2) 24 h 尿 17 -酮类固醇>87 μmol。

(3) 24 h 尿游离皮质醇>304 nmol。

(4) 血浆皮质醇昼夜节律消失,午夜 24:00>138 nmol/L;唾液皮质醇午夜 24:00>7.5 nmol/L,早晨 6:00>27.6 nmol/L。

(5) 午夜 24:00 口服地塞米松 1.0 mg,次晨 8:00 血浆皮质醇>138 nmol/L。

(6) 口服地塞米松 0.5 mg,6 h 1 次,共 8 次后,24 h 尿游离皮质醇不减少。

- 下列各项用来确定皮质醇增多症的原因:

(1) 口服地塞米松 2.0 mg,6 h 1 次,共 8 次后,24 h 尿游离

皮质醇不减少,提示异位 ACTH 综合征。

(2)基础血清 ACTH:垂体细胞增生和肿瘤以及异位 ACTH 综合征均增高,特别是后者。其他原因引起者不增高。

(3)静脉注射 CRH 100 μg,垂体细胞增生和肿瘤引起者, ACTH 和皮质醇均增高;异位 ACTH 综合征则不增高。

(4)胰岛素低血糖试验:本征无皮质醇增高反应。

(5)米非司酮试验:ACTH 依赖型 Cushing 综合征无反应。

(6)岩下窦和外周静脉于基础状态下同时采血,各测定 ACTH,如前者与后者之比>2,高度提示垂体依赖性病变。如静脉注射 CRH 100 μg 后,两者比值>3,则诊断可以完全肯定。

• 高皮质醇血症抑制促甲状腺激素(thyroid stimulating hormone,TSH)、生长激素(growth hormone,GH)、卵泡刺激素(follicle stimulating hormone,FSH)、LH,从而使其靶腺激素含量下降。

【影像学检查】

• B超检查可发现较大的肾上腺肿瘤。

• CT 和 MRI 检查可发现垂体 ACTH 肿瘤和较小的肾上腺病变。

• 放射性核素 I-胆固醇扫描可对肾上腺肿瘤作出精确的定位。

【诊断】

• 首先,根据向心性肥胖、满月脸、皮肤紫纹、高血压和糖尿病、血皮质醇增高并节律紊乱、尿游离皮质醇及其代谢产物增高和小剂量地塞米松抑制试验阴性,可以确定本征的存在。

• 其次,ACTH 测定、大剂量地塞米松抑制试验和影像学检查可以确定本征的原因和病变的部位。

【治疗】

● 手术治疗。

（1）肾上腺腺瘤：手术可治愈。

（2）肾上腺癌：手术后尚需放疗和化疗。

（3）双侧肾上腺增生：双侧肾上腺切除，术后皮质激素替代治疗。

（4）垂体微腺瘤：经蝶窦切除。

（5）垂体大腺瘤：需开颅切除，如不能完全切除，术后应辅以放射治疗。

（6）异位 ACTH 综合征：切除原发肿瘤，必要时继以放、化疗。

● 药物治疗。

（1）酮康唑：抑制皮质醇的合成。起始剂量 $1\,000\sim1\,200\,mg/d$，以后渐减至维持量 $600\sim800\,mg/d$。

（2）美替拉酮（metyrapone）：抑制肾上腺皮质 11β-羟化酶，使皮质醇的合成减少。$2\,000\sim6\,000\,mg/d$，分 $3\sim4$ 次口服。

（3）氨鲁米特：抑制胆固醇转变为孕烯醇酮，使皮质醇合成受阻。$750\sim1\,000\,mg/d$，分次口服。

（4）米托坦（metotane）：对肾上腺皮质细胞有细胞毒作用，引起线粒体退变，干扰皮质醇生物合成。开始 $2\,000\,mg/d$，分 4 次服用，可渐增至 $8\,000\sim12\,000\,mg/d$。

（5）溴隐亭（bromocriptine）：用于催乳素升高者。开始 $1.25\,mg/d$，渐增至 $5\,mg/d$，分次口服。

（6）赛庚啶（cyproheptadine，血清素拮抗剂）：$1\,500\sim3\,000\,mg/d$，分 3 次口服。

（7）丙戊酸钠（γ-氨基丁酸促效剂）：$600\,mg/d$，分 3 次口服。均用于垂体肿瘤。

Addison 综合征

● Addison 综合征又称 Addison 病、Thomas-Addison 病、Packard-Wecksel 综合征、肾上腺性青铜色皮肤病、慢性肾上腺皮质功能减退症。

【病因和发病机制】

● 慢性肾上腺皮质功能减退可分原发性、继发性和三发性。原发性者即 Addison 综合征,继发性者是指垂体分泌 ACTH 不足,三发性者是指下丘脑分泌 CRH 过少。

● 本征病因如下。

(1)肾上腺感染:最常见,结核占首位。此外,尚有真菌、人类免疫缺陷病毒(HIV)、巨细胞病毒及铜绿假单胞菌感染。而脑膜炎球菌败血症则表现为急性肾上腺皮质功能减退,即 Waterhouse-Friderichsen 综合征。

(2)肾上腺特发性萎缩:多由自身免疫性肾上腺炎所致,血中可检出抗肾上腺皮质细胞抗体,如同时合并甲状旁腺、甲状腺、性腺功能减退,糖尿病,慢性活动性肝炎,恶性贫血和皮肤黏膜白念珠菌病等,则本征为自身免疫性多内分泌腺病综合征 Ⅰ 型(APS-Ⅰ)的一部分。

(3)肾上腺转移癌、淋巴瘤及白血病细胞浸润。

(4)医源性原因:双侧肾上腺切除、放射治疗的破坏和药物的作用,如酮康唑、米托坦、美替拉酮、安鲁米特、苯妥英及利福平等。

（5）其他：肾上腺淀粉样变性、血色病、结节病、抗磷脂抗体综合征、血管血栓、先天性肾上腺发育不良、C21‐羟化酶缺乏、先天性对 ACTH 不敏感、家族性糖皮质激素减少症及肾上腺脑白质营养不良等。

（6）继发性者见于垂体功能减退（常伴甲状腺、性腺等功能减退）、下丘脑‐垂体轴抑制,如外源性糖皮质激素长期使用后突然停用,Cushing 综合征彻底治疗后的内源性糖皮质激素迅速消除。

【临床表现】

● 本征多见于中、青年,儿童、老年人少见。

● 起病缓慢,呈进行性加重。

● 疲乏无力：最早出现,常同时伴有食欲缺乏、恶心、呕吐、腹泻,偶尔便秘。

● 色素沉着：几乎见于所有患者。以面部、唇、舌、牙龈、颊黏膜、四肢暴露部、关节伸屈面、乳头、乳晕、脐、下腹中线、瘢痕、指（趾）甲根部多见。色素深浅不一,深者墨黑,浅者棕黑、棕黄,亦有蓝灰、蓝黑者。可呈点状和小片状。

● 血压降低：可降至 80/50 mmHg 以下。时有头晕、眼花,甚至昏倒。

● 体重减轻,病情越重,减轻越多,呈又黑又瘦状态。

● 精神不振、淡漠无欲、记忆力降低、嗜睡,甚至昏迷;少数出现烦躁、谵妄和抽搐。

● 男子性欲减退,勃起功能障碍;女性月经紊乱或过早闭经。

● 低血糖反应：常于空腹、活动或轻微感染时发生,主要表现为神经精神症状,如注意力不集中、嗜睡、精神错乱、行为改变、昏迷、癫痫样发作、单瘫或偏瘫等;很少有肾上腺素分泌过多的症状,如心悸、出汗、苍白、手抖及瞳孔散大等。

● 偶见不明原因的发热。

● 肾上腺危象：多在创伤、感染、手术、分娩、过劳或停用皮质醇等时发生。主要表现为恶心、吐泻、脉搏细速、血压下降、昏迷、低血糖及发热。

【实验室检查】

● 血红蛋白、红细胞和中性粒细胞减少,嗜酸性粒细胞和淋巴细胞增多。

● 血钠降低,但失水严重时,可不明显;血钾、钙增高;血钠：血钾＜30：1。

● 血糖降低,糖耐量曲线低平,血尿素氮增高。

● 24 h 尿 17 -羟类固醇、17 -酮类固醇和游离皮质醇降低。

● 血皮质醇降低(≤82.8 nmol/L),而 ACTH 增高(＞22 pmol/L)。

● ACTH 兴奋试验：注射 ACTH 后,血皮质醇不增高。

● 抗肾上腺皮质抗体阳性提示自身免疫性原因。

【心电图】

随血钾增高而改变,开始 T 波高耸,P 波逐渐缩小。血钾进一步增高时,可见 QRS 波增宽、R 波降低和 S 波增深。

【影像学检查】

● X 线检查：结核引起者,肾上腺或肺、肾等可见浸润灶或钙化影。心影多缩小。

● 腹部 CT、MRI 检查：肾上腺增大,伴或不伴钙化,多提示结核、肿瘤或浸润性疾病。肾上腺缩小，提示自身免疫性病变；部分病例头颅 CT、MRI 检查可见垂体增大，是 ACTH 细胞增生的结果，经皮质激素治疗后就可恢复正常。

【诊断】

- 凡长期乏力、消瘦、食欲缺乏、血压降低而不能用其他原因解释者，特别是伴皮肤色素沉着者，应首先考虑本征。

- 如同时存在低血钠、高血钾和空腹低血糖，则本征的诊断基本成立。

- 血皮质醇降低和 ACTH 兴奋试验阴性，则有确诊意义。

- 影像学检查有助于病因诊断，但本征仍需与下列疾病鉴别：①慢性肝病：也有食欲缺乏、疲乏无力和色素沉着，但有肝炎史或长期嗜酒史，有肝功能异常而血皮质醇在正常范围。②神经衰弱：也有疲乏无力和胃食欲缺乏等，但无色素沉着，血皮质醇也始终正常。③血色病：虽也有色素沉着，但色素呈青铜色，不波及黏膜，且常合并糖尿病、肝硬化和心脏肥大、心力衰竭及心律失常等。④Richl 黑变病：也有食欲缺乏、头晕乏力、体重减轻及色素沉着等，但色素仅见于面、颈部，不波及黏膜，且多呈淡褐色，血皮质醇也在正常范围。⑤迟发性卟啉病：皮肤也有色素沉着，但从尿、粪和血浆中能测出大量尿卟啉；血皮质醇正常。⑥Peutz-Jeghers 综合征：为遗传性疾病，除黏膜、皮肤有大量黑色素沉着外，胃肠道有多发性腺瘤样息肉，可致出血和肠梗阻，鉴别一般不难。

【治疗】

- 饮食必须由高碳水化合物、高蛋白、高维生素、易消化食物组成；食盐量必须充分，至少 $10\sim12\,g/d$。出汗、腹泻等时，更应酌情增加其摄入量，必要时经静脉输注生理盐水。

- 氢化可的松或醋酸可的松 $25\sim37.5\,mg/d$，分 2 次口服。清晨醒来时服全量的 $2/3$，下午 4 时服余下的 $1/3$。

- 如仍有头晕、乏力、血压偏低，可加服盐皮质激素，如 9α - 氟氢可的松 $0.05\sim0.1\,mg/d$，清晨醒来时一次服下；或口服甘草流浸膏 $5\sim10\,ml/$次，3 次/d；或用去氧皮质酮（DOCA）$2.5\,mg/d$，肌注。

- 雄激素：甲睾酮 $5\,mg/$次，2 次/d，舌下含服；或苯丙酸诺龙 $12.5\,mg/$次，2 次/周，肌注。

- 如为结核引起者应采用正规的抗结核治疗。

- 自身免疫所致者，应查明其他腺体情况，进行处理。

- 肾上腺危象的治疗。①控制诱因：脑膜炎双球菌感染引起者，立即用头孢噻肟 $4\sim6\,g/d$ 或头孢曲松 $2\sim4\,g/d$，分 2 次，快速静脉滴注。铜绿假单胞菌引起者可选用头孢他啶、哌拉西林-他唑巴坦或头孢哌酮-舒巴坦，必要时使用多黏菌素、黏菌素和亚胺培南/西司他丁。②补充葡萄糖生理盐水：最初 2 d，静脉滴注 $2\,000\sim3\,000\,ml/d$，以后根据情况输注。③立即静注氢化可的松或琥珀酸可的松 $100\,mg$，以后 $100\,mg$ 静脉滴注，1 次/ 6 h；$2\sim3$ d 后减至 $300\,mg/d$。病情好转后，改为 $200\,mg/d$，12 d 后再减至 $100\,mg/d$；均分次静脉滴注，以后逐渐过渡到口服。当剂量减至 $30\sim40\,mg/d$ 时，应加 9α -氟氢可的松 $0.05\sim0.1\,mg/d$（甲泼尼龙因储钠、储水作用极弱，故以不用为宜）。

- 发生重大应激或接受大手术时，应给予氢化可的松或琥珀酸可的松 $300\,mg/d$，以后逐渐减量；轻微应激或较小手术时，$100\,mg/d$ 即可。

8

Seabright-Bantam 综合征

- Seabright-Bantam 综合征又称 Martin-Albright 综合征、假性甲状旁腺功能减退症(P‑HPT)。

【病因和发病机制】

- 本征是一种性联遗传性疾病,周围效应器官对甲状旁腺激素(parathyroid hormone, PTH)缺乏反应。可分 P‑HPT Ⅰ 型和 P‑HPT Ⅱ 型。

P‑HPT Ⅰ 型

- 甲状旁腺(PT)功能完全正常,但靶器官(骨、肾)细胞膜受体不能产生环磷腺苷(cAMP),对 PTH 失去反应。又可分为 Ⅰa 型和 Ⅰb 型:

(1) Ⅰa 型:PTH 不能与靶器官(骨、肾)细胞膜受体结合生成 cAMP,而失去 PTH 活性。

(2) Ⅰb 型:除与 Ⅰa 型相同的对 PTH 不反应性外,一般无特征性体态畸形。

【临床表现】

- 体态畸形:身材粗矮、体态肥胖、脸圆颈短、锁骨增宽、盾状胸、桡骨弯曲、指趾短小、第 4/5 掌骨及跖骨粗短。

- 神经肌肉应激性增高:手足搐搦、癫痫发作、基底节钙化、智力低下、二眼斜视、味觉及嗅觉障碍。

- 皮肤粗糙、毛发脱落、白内障、牙齿异常以及软组织钙化。

【诊断】

- 依据患者特殊的体态（Ⅰa型）。
- 低钙血症、高磷血症,血碱性磷酸酶正常。
- X线片:可见锁骨增宽、桡骨弯曲、第4/5掌骨及跖骨粗短。
- 血免疫活性(i)PTH增高。
- 对外源性PTH反应差。

【治疗】

- 主要是针对低血钙,需长期治疗。一般可单用钙剂,必要时可加小剂量维生素D,如10 000~20 000 U/d,随血钙的上升,iPTH可降低。

P - HPT Ⅱ型

- P-HPTⅡ型:PT功能完全正常,而且能产生cAMP,但靶器官(骨、肾)细胞对cAMP无反应。

【临床表现】

- 有手足搐搦、癫痫发作、基底节钙化、智力低下、皮肤粗糙、毛发脱落、白内障以及软组织钙化。
- 无特征性体态畸形。

【诊断】

- 低钙血症,高磷血症,血碱性磷酸酶正常。
- 血(i)PTH增高或正常。
- 血cAMP正常;外源性PTH能使尿cAMP增加,但尿磷排出仍低于正常。如先静脉滴注钙剂,再注 PTH,则尿磷排出就会增加。

P‐HPT 的鉴别见下表。

鉴别项	体态畸形	对 PTH 反应		血清				尿		
		肾	骨	iPTH	Ca^{++}	磷	ALP	Ca^{++}	磷	cAMP
正常人	无	有	有	NR	NR	NR	NR	NR	NR	NR
真性 HPT	无	有	有	D	D	D	NR	D	D	D
P‐HPT Ⅰ型	有	无	无	I	D	I	NR	D	D	D
P‐HPT Ⅱ型	无	无	无	I	D	I	NR	D	D	NR/I
假 P‐HPT	有	有	有	NR	NR	NR	NR	NR	NR	NR

注:NR,正常;D,减少;I,增加。

【治疗】

- 需长期用钙剂和维生素 D 治疗。

Oscamilla 综合征

- Oscamilla 综合征又称 Oscamilla-Lisser 综合征、内脏黏液水肿综合征。

【病因和发病机制】

- 本征主要见于原发性甲状腺功能减退症,后者多由下列原因引起。

(1) 甲状腺不大甚或萎缩者,见于:

- 特发性甲状腺萎缩。

- 甲状腺切除后。

- ^{131}I 治疗甲状腺功能亢进。

- 颈部放射治疗后。

- 先天甲状腺发育不良或异位甲状腺。

(2) 伴甲状腺增大者,见于:

- Hashimoto 甲状腺炎。

- 地方性甲状腺肿。

- 甲状腺病长期使用碘剂。

- 用甲状腺素合成抑制药,如硫氧嘧啶、甲巯咪唑、碳酸锂及保泰松等。

- 遗传性甲状腺激素合成障碍。

【病理】

• 甲状腺根据不同病因和发病机制可见萎缩、纤维化及淋巴细胞浸润等。

• 内脏细胞的间液中有黏多糖、硫酸软骨素、透明质酸和水分积聚，而真皮层的细胞间液中，却不见上述物质存在。

• 全身肌肉包括骨骼肌、平滑肌和心肌均有肌浆断裂、空泡变性，可见心肌扩大和心包积液。

• 肾基底膜增厚而有蛋白尿。

【临床表现】

• 皮肤无典型的黏液水肿，仅少数偶见于在胫前。

• 常有畏寒、少汗、体温偏低、反应迟钝、智力低下、记忆减退、皮肤干燥粗厚、贫血和月经量过多。

• 胃肠黏液水肿致食欲不振、大便秘结。

• 膀胱松弛扩张，可发生尿潴留。

• 心肌可呈黏液水肿性肥大。

• 心包、胸膜及腹膜腔积液。

• 跟腱反射时间延长，可达 500 ms 以上。

【实验室检查】

• 血红蛋白和红细胞计数减少。

• 胆固醇、甘油三酯、低密度脂蛋白增高，高密度脂蛋白降低，同型半胱氨酸增高，血清天冬氨酸氨基转移酶（AST）、乳酸脱氢酶（LDH）、肌酸激酶（CK）、肌酸激酶同工酶（CK－MB）升高。

• 血清 TSH 增高，游离甲状腺素（FT_4）降低。

• 血清甲状腺过氧化酶抗体（TPOAb）和甲状腺球蛋白抗体（TgAb）阳性，提示本征的原因为 Hashimoto 甲状腺炎。

- 促甲状腺激素释放激素(thyrotropin-releasing hormone, TRH)兴奋试验：可使 TSH 进一步增高。

^{131}I 摄取率：降低。

【X 线检查】

- 心脏可见向两侧增大,可有心包、胸腔内积液,部分有蝶鞍增大。

【心电图】

- 窦性心动过缓。
- QRS 低电压。
- T 波低平或倒置。
- P - R 间期和 QRS 时限延长,偶见房室传导阻滞和右室肥厚的改变。

【超声心动图】

- 心肌和室间隔肥厚。
- 左室射血分数降低。
- 心包腔内可见液体积聚。

【诊断】

- 有上述临床表现,血清 TSH 增高、FT$_4$ 降低和 AST、LDH、CK、CK - MB 升高,再结合心电图和超声心动图改变,诊断本征不难。

【治疗】

- 主要采用左甲状腺素(L-T$_4$),开始以小剂量为宜(12.5～25 μg/d),每日晨间 1 次服用。每 2～3 周,小心增加(12.5 μg/d),以免出现心绞痛,甚至心肌梗死。
- 血脂明显异常者,可加用他汀类药物治疗。

10

Wolfram 综合征

- Wolfram 综合征又称 DIDMOAD 综合征(DI 是尿崩症 Diabetes Insipidus 的缩写,DM 是糖尿病 Diabetes Mellitus 的缩写,OA 是视神经萎缩 Optic Atrophy 的缩写,D 是耳聋 Deafness 的缩写),即尿崩症-糖尿病-视神经萎缩-耳聋综合征。

【病因和发病机制】

- 本征系先天性疾病,属常染色体隐性遗传,在同一家族中可有多个成员先后发病,也有少数散发者;基因编码为 9~10 个跨膜片段蛋白;神经纤维变性伴脱髓鞘改变。线粒体功能障碍是核基因或线粒体基因异常的结果。

- 本征缺陷基因位于染色体 4P16.1(WFS1),另一表型与染色体 4q22~24 的第 2 部位的缺陷有关(WFS2)。

- 目前认为,病毒感染和自身免疫也可能是本征的诱因;前者可导致自身免疫性胰岛炎,继之胰岛细胞萎缩。

【临床表现】

- 症状多在 10 岁以前出现,男女均可发病。

- 首先出现的常是 1 型糖尿病:口渴、多尿比较明显,食欲可增加,也可正常,甚至厌食,全身消瘦,常发生酮症酸中毒而出现意识模糊或昏迷。

- 以后逐渐出现视神经萎缩,视力进行性减退,少数可致盲;部分视野缩小和色盲;可发生色素视网膜炎和(或)白内障,也有眼球震颤者。

- 听力障碍主要为高音部分。

- 中枢性尿崩症:尿量可达 5 000～12 000 ml/d。在尚未合并糖尿病时尿比重可降至 1.005 或以下。当合并糖尿病时,则尿比重可接近正常,但尿量可能会更多。当糖尿病被控制、尿糖减少或消失后,尿量虽可减少一些,但多尿依然存在,尿比重逐渐降至 1.005 或以下;可见肾盂、输尿管积水和低张力性膀胱。

- 偶可合并共济失调、抑郁、躁狂、垂体性侏儒和甲状腺功能减退等。

【实验室检查】

- 尿糖阳性。

- 血糖:空腹≥7.0 mmol/L;餐后、口服葡萄糖耐量试验(OGTT)2 h 或随机血糖≥11.1 mmol/L。

- 糖化血红蛋白和果糖胺均增高:前者反映近 2～3 个月、后者反映近 1 个月内的血糖水平。

- 血浆胰岛素和 C 肽均降低,释放试验阴性。

- 高渗盐水(2.5%)和禁饮试验:均不能使尿量减少和尿比重进一步升高。

- 抗利尿激素测定:本征时低于正常基础值(1～1.5 ng/L),高渗盐水和禁饮试验也不能使其升高。

【诊断】

- 凡有糖尿病又合并尿崩症者,应考虑本征的可能,如同时有视、听障碍存在,则基本可以作此诊断(即完全型)。如家族中有类似病例发生,则诊断完全可以肯定;如尿崩症-糖尿病-视神经萎缩-耳聋 4 项中仅有 2～3 项者,为不完全型。

【治疗】

- 主要治疗糖尿病和尿崩症。

- 糖尿病：先用普通胰岛素、诺和灵 R 或优泌林 R。从小剂量 0.2 U/(kg·d)开始，分 3 次，餐前 30 min 皮下注射；以后，根据尿糖或血糖水平，逐渐增加剂量。以后尽可能改用 1 日 1 次的长效胰岛素，或新一代长效胰岛素类似物如甘精胰岛素(insulin glargine)、地特胰岛素(insulin determir)以及超长效胰岛素类似物如德谷胰岛素(insulin degludec)。

- 尿崩症：去氨加压素 0.1 mg，3 次/d，口服，根据疗效和反应，增减剂量，维持 0.1～0.2 mg，3 次/d，最大剂量 1.2 mg/d。其他口服药有：卡马西平 100～200 mg/d、氢氯噻嗪 25 mg，2～3 次/d、氯磺丙脲 50～100 mg/d，可逐渐增至 350 mg/d(本征不会引起低血糖)。

11

Albright Ⅱ 型综合征

- Albright Ⅱ 型综合征又称假假性甲状旁腺功能减退症（pseudo-pseudohypothyroidism；PPHPT）、Albright 骨营养不良症。有 P‐HPT 的特殊体态与畸形，而无原发甲旁减的生化异常。

【病因和发病机制】

- 同假性甲状旁腺功能减退症（P‐HPT），同一家族中 P‐PHT 与 PPHPT 可同时或先后出现，而 PPHPT 也有最终出现低血钙者，故 P‐PHT 与 PPHPT 可能是同一种疾病的不同阶段。

【临床表现】

- 有 P‐HPT 的体态畸形。
- 无真性 HPT 的症状、体征。
- 无生化异常。
- 血（i）PTH 正常。

【治疗】

- 不需特殊治疗，只需注意血钙变化。

Di George 综合征

● Di George 综合征又称先天甲状旁腺和胸腺缺损综合征,先天胸腺不发育伴甲状旁腺功能过低综合征,第 3、4 对咽囊综合征。

【病因和发病机制】

● 胚胎时期咽囊发育障碍导致胸腺和甲状旁腺发育不良,甚至可合并心血管畸形;本征一般为散发,尚未见有家族倾向;容易发生于 35 岁以上的高龄父母所生的子女,故本征的发生可能与染色体畸变有关。

【临床表现】

● 面容特殊:低耳位、小下颌、鱼样嘴、高腭弓、短人中、眼距增宽、耳廓切迹、腭裂、悬雍垂裂和讲话带鼻音。

● 新生儿期手足搐搦:用钙剂和维生素 D 治疗有效;如持续、反复发作,会引起窒息,则可因脑缺氧,造成永久性脑损害。

● 反复感染:因胸腺发育不良,细胞免疫功能低下,容易发生各种感染,特别是呼吸道感染、鹅口疮和腹泻等;其他尚有各种病毒感染,包括水痘、风疹和巨细胞病毒,以及白色念珠菌感染和肺孢子虫病。反复感染可致营养不良、生长发育迟缓。

● 接种各种减毒活疫苗,如卡介苗、麻疹疫苗、脊髓灰质炎疫苗和牛痘等,可引起极其严重的反应,甚至死亡。

● 容易发生过敏性疾病和自身免疫性疾病。

- 容易伴发恶性淋巴瘤、神经胶质瘤等。
- 先天心脑血管畸形：见于部分患儿，如房、室间隔缺损，Fallot 四联症，主动脉弓右位和肺动脉闭锁等。
- 其他畸形尚有食管闭锁、肛门闭锁，泌尿系统异常易致肾盂积水、尿路感染，因尿钙排出增多可见肾钙化和（或）肾结石。

【实验室检查】

- 血清甲状旁腺激素含量明显降低。
- 血钙升高而血磷降低。
- 外周血淋巴细胞和 T 细胞的总数和百分数常显著减少。
- 总 T 细胞 E 玫瑰花结形成试验和活性 E 玫瑰花结形成试验降低。
- 淋巴细胞转化率降低。

【胸部 X 线和 CT 检查】

- 可发现胸腺缺如。
- 静脉肾盂造影可见肾脏异常。

【彩色多普勒超声检查】

- 可查出各种心血管畸形。

【淋巴结活检】

- 可见胸腺依赖区发育不良所特有的异常现象。

【诊断】

- 根据面容特殊、低钙性手足搐搦，静脉输注钙剂有效，反复感染，先天性心血管畸形的症状、体征，结合免疫功能的检查，容易作出诊断。

【治疗】

- 静脉滴注葡萄糖酸钙以控制手足搐搦。

• 给予较大量的维生素 D 制剂。

（1）骨化三醇（calcitriol）：0.5 μg/d。

（2）阿法骨化醇（alfacalcidol）：0.5 μg/d。

• 氢氧化铝凝胶：能结合肠内磷酸盐，增加钙的吸收；并刺激肾脏合成 $1,25(OH)_2D_3$。

• 胚胎胸腺移植；牛或猪胸腺素肌内注射。

• 用杀菌抗生素治疗感染。

• 治疗先天性心血管病和心力衰竭。

Vermer-Morrison 综合征

Vermer-Morrison 综合征又称胰源性霍乱、血管活性肠肽 (vasoactive intestinal peptide，VIP)瘤、WDHA 综合征[WD 即 watery diarrhea(水泻)，H 代表 hypopotassemia(低血钾)，A 代表 achlorhydria(缺乏胃酸)]。

【病因和发病机制】

- VIP 瘤绝大多数发自胰腺 D 细胞；瘤细胞分泌大量 VIP，后者促使胰液、胆汁和小肠液不断分泌，导致大量水泻。
- 肿瘤分泌前列腺素(PG)E_2，可能也与水泻有关，同时还分泌胰泌素、胰高血糖素、降钙素和 5-羟色胺。
- VIP 也同时抑制胃酸分泌。
- 低血钾的原因，除钾离子从水样便中大量丢失外，血容量的减少，激活了肾素-血管紧张素-醛固酮系统，促使肾小管持续排钾。

【病理】

- VIP 瘤可分良性、恶性，少数为弥漫性增生。
- 肿瘤位于胰腺各部。

【临床表现】

- 无痛性腹泻，每天排出大量水样便，一般达 3～10 L，内含大量钠、钾等电解质。

- 脱水导致血压降低、尿量减少和嗜睡。
- 低血钾引起恶心、呕吐、乏力及腱反射消失,严重者出现肾损害和心律失常,包括各度房室传导阻滞、期前收缩(早搏)和快速性心律失常,甚至发生心室颤动。
- 低胃酸或无胃酸。
- 面部和躯干皮肤发红或出现红斑。

【辅助检查】

- 脱水严重者可见血红蛋白和红细胞计数增高。
- 血糖和血钙增加;血镁和血钾降低,后者常降至 3 mmol/L 以下;病情严重者血尿素氮和肌酐增加。
- 尿中可见蛋白和管型。
- 粪便色如淡茶,常规检查不见异常,隐血试验阴性。
- 胃液分析可见盐酸缺乏或含量极低。
- 血 VIP 常>1 000 pg/ml(正常参考值<200 pg/ml)。
- 血 PGE_2 也可>1 000 pg/ml(正常参考值<300 pg/ml)。
- 腹部 B 超、CT 或 MRI 检查容易发现肿瘤:肿瘤绝大部分在胰腺,少数在交感神经链,极少数来源于食管、小肠、结肠、肺和肾脏。
- 选择性腹腔动脉造影:可显示胰腺肿瘤。

【鉴别诊断】

- 结肠绒毛状腺瘤:也有腹泻和低血钾,但粪便常含大量黏液,结肠镜检可资鉴别。
- Zollinger-Ellison 综合征:即胃泌素瘤。有大量腹泻,胃液中有大量盐酸,胃和十二指肠发生顽固性溃疡。
- 甲状腺髓样癌:因能分泌大量降钙素、前列腺素、5 -羟色胺、血管活性肠肽、组织胺酶和 ACTH 等,有水样腹泻;面部潮红,甲状腺有结节性肿块,血中可检出大量降钙素、前列腺素等。

- 类癌综合征：见于小肠恶性类癌转移到肝脏后；常有严重而顽固的腹泻,但还有皮肤阵发潮红、支气管哮喘发作、右心瓣膜病变(例如,肺动脉瓣狭窄、三尖瓣关闭不全),肝大、质硬而有结节；容易发生胃和十二指肠溃疡,而且血中 5 -羟色胺,尿中 5 -羟吲哚均见增高。

【治疗】

- 生长抑素类似物奥曲肽(octreotide)0. 1 mg,1 次/8 h,能使腹泻明显减轻,长期使用能使肿瘤缩小。
- 糖皮质激素和吲哚美辛也能缓解症状。
- 碳酸锂有一定的疗效,可与上述药物合用,特别是当其疗效出现较慢时。
- 链脲霉素(streptozocin)1 g/m²,1 次/周；如与-氟尿嘧啶合用可使肿瘤缩小。
- 如能及时发现肿瘤,宜尽早切除。

14

下丘脑综合征

【病因和发病机制】

• 下丘脑综合征（hypothalamus syndrome，HS）的病因较多，以肿瘤引起者较常见，如颅咽管瘤、室管膜瘤、松果体瘤、星形细胞瘤、颅内转移癌及白血病等。

• 其次为脑萎缩、颅脑外伤、一氧化碳中毒、呼吸衰竭时的二氧化碳麻醉、系统性红斑狼疮、下丘脑放射治疗、脑血管病变（如动脉粥样硬化、Willi 环动脉瘤）以及炎症（如细菌性、结核性脑膜炎、病毒性脑炎及疫苗接种后脑病等）。

• 较少见的为急性间歇性卟啉病和肉芽肿病变，如结节病、Hand-Schüller-Christian 病。

【临床表现】

• 精神神经症状：精神变态，性格改变，情绪紊乱，喜怒无常，嗜睡或失眠，幻觉或木僵，偶见癫痫样发作。

• 代谢紊乱：高体温或低体温，可随外界气温而变化；多汗或无汗，食欲降低、体重减轻和低血糖，或食欲亢进、肥胖和高血糖；渴感缺乏或大量饮水。

• 内分泌障碍。

（1）生长激素释放激素（growth hormone releasing hormone，GHRH）分泌过多或过少：过多者导致肢端肥大或巨人症，过少者为侏儒症。

（2）TRH 分泌过多或过少：过多者出现甲状腺功能亢进，过少者出现甲状腺功能减退。

（3）CRH 分泌过多或过少：过多者可致皮质醇增多症，过少者可致肾上腺皮质功能减退。

（4）促性腺激素释放激素（gonadotropin releasing hormone，GnRH）分泌过多或过少：男子过多者可致性早熟，减少者出现肥胖、生殖无能、性发育不全等；女子过多者也可致性早熟，减少者闭经。

（5）泌乳素释放抑制激素（PIH）分泌过多或过少：过多者可致泌乳素缺乏症，减少者发生乳溢症或乳溢。

（6）抗利尿激素（ADH）分泌过多或过少：过多者尿少，减少者发生尿崩症。

● 其他症状：如头痛、视力减退、视野缺损、瞳孔可大可小或两侧不等，括约肌功能障碍，血压可有较大波动，常有消化性溃疡，可合并出血。

【实验室检查】

● 脑脊液检查：肿瘤引起者，可见压力增高、脑脊液黄变和蛋白增加；炎症引起者，除压力增高、脑脊液中蛋白增加外，尚有细胞数增加；细菌性炎症时还可见糖和氯化物减少，病毒引起者则正常。

● 垂体激素、相应靶腺激素及其代谢产物测定：垂体激素包括 GH、TSH、ACTH、FSH 和 LH、GH 及 PRL，靶腺激素及其代谢产物包括雌激素、睾酮、游离三碘甲状腺原氨酸（FT_3）、FT_4、皮质醇及尿 17-羟类固醇等。

● 下丘脑激素兴奋试验：TRH 注射后正常人在 15～

30 min 内可见血中 TSH 明显升高;垂体有原发性病变时无反应;下丘脑有病变时,血中 TSH 在 60~120 min 后才明显升高,即迟发反应。促黄体素释放激素(LHRH)注射后正常人在 30 min 左右即可见血中 LH 迅速增高,垂体有病变时则无此反应;下丘脑有病变时,只需多次注射也能使 LH 增高。

• 克罗米芬(clomiphene,CLM)试验:CLM 能阻断雌激素受体,促使促性腺激素释放激素释放。正常人在口服 CLM 后 12 d 左右来月经,并促使排卵;在下丘脑病变时,CLM 试验无反应,LH 不增高;但 GnRH 试验则正常。

• 禁水试验:禁水 5 h,每 1 h 排尿 1 次,尿量仍多,尿比重均低于 1.015,尿渗透压均低于 800 mmol/L;如皮下注射垂体加压素 5 U 后,尿量明显减少,尿比重和渗透压明显增高,则可诊断为 ADH 缺乏。进行本试验时,必须严密观察血压,如有下降,应立即终止试验。

【影像学检查】

• X 线头颅平片:可发现蝶鞍扩大,鞍背、后床突破坏或吸收和鞍区钙化。

• 脑血管造影、头颅 CT、MRI 扫描可提示病变性质。

【其他】

• 脑电图检查也有助于诊断。

【治疗】

• 去除病因和发病机制;肿瘤引起者尽早切除,必要时辅以放疗或化疗。

• 矫治内分泌功能障碍;垂体和靶腺功能减退者,用激素替代治疗;垂体和靶腺功能亢进者,使用阻断靶腺激素合成药。

• 使用神经递质类药:如溴隐亭能促使 PIH 释放,治疗泌乳素过多；赛庚啶能抑制 CRH 分泌，从而可以治疗 ACTH 分泌过多引起的皮质醇增多症。

- 由精神因素引起者，予行心理治疗。

15

Frohlich 综合征

- Frohlich 综合征又称肥胖-生殖无能综合征、Le-Aunois-Cleret 综合征、脑性肥胖症。

【病因和发病机制】

- 颅咽管瘤（最常见）。
- 其次为垂体嫌色细胞瘤、神经胶质瘤及胆脂瘤。
- 也见于结核性脑膜炎、病毒性脑炎、脑血管病变和脑外伤。
- 上述原因损害了下丘脑、垂体及其邻近组织,导致 GnRH 分泌减少;但也有尸检时未发现任何器质性病变者,可能是精神因素等诱发了下丘脑和垂体的功能失调。

【临床表现】

- 男性多见,常在 10 岁以前发病。
- 由于位于下丘脑腹中核的饱觉中枢抑制,食量增加,短期内出现肥胖;脂肪分布不均,呈女性型,以乳房、下腹、腰部和外生殖器附近较为明显,而四肢较瘦,指、趾尖细。
- 男性阴茎短小;睾丸小而柔软,也有隐睾或无睾者;到青春期尚无外生殖器发育;胡须、阴毛和腋毛缺如;乳房呈女性型;皮肤细腻,身材矮小,声调尖细。
- 女性则乳房大,但乳腺萎缩;内、外生殖器均发育不良,呈幼稚型,无月经来潮,也无第二性征出现。

- 如成年后发病,已经出现的第二性征会逐渐衰退,性功能和生殖能力丧失。
- 男女骨龄延迟;可有多食、嗜睡、乏力和尿崩症等症状,但智力多属正常。
- 颅内肿瘤等病变,常致颅内压增高而有头痛、恶心、呕吐、视乳头水肿、视野缺损、视力减退,甚至失明。

【实验室检查】

- 血、尿 FSH 和 LH 减少,睾酮或雌激素降低。
- GnRH 兴奋试验:能使正常人 LH 迅速上升,下丘脑病变时也反应正常或反应延迟,本征时则无反应。
- 克罗米芬试验:能使正常人 GnRH 释放,LH 上升,月经来潮,出现排卵;下丘脑病变时无反应,LH 不上升。
- 脑脊液:颅内肿瘤引起者,压力增高,蛋白增多;感染引起者还可有细胞数增多、糖减少(细菌性)或正常(病毒性)等。
- 染色体检查正常。
- 睾丸活检:曲细精管萎缩,间质纤维化,无成熟精子可见。

【影像学检查】

- X 线检查:可见蝶鞍扩大、破坏。
- 头颅 CT 和 MRI 常能显示颅内病变的范围和性质。

【诊断】

- 典型的临床表现。
- 无躯体发育或先天畸形。
- GnRH 兴奋试验:呈阴性反应。

【治疗】

- 限制热量摄取,以减轻肥胖。
- 颅内肿瘤引起者可行手术和化疗(或)放疗或 γ 刀治疗。
- 应用睾酮,以维持第二性征和恢复性功能。
- 青春期后发病单用人绒毛膜促性腺激素(human chorionic gonadotropin,HCG)1 000～2 000 IU,每周 2～3 次肌内注射,用 1～6 个月;青春期前发病,需加用人绝经期促性腺激素(human menopausal gonadotropin,HMG)150 IU,每周 2～3 次肌内注射。HCG 有 LH 样作用,HMG 有 FSH 样作用。前者刺激睾丸间质细胞,产生睾酮;后者刺激曲细精管,产生精子,促进女性排卵。
- 间歇使用 LHRH,也可促进排卵。

De Quervain 甲状腺炎

- De Quervain 甲状腺炎又称亚急性甲状腺炎、巨细胞性甲状腺炎、肉芽肿性甲状腺炎。

【病因和发病机制】

- 尚未完全阐明。内因可能为 HLA‑Bw35 的存在和自身免疫功能的紊乱,外因则可能与病毒如流行性感冒病毒、麻疹病毒、流行性腮腺炎病毒、腺病毒、柯萨奇病毒和埃可病毒等有一定关系。

【临床表现】

- 病前 1～3 周,常有病毒性上呼吸道感染。
- 初期常有畏寒、发热、倦怠厌食、肌肉关节疼痛等全身症状;发热程度高低不一,最高可达 40℃以上,发热持续时间长短不一,从数天至 1 个月以上。
- 甲状腺局部疼痛和(或)触痛,可向颌下、两耳放散;吞咽时加重,极易被误认为咽炎;病变常先从甲状腺一叶开始,再波及另一叶;由于甲状腺滤泡的破坏,甲状腺素释放入血中,可出现一过性甲状腺功能亢进。
- 中期因滤泡细胞内的甲状腺素释放殆尽,出现一过性甲状腺功能降低。
- 晚期甲状腺滤泡结构恢复,甲状腺肿消退,甲状腺功能恢复正常,仅少数出现持续性甲状腺功能减低;部分病例可复发,常易导致误诊。

● 轻型病例仅甲状腺稍大,局部疼痛不显著,也无发热等全身症状,甲状腺功能仅轻度异常,容易发生漏诊。

【实验室检查】

● 血象多数正常,少数白细胞总数和中性粒细胞比例增加。

● 血沉增快,CRP 增加。

● 免疫球蛋白 G 增高。

● 初期常有 FT_3、FT_4 增高和 TSH 降低,中期相反;TPOAb 和 TGAb 正常或轻度增加;甲状腺摄碘率低于 5%,直至病变恢复;低摄碘率与高 FT_3、FT_4 是本病所特有的矛盾现象,具有一定的诊断意义。

● 同位素扫描不显影或呈冷结节,随着病变恢复而消失。

● 甲状腺细针穿刺:组织内可见巨核细胞和其他炎症细胞浸润。

【治疗】

● 一般病例可用阿司匹林 0.3~0.5 g、3 次/d 或布洛芬 0.2 g、2~3 次/d。

● 症状明显者用泼尼松 5~10 mg、3 次/d;对有高热者,可先用甲泼尼龙 40~60 mg、1 次/d,静脉滴注,体温正常后,改口服泼尼松,随症状的好转而逐渐减量。

● 在甲状腺功能亢进期间,可用小剂量 β 受体阻滞剂,如美托洛尔 12.5 mg、2 次/d。

● 出现甲状腺功能减退时,可用左甲状腺素(L-T_4)12.5~25 μg、1 次/d。

Riedel 甲状腺炎

• Riedel 甲状腺炎又称慢性硬化性甲状腺炎、纤维性甲状腺炎、侵袭性纤维性甲状腺炎。

【病因和发病机制】

• 未明,好发于中年女性;致密的纤维组织取代了正常的甲状腺,而且超出了甲状腺被膜,向周围组织浸润。

【临床表现】

• 起病潜隐,甲状腺大小可正常或轻至中度增大;质地坚硬如石,硬度可超过癌肿;不痒不痛;和邻近组织牢固粘连,不再随吞咽而向上移动;但不波及皮肤,局部淋巴结也不增大。

• 一般无发热等全身症状,主要为压迫症状。如压迫食管,出现吞咽困难;压迫气管,可发生呼吸困难;压迫喉头,可发生喘鸣;压迫喉返神经,可导致声音嘶哑。

• 可合并硬化性纵隔炎、硬化性胆管炎、腹膜后纤维化和眼眶假瘤等。

【实验室检查】

• 血常规一般正常。
• 甲状腺功能不受影响,病变广泛时可出现功能降低。
• 甲状腺球蛋白抗体部分病例阳性。
• 甲状腺扫描:病变区摄碘减少。

【治疗】

- 各种药物治疗无效,包括皮质类固醇。
- 压迫症状明显时,可作手术切除。
- 甲状腺功能减退者适量补充 L-T_4。

18

Simmonds-Sheehan 综合征

- Simmonds-Sheehan 综合征又称垂体前叶功能减退症。

【病因和发病机制】

- 垂体和垂体旁肿瘤：成人以垂体嫌色性腺瘤、儿童以颅咽管瘤最常见，其他尚有脑膜瘤、视神经胶质瘤、异位松果体瘤及垂体转移癌。

- 垂体缺血、坏死：见于分娩时大出血（称 Sheehan 综合征）、严重上消化道出血、糖尿病性脑动脉阻塞、海绵窦血栓、颞动脉炎和镰状细胞性贫血等。

- 垂体性卒中：由于垂体瘤内突然出血。

- 垂体感染：见于细菌、结核、梅毒、人类免疫缺陷病毒（HIV）和真菌等颅内感染。

- 垂体浸润性病变：结节病、白血病、组织细胞增生症 X、嗜酸性肉芽肿、淋巴细胞性垂体炎及血色病等。

- 头颅外伤和头部放疗。

- 空蝶鞍综合征。

- 遗传基因缺损和先天胚胎畸形。

- 其他包括重度精神创伤、严重神经性厌食、极度营养不良和长期剧烈的体力活动或体育锻炼等。

【临床表现】

● 泌乳素(PRL)减少或缺乏：导致产后乳汁分泌减少或无乳汁分泌，是 Sheehan 综合征的最早表现。

● GnRH 分泌减少：女性按病变轻重，先后出现月经减少、闭经、性欲降低、毛发脱落、乳房和性器官萎缩；男性出现毛发脱落，阳痿，外生殖器、睾丸及前列腺萎缩。

● TSH 分泌减少：造成继发性甲状腺功能减退，表现为畏寒、食欲缺乏、神情淡漠、动作迟缓、精神不振，少数精神异常，可被误诊为精神病；眉发稀疏，心率缓慢，心电图除有窦性心动过缓外，尚有低电压等，但无水肿出现；血清胆固醇不高，故与原发性甲状腺功能减退不同。

● ACTH 分泌减少：引起肾上腺皮质功能减退，表现为虚弱无力、食欲不振、恶心、呕吐、低血压、低血钠和低血糖，皮肤色素变浅，与原发性肾上腺皮质功能减退时的皮肤色素变深截然不同。

● GH 减少：儿童表现为侏儒，成人易致低血糖。

● 偶见合并尿崩症而有多饮、多尿者。

● 垂体性危象：常由受寒、饥饿、恶心、呕吐、腹泻、感染、创伤、手术、麻醉和服用安眠药等所引起，有下列各型：低血糖昏迷型(多在空腹时发生，表现为饥饿、心悸、手颤、出汗、精神错乱、昏迷或癫痫样发作)、感染性昏迷型(各种感染，即使是上呼吸道感染，也会诱发低血压、昏迷)、低体温性昏迷型(见于寒冬，体温可降至 32℃ 或更低)、水中毒型(见于进水过多导致恶心、呕吐、精神异常、抽搐及昏迷)以及混合型(具有上述各型特点)。

● 由垂体或其附近的肿瘤引起者，发病缓慢，常先有压迫症状，如头痛、恶心、呕吐、视力减退及视野缺损等，然后才出现内分泌症状。

【实验室检查】

- 血常规检查：可见轻至中度正色素性贫血，白细胞和血小板计数均可减少，分类中以淋巴细胞较高，少数严重者可三系减少，极易误诊为再生障碍性贫血。

- 血液生化检查：血钠偏低，血钾正常或偏高；空腹血糖偏低；糖耐量试验多呈低平曲线；部分病例血胆固醇和甘油三酯增高。

- 基础代谢率降低。

- 垂体促激素和靶腺激素减少：如 TSH、FT_3、FT_4、ACTH、皮质醇、FSH、LH、雌激素、孕酮、GH、PRL 和黑素细胞刺激素。

- 垂体促激素释放试验，其结果也低于正常参考值（见下表）。

试验时所释放的促激素	试验用药和剂量	试验结果的正常参考值
PRL	TRH 200～500 μg，静脉注射	>2 ng/L
GH	胰岛素 0.05～0.15 U/kg，静脉注射 左旋多巴 10 mg/kg，口服 左旋精氨酸 0.5 g/kg，静脉注射	>7 mg/L >7 mg/L >8 mg/L
ACTH	胰岛素 0.05～0.15 μ/kg，静脉注射 CRH 1 μg/kg，静脉注射 甲吡酮 30 mg/kg，静脉注射	>7 mg/L（皮质醇） ACTH 增加 2～4 倍；皮质醇增达 20～25 μg/dl ACTH>75 pg/ml；11-去氢皮质醇>7.5 μg/dl
TSH	测定 FT_3、FT_4、TSH	三者均增高
LH、FSH	测定 LH、FSH、雌激素、睾酮 GnRH 100 μg，静脉注射 克罗米芬 100 μg，口服	四者均增高 LH 增加 10 IU/L；FSH 增加 2 IU/L LH、FSH 各增加 50%
垂体前叶多种激素	GHRH 1 μg/kg、CRH 1 μg/kg、GnRH 100 μg、TRH 200 μg 先后连续静脉注射	GH、ACTH、LH、FSH、TSH 均增高

- 尿 17 -羟类固醇、17 -酮类固醇、LH、FSH、雌激素及睾酮等均低于正常。
- 阴道涂片示上层角化细胞减少或消失。

【影像学检查】

- 头颅 X 线平片：由垂体缺血、坏死引起者可正常，鞍内肿瘤引起者可见蝶鞍扩大或骨质破坏，颅咽管瘤常有鞍上区钙化。
- 头颅 CT 扫描：脑膜瘤可见骨肥厚和(或)骨破坏；颅咽管瘤常见钙化。
- 头颅 MRI 扫描：肿瘤出现低信号区提示有坏死或囊性变，出血时出现较高信号，增强 MRI 扫描可进一步发现微腺瘤。

【心电图改变】

- 常见窦性心动过缓，低电压，P－R 间期延长和 T 波低平。

【诊断要点】

- 本征的诊断主要根据病史、临床表现和内分泌功能检查。以往分娩时的大出血、休克和分娩后的缺少乳汁分泌，对本征(Sheehan 综合征)的诊断具有重大价值。
- 头颅影像学检查有助于占位性病变的诊断。

【治疗】

- 病因和发病机制治疗：颅内肿瘤引起者，采用手术、放疗和化疗；Sheehan 综合征重在预防，重视围生医学、加强产前保健及采用新法接生。
- 小剂量激素替代治疗：

(1) 肾上腺皮质激素：应首先补充。泼尼松 5 mg，或氢化可的松 20 mg，口服，每天早晨 1 次，每天傍晚另加 1 次，前者

2.5 mg,后者 10 mg;根据治疗反应,再调整剂量。

(2) L-T_4:0.075～0.15 mg,口服,1 次/d,或甲状腺粉 40～120 mg/d;应在肾上腺皮质激素使用后使用,或与之同用,否则有引起肾上腺皮质功能不全危象的可能;对原有冠状动脉粥样硬化性心脏病者,甲状腺制剂的起始剂量应进一步减少。

(3) 性激素补充。男性:庚酸睾酮 100～300 mg,肌注,1～3 周 1 次;或环戊丙酸睾酮 100～300 mg,肌注,1～3 周 1 次;或睾酮经皮贴片 4～6 mg/d(贴阴囊或其他部位皮肤)。女性:炔雌醇 5～20 μg/d。

(4) 人工月经周期治疗:适用于年轻而病情不重的 Sheehan 综合征患者;在经过一段时间的上述替代治疗后,开始每晚口服结合型雌激素 0.625～1.25 mg,共 25 天;在第 15～25 天,每日还应加服甲羟孕酮 5～10 mg,以诱发人工月经;偶可诱致卵子成熟,获得妊娠的机会,从而使垂体恢复部分或全部功能。

19

Marie 综合征

- Marie 综合征又称肢端肥大症。

【病因和发病机制】

- 本征的病因主要是垂体前叶分泌过多的 GH,见于分泌 GH 细胞增生、分泌 GH 细胞瘤;后者又可分多分泌颗粒 GH 瘤、少分泌颗粒 GH 瘤和 GH-泌乳素瘤以及分泌 GH 细胞癌。

- 本征的发生可以是由于基因突变,如 GH 瘤细胞膜上 Gs α亚基出现点突变,使腺苷酸环化酶处于持续兴奋状态;而等位 11 号染色体上的肿瘤抑制基因则缺失,导致细胞内环磷腺苷的浓度明显提升,基础 GH 水平因而增高。

- 少数恶性肿瘤如肺、乳腺、卵巢、胰腺和肾上腺等,可异位分泌 GHRH 而导致本征的发生。

- 本征发病常在青春期后骨骺已融合时,即 20~50 岁;起病于青少年骨骺未融合时,则形成巨人症;少数起病于青少年,成年后继续发展,形成肢端肥大性巨人症。

【临床表现】

- 面部增长变阔,额部皮肤肥厚,皱褶加深;唇厚舌肥,鼻巨耳大,下颌前突,牙缝变宽,牙齿稀疏,眉弓和颧骨明显隆起,故容貌粗陋,与发病前的照片对照,先后判若两人,头颅也逐渐增大,原来适合的帽子感到太小。

- 喉头增大，声带粗厚，故发音低沉，鼻窦扩大，产生共鸣，致使语音模糊不清。

- 手指、足趾增粗，但不增长，不能做精细动作；手掌和足跖明显肥厚，渐感手套、鞋子过小；腕部及踝部软组织增生，特别粗大，前者可致腕管综合征；腰椎肥大，可致坐骨神经痛；骨关节炎或关节疼痛比较常见。

- 胸廓扩大，胸椎后突，腰椎前突，因骨质疏松而成驼背，脊柱活动受限，可影响换气功能；肋骨与肋软骨交接处增粗而成串珠状。

- 全身皮肤增厚变粗，色素沉着，多毛而毛孔扩大，多汗而富油脂。

- 甲状腺可弥漫性增大伴结节；女性可有多毛、阴蒂肥大和闭经；偶见男子乳房发育，外生殖器肥大；早期可有性欲亢进，晚期则有阳痿；少数可有溢乳，约 1/3 患者并发糖尿病，常呈胰岛素抵抗，偶见酮症酸中毒和高渗性昏迷。

- 常见心脏肥大、高血压、动脉粥样硬化、冠心病和心律失常。

- 有时可合并阻塞性睡眠呼吸暂停综合征。

- 垂体肿瘤症状：包括头痛、喷射性呕吐、视力减退和视野缺损；肿瘤压迫下丘脑，可出现尿崩症、嗜睡、多食和肥胖；侵及海绵窦时，Ⅲ、Ⅳ 和 Ⅵ 对颅神经受累，出现复视和眼球运动障碍。

【实验室检查】

- GH 基础水平常＞20 ng/ml，因 GH 分泌呈脉冲式，故需多次测定；尿 GH 也明显升高，而血清 GH 结合蛋白则降低；口服葡萄糖抑制试验后 GH 不小于 5 ng/ml。

- 胰岛素样生长因子-1（IGF-1），即生长介素 C（somatomedin-C）增高：男＞215 ng/ml，女＞200 ng/ml，可反映 24 h GH 分泌的总体水平，可作为本征诊断和疾病活动的指标。
- 左旋多巴和溴隐亭可使血浆 GH 降低，常人反增高。
- TRH 和 GnRH 注射可使患者的 GH 升高，常人无反应。
- 早期 ACTH、TSH 水平和储备正常，PRL 水平正常或增高；血浆皮质醇、FT_3、FT_4 和 ^{131}I 吸收率以及尿 17-羟、17-酮类固醇水平均正常，基础代谢率则增高，但晚期均下降。
- 少数血钙、尿钙以及碱性磷酸酶可增加，血磷增加常提示疾病进展。
- 糖耐量异常或糖尿病和胰岛素抵抗见于部分病人。
- 血中甘油三酯和 $1,25(OH)_2D_3$ 常见增高。

【影像学检查】

- X 线片可见颅骨内外板增厚，枕外隆凸突起明显，蝶鞍扩大，前后床突破坏，椎体边缘骨质增生，肋骨呈串珠样改变；长骨末端增生肥大，掌骨、指骨增粗，指骨端见丛毛状增生。
- CT 平扫可见鞍上池前部充盈缺损；肿瘤密度均匀，发生坏死、囊变、出血和钙化时则不均匀；注射造影剂后明显强化。
- MRI 可见肿瘤信号的强度与脑灰质相似，发生坏死、囊变时信号不均匀，造影增强显著，呈高信号，伴出血时 T1WI 和 T2WI 也呈高信号。

【诊断】

- 根据特殊面容和肢端增大，诊断一般不难；有早期诊断价值的是下颌突出、眉弓外突、牙齿咬合错位以及骨骼增粗和蝶鞍扩大等，但蝶鞍正常不能排除本征的诊断。
- 蝶鞍影像学改变对病变有定位价值。血清 GH 和 IGF-

1 的增高,对病变的定性有帮助。

【治疗】

● 药物治疗。

(1) 溴隐亭:从 2.5 mg、2 次/d 开始,逐渐增至 10～15 mg、4 次/d,能使 GH 下降,肿瘤缩小,但停药后又可复发;此药胃肠反应较重,部分患者难以忍受。

(2) 赛庚啶:每次 2～6 mg,4 次/d。

(3) 奥曲肽:能降低血浆 GH 和 IGF-1;100 μg/次、3 次/d,皮下注射,能减轻症状,缩小肿瘤。

(4) 卡勃高林(cabergoline):1.5～3 mg、1 次/周,较溴隐亭有效。

(5) 兰瑞肽(lanreotide):能抑制 GH 分泌,30 mg、每 2 周 1 次,肌内注射,疗效较佳。

(6) 己烯雌酚:能减轻症状,但不能降低 GH 的水平。

(7) 其他如左旋多巴、氯丙嗪、甲地孕酮及酚妥拉明等,仅能使 GH 短暂下降。

● 放射治疗:包括 α 粒子放疗、γ 刀或 X 刀、^{90}Y 丸植入、立体成像放疗和超高压放疗,用于不宜手术者和手术后仍有病灶残留者,禁用于视神经交叉已经受压者。

● 手术治疗:包括经颅或经蝶垂体瘤切除术,用于放疗无效或视力、视野已严重受损、头痛剧烈而不能忍受者以及对胰岛素已发生抵抗的重症糖尿病患者。目前多采用显微外科和冷冻手术。

20

Waterhouse-Friederichsen 综合征

- Waterhouse-Friederichsen 综合征又称 Marchand-Waterhouse-Friederichsen 综合征、Traga 综合征、急性肾上腺皮质出血、急性肾上腺皮质危象、急性肾上腺皮质机能不全、肾上腺卒中、暴发型紫癜性脑膜炎球菌菌血症。

【病因和发病机制】

- 急性肾上腺出血。

（1）严重感染：以脑膜炎双球菌败血症最常见，其次为葡萄球菌、溶血链球菌及肺炎链球菌感染所致的败血症、中毒性菌痢、流行性感冒和肾综合征出血热（即流行性出血热）等，有人认为这就是弥散性血管内凝血（DIC）的表现。

（2）出血性疾病：如特发性血小板减少性紫癜、白血病、再生障碍性贫血、凝血因子缺乏（如血友病甲、乙）和服用抗凝药（如华法林等）过量等。

- 原有肾上腺皮质病变存在，一旦遭受应激，如过劳、外伤、吐泻、感冒、手术、分娩和出汗等，即可引起本征。

- 肾上腺外伤、手术全部或大部切除或肾上腺血管造影之后。

- 长期大量应用肾上腺皮质激素后突然停用或停用过快而致使肾上腺皮质萎缩者。

【临床表现】

- 全身症状：高热或体温不升，软弱无力，肢体发凉，呈失水状态，皮肤干燥。脑膜炎双球菌败血症引起者，可见瘀点、瘀斑，偶可融合成大片皮下出血。

- 心血管系统：唇甲发绀，脉细而速，血压下降，甚至不能测得，心动过速或心律失常。

- 胃肠系统：厌食明显，恶心、呕吐、腹痛、腹泻，有时可与急腹症相似，但腹肌柔软，更无压痛和反跳痛等腹膜炎体征。

- 神经系统：神情淡漠、嗜睡、昏迷，也可出现头痛、头晕、烦躁不安或精神失常。

- 肾脏：尿量明显减少，甚至无尿，可发展为肾功能衰竭。

【实验室检查】

- 周围血白细胞总数和中性粒细胞比值轻至中度增高；嗜酸性粒细胞比值常超过 $50 \times 10^6/L$，而其他原因引起的休克则皆低于 $50 \times 10^6/L$。

- 血糖多数降低。

- 血尿素氮一般增高，严重者血肌酐也会增高，与失水、低血压所致的肾前性肾功能减退有关。

- 血钠常降低，血钾常增高，少数可正常。血钙增高见于部分病例（由于皮质醇缺乏，肾小管对钙离子重吸收增加）。笔者曾遇见 1 例仅见血钾增高而其他电解质正常者。此例系肾病综合征患者，曾长期口服肾上腺皮质激素治疗，已逐渐减量并停用 2 个多月，因发生上呼吸道感染而导致本征的发生。

- 血浆皮质醇均有程度不一的降低。

- 瘀点涂片和血培养可见致病菌（如脑膜炎双球菌）。

- 合并弥散性血管内凝血（DIC）者可见下列一些变化：如

凝血酶原时间延长、缩短 3 秒以上或呈动态改变,血浆纤维蛋白原<1. 5 g/L 并呈进行性降低,血小板计数减少(<100×10^9/L)并呈进行性减少,血浆中血小板活化分子标志物增高(如 β-血小板球蛋白、血小板第 4 因子、血栓烷 B_2、血小板颗粒膜蛋白-140),3P 试验阳性,FDP>20 mg/L,D-二聚体阳性,血中破碎红细胞>10%,抗凝血酶Ⅲ(AT-Ⅲ)活性<60%,血浆ET-1>80 ng/L,血凝块静置 2 h 即出现溶解,红细胞沉降率<15 mm/h。其中以 FDP 加 D-二聚体检测最有价值。

【诊断】

• 凡严重感染、出血性疾病或原有肾上腺皮质病变存在,或长期大量应用肾上腺皮质激素后突然停用或停用过快而遭受应激,出现唇甲发绀,脉细而速,血压下降,甚至不能测得,再结合实验室检查,特别是 FDP 加 D-二聚体检测,诊断一般不难。

【治疗】

• 补充肾上腺皮质激素。

(1)氢化可的松 100~200 mg 立即静脉滴注,以后每 6 h 静脉滴注 100 mg;24 h 后可减半投给,以后逐渐减量,4~5 d 后,改为口服生理剂量。

(2)甲泼尼龙(methylprednisolone)20~40 mg 立即静脉滴注,以后每 6 h 静脉滴注 20 mg;24 h 后可减半投给,以后逐渐减量,4~5 d 后,也可改为口服生理剂量。

(3)盐皮质激素:当上述治疗仍不能维持正常血压时,可用去氧皮质酮 5 mg、1~2 次/d,肌内注射,或 9α-氟氢可的松0. 1~0. 2 mg、1~2 次/d,口服。

• 维持水电解质酸碱平衡:葡萄糖生理盐水,约 3 000 ml/d(氢化可的松或甲泼尼龙加于其中),静脉滴注。合并代谢性酸中毒时,加用碳酸氢钠。当血钾大于 6.5 mmol/L 时,除可用 5％碳酸氢钠 100～200 ml 外,还应加用高渗葡萄糖直接静脉推注,如无高血钙,则可加葡萄糖酸钙静脉滴注;如无低血糖,还应加用胰岛素,并口服 β_2 受体激动剂,如沙丁胺醇(salbutamol)或特布他林(terbutaline)等。本征患者对胰岛素十分敏感,极易发生低血糖,使用时务必注意。

● 纠正低血压和休克:经上述处理后,如血压仍低,可用 409 代血浆、706 代血浆、中分子右旋糖酐等,如仍无效,可输入血白蛋白、血浆及全血等。必要时加用多巴胺等升压药。

● 控制感染。

(1) 脑膜炎双球菌败血症:用青霉素,成人 500 万单位/次, 4 次/d。

(2) 对甲氧西林耐药的葡萄球菌:可用去甲万古霉素或万古霉素(两者和利福平合用效果更佳),如无效,则选用替考拉宁、利奈唑胺及奎奴普丁-达福普丁;少数病例尚对复方磺胺甲噁唑(SMZ/TMP)、多西环素和氨基糖苷类敏感。

(3) 中毒性菌痢:喹诺酮类、妥布霉素、阿米卡星、哌拉西林(或加三唑巴坦)、头孢噻肟、头孢曲松及头孢哌酮(或加舒巴坦)。

● DIC 的治疗。

(1) 普通肝素首剂 50～100 U/kg,静脉滴注,然后以每 6～8 小时重复半量,皮下注射,以 APTT(活化的部分凝血活酶时间)控制剂量,不应超过正常值的 1.5～2.5 倍(正常值为 30～45 s)。

(2) 低分子肝素(LMWH):200 U/(kg·d),分 2 次皮下注射,疗程为 5～8 d。除个别病例外,一般不需作血液学监测。

(3) 抗纤维蛋白溶解药:如 6 -氨基己酸、氨甲环酸、对羧基苄胺(PAMBA)及抑肽酶等。在 DIC 早期时禁用,中期可在足量使用肝素或低分子肝素的基础上,小剂量使用(如 PAMBA 100～200 mg/d),晚期则在小剂量使用肝素或低分子肝素的基础上,大剂量使用(如 PAMBA 500～600 mg/d)。

Rabson-Mendenhall 综合征

- Rabson-Mendenhall 综合征又称妖精症(Leprechaunism)、黑棘皮病-多毛-抗胰岛素性糖尿病。

【病因和发病机制】

- 不明,患者的皮质醇、生长激素、甲状腺素和胰高血糖素均正常;可能是由于胰岛素受体基因异常,胰岛素受体缺失或突变,导致胰岛素抵抗。

【临床表现】

- 自幼面容异常,出牙过早,但牙发育不全;舌面布满沟状裂纹。
- 全身多毛,指甲肥厚,黑棘皮病。
- 腹部前突,常易并发肺部和全身感染。
- 男孩阴茎粗大,但睾丸偏小且无阴毛;女孩阴蒂增大。
- 糖尿病三多症状明显,需大量胰岛素才能控制,而且容易并发酮症酸中毒。
- 尿量增多,最高可达 10 000 ml/d 或以上。

【实验室检查】

- 尿中有糖,24 h 尿糖可达 200 g 以上。
- 血糖增高,空腹常达 11.1 mmol/L(200 mg/dl)以上,需大量胰岛素(2 000 U/d 以上)才能控制;酮症酸中毒是本征的主要死因。

- 血中睾酮增高。

【影像学检查】

- 头颅 CT 扫描可见松果体增大。

【治疗】

- 迄今尚无有效的治疗方法。
- 垂体切除，效果不持久。
- 卵巢部分切除也仅对黑棘皮病短期有效。

22

胰升糖素瘤综合征

- 胰升糖素瘤综合征又称胰高血糖素瘤、胰腺 α 细胞瘤。

【病因和发病机制】

- 本瘤多属恶性；常位于胰体和胰尾，极少数在胰头。也有原发灶尚未发现而已广泛转移者，多数原发灶＜3 cm。

【临床表现】

- 女略多于男，发病年龄多在 20～70 岁。

- 最早出现的是轻型糖尿病，常无三多症状，可通过饮食和小剂量降糖药控制，不发生酮症酸中毒；切除肿瘤就能消失。

- 皮疹常对称分布在臀部、会阴、腹股沟、肛周、口周及腋窝，少数可出现于四肢；呈大疱性和湿疹样皮炎或坏死播散性红斑，中心可形成水疱，破裂后形成痂皮，皮疹周围常有真菌感染；持续 1～2 周后，逐渐自愈；在前一批皮疹尚未完全愈合前，同样的皮疹又在别处出现；如此反复发生，持续不断，各种疗法包括抗真菌治疗在内，均难奏效。

- 神经症状包括神情淡漠、思维迟缓、记忆力减退及智力下降，甚至精神异常，二便失禁；视神经萎缩，共济失调，腱反射亢进，病理征阳性。

- 其他包括口炎、舌炎、脂肪吸收不良、腹泻、体重减轻及皮肤黏膜苍白等。

【实验室检查】

- 血象见血红蛋白和红细胞计数减少,呈正细胞、正色素性贫血。
- 少数仅糖耐量降低,多数有糖尿病表现。
- 血浆胰高血糖素常高达 380~6 000 pg/ml(正常不超过 100 pg/ml)。

【影像学检查】

- X 线钡餐造影:胰头肿瘤可显示十二指肠曲扩大或十二指肠降段内侧呈反"3"形;如用十二指肠低张造影,则显示更为清晰。
- 经十二指肠镜逆行胰胆管造影(ERCP):主要显示胆管和胰管受压以及主胰管充盈缺损、移位,瘤腔形成和胰管阻塞变细,呈鼠尾状。
- 选择性腹腔动脉造影:能显示胰腺肿瘤的部位和血管推压移位现象。
- 超声和超声内镜检查:可见胃后壁外局限性低回声区,边缘凹凸不齐,内部回声不均。
- CT 和 MRI 检查:可见胰腺形态变异,局限性肿大,胰管扩张或狭窄,大血管受压,淋巴结或肝转移。

【治疗】

- 手术切除肿瘤:早期可获治愈;如有转移,应将原发和转移灶一并切除,能使皮疹、口炎、腹泻等症状迅速减轻。
- 药物治疗:仅用于无法切除者,如链脲霉素(streptozotocin)、氟尿嘧啶、达卡巴嗪(dacarbazine)或干扰素-α。
- 当胰腺破坏严重,糖尿病难以用口服降糖药控制时,应使用胰岛素。

23

生长抑素瘤综合征

- 生长抑素瘤综合征又称生长激素释放抑制素瘤综合征。

【病因和发病机制】

- 本征由胰岛 D 细胞肿瘤所致。此种肿瘤除发生于胰腺外,尚见于胆囊、十二指肠、空肠、直肠和肺;能释放大量生长抑素(somatostatin, SS),后者能抑制垂体前叶、胰岛、胃肠黏膜、甲状腺滤泡和肾小球旁器的内分泌功能,降低胰岛素、胰高血糖素和胰多肽在血中的含量;SS 还能抑制胃泌素、胆囊收缩素及胰多肽的释放;此瘤还能少量分泌降钙素和 ACTH 等,多属恶性,转移发生较早,常转移至肝、肾、肾上腺、卵巢、甲状腺、腹腔淋巴结、骨骼和皮肤。

【临床表现】

- 本征多见于 50 岁以上,无性别差异。

- SS 大量分泌,抑制了胰岛素的分泌,导致糖耐量的异常或糖尿病的出现;由于生长激素和胰高血糖素也同时受抑制,故糖尿病的病情一般较轻。

- SS 抑制胃泌素及胰多肽的释放,使胃液和胰液分泌减少,导致蛋白和脂肪的消化和吸收障碍,从而出现腹胀、腹痛、恶心、呕吐、脂肪泻,偶有黑便、体重减轻、营养不良和贫血,上腹有时可触及肿块。

- SS 抑制胆囊收缩素的释放,使胆汁在胆囊中淤积,导致胆石症和胆囊炎的发生。
- 其他尚有皮肤潮红、阵发性头痛和心动过速等。
- 少数合并多发性内分泌腺瘤(MEN)Ⅰ型。

【实验室检查】

- 正细胞正色素性贫血,因 SS 能抑制肾脏促红细胞生成素的释放。
- 胃酸减少或缺乏。
- 基础血浆 SS 测定:常人清晨空腹<100 pg/ml,本征患者>160 pg/ml。
- D860 激发试验:静注 D860 1.0 g,本征患者 SS 明显增高。
- 钙-5 肽胃泌素试验:静注葡萄糖酸钙-5 肽胃泌素后3 min,血浆 SS 水平比基础值增高 2 倍或以上。
- MENⅠ型可见高钙血症和甲状旁腺素增高。

【影像学检查】

- 腹腔 B 超、CT、MRI 和选择性腹腔动脉造影:可发现胰腺原发肿瘤和(或)肝转移灶。
- 胃肠钡餐造影或十二指肠低张造影:可见十二指肠降段或胰头肿瘤有充盈缺损。
- 胶囊内镜的应用,使十二指肠、空肠和直肠的病变能及时发现。

【诊断】

- 根据三联征——胆石症、脂肪泻和糖尿病(糖耐量降低),应考虑本征的可能;实验室检查,特别是基础血浆 SS 增高,可确定本征的存在;而影像学检查,特别是胶囊内镜的应用,更容易发现病变的部位。

【治疗】

● 本征一旦确定,就应及早手术。

● 对已无法手术或已有转移的病例,可使用链佐霉素(streptozotocin)联合氟尿嘧啶(5 - FU),能减轻症状,延长生存期;也有单用多柔比星(阿霉素)者。

24

多发性内分泌腺瘤综合征

- 多发性内分泌腺瘤综合征(multiple endocrine neoplasia，MEN)综合征分 2 型：MEN-1 和 MEN-2；后者又分 MEN-2a 和 MEN-2b 二种亚型。

MEN-1

- 又称 Wermer 综合征。

【病因和发病机制】

- MEN-1 是一种常染色体显性遗传病；有较高的外显率，其基因位于染色体 11q13，有生殖细胞性突变，因而在其他染色体的相同区域出现体细胞性基因缺失，导致肿瘤发生。
- 患病率在 0.01% 左右。

【临床表现】

见下表。

MEN-1	产生的激素	主要临床表现
垂体腺瘤	生长激素	巨人症或肢端肥大症
	泌乳素	闭经或阳痿、溢乳或无症状
	促肾上腺皮质激素	皮质醇增多症
	无功能肿瘤	垂体机能减退,两颞侧偏盲,或无症状
甲状旁腺肿瘤或增生	甲状旁腺激素	高钙血症、尿路结石及纤维囊性骨炎
胰岛肿瘤(良性或恶性)或增生	胰高糖素瘤	坏死溶解性游走性红斑、糖尿病
	胃泌素瘤	Zollinger-Ellison综合征(复发性多发性消化性溃疡、腹泻)
	胰岛素瘤	低血糖
	血管活性肠肽瘤	Verner-Morrison综合征(水泻、低血钾及低胃酸)
	胰多肽	无症状或腹泻
	降钙素	无症状
肾上腺肿瘤或增生	无功能	无症状
	分泌亢进	Cushing综合征或Conn综合征
甲状腺肿瘤或增生	无功能	无症状
	分泌亢进	甲状腺功能亢进
类癌	胺类	类癌综合征

• MEN-1可见上述多个腺体先后或同时出现症状,或以某个腺体病变为主,肿瘤也可是1个或2个,即使只有1个,也可释放多种激素,产生多种症状。

• MEN-1尚可见体表多发脂肪瘤,偶见结肠息肉,颊黏膜瘤,支气管、胸腺、空肠、胰腺的类癌和各种甲状腺疾病。

【实验室检查】

• 垂体腺瘤可见 GH、泌乳素或 ACTH 增高,无功能肿瘤则降低。

• 甲状旁腺肿瘤或增生可见血钙高、血磷低、血甲状旁腺激素增高;不典型者,则血钙可不增高或间歇性增高。

- 胰高糖素瘤可见血浆胰高血糖素达 $350\sim6\,500\,pg/ml$(常人不超过 $100\,pg/ml$)。

- 胃泌素瘤可见空腹血清胃泌素多在 $500\,pg/ml$ 以上(常人不超过 $15\,pg/ml$);夜间 $12\,h$ 胃液总量$>1\,000\,ml$,基础酸排出量$>15\,mmol/h$。

- 胰岛素瘤的空腹血浆胰岛素$>50\,\mu U/ml$;空腹血糖$<50\,mg/dl$。

- 血管活性肠肽瘤的血清 VIP 和 PGE_2 多$>1\,000\,pg/ml$,血清钾常$<3\,mmol/L$。

- 肾上腺肿瘤或增生发生 Cushing 综合征时,午夜 $24:00$ 血浆皮质醇仍$>5\,\mu g/dl$;$24\,h$ 尿游离皮质醇$>200\,\mu g$;发生 Conn 综合征时,在普食条件下 $24\,h$ 尿醛固酮$>10\,\mu g$,在普食 $7\,d$ 后晨 $8:00$ 血浆醛固酮$>10\,ng/dl$。

- 甲状腺肿瘤或增生发生甲状腺功能亢进时 TSH 降低,而 FT_3 和 FT_4 增高。

- 类癌病例除可见血清素增高外,也可有降钙素和 ACTH 分泌。

MEN‑2

- 又称 Sipple 综合征。

【病因和发病机制】

- MEN‑2 也是一种常染色体显性遗传病,其基因位于 10 号染色体长臂($10q11.2$);突变可影响原癌基因 *ret*;不同的生殖细胞性突变导致不同的综合征。

- 患病率估计比 MEN‑1 低。

- MEN‑2 可分 2 型,即 MEN‑2a 和 MEN‑2b。

【临床表现】

见下表。

病种	MEN-2a	MEN-2b	产生的激素	主要临床表现
甲状腺髓样癌和(或)C细胞增生	（＋＋＋）	（＋＋＋）	前列腺素、降钙素	水泻、里急后重等
嗜铬细胞瘤和(或)肾上腺髓质增生	（＋＋）	（＋）	儿茶酚胺	无症状或阵发性高血压,强烈应激时可见高血压危象
甲状旁腺瘤和(或)增生	（＋＋＋）	（－）	甲状旁腺激素	高钙血症、尿路结石、纤维囊性骨炎或无症状
消化道神经节瘤病	（＋－）	（＋＋＋）		舌唇结节、吞咽困难、腹泻、巨结肠,便秘
Marfan样体型	（＋－）	（＋＋＋）		体型较瘦、四肢细长、关节过度伸展、肌肉发育不良、多种骨骼畸形,但无主动脉异常

注:（＋＋＋）,常见;（＋＋）,较常见;（＋）,少见;（＋－）,罕见;（－）,未见。

【实验室检查】

● 甲状腺髓样癌可见血清降钙素增加,常人$<50\ pg/ml$;如基础值正常,则可作激发试验。

● 嗜铬细胞瘤可见空腹血浆儿茶酚胺$>2\ ng/ml$,24 h尿儿茶酚胺$>100\ \mu g$,24 h尿三甲氧基-4-羟基苦杏仁酸（VMA）$>9\ mg$。口服可乐定$0.3\ mg$,于服药3 h后测定血浆去甲肾上腺素,若其浓度$<500\ pg/ml$,可排除嗜铬细胞瘤。

【影像学检查】

● X线检查:甲状旁腺肿瘤或增生可见骨膜下骨质吸收、

纤维囊性骨炎和肾结石,甲状腺髓样癌可见甲状腺部位有不规则、团块状钙化灶,胃肠钡剂造影可见胃十二指肠溃疡和胃肠内的神经纤维瘤。

- 超声检查、CT 或 MRI 扫描、DSA 和内镜单用或合用,能发现肿瘤存在的部位。

【诊断要点】

- 对每一例内分泌障碍的患者,均应寻找其他内分泌腺是否有损害。

- 对肾结石,高、低血钙,高、低血糖,高血压,月经不调,消化性溃疡和腹泻等一般表现,应考虑是否是本征的一个组成部分。

- 上述表现如发生在婴儿、儿童或有家族史的健康者,应进行详细的家谱调查,测定其血中激素或做功能负荷试验,以便发现 MEN。

- 在垂体、胰岛、甲状旁腺、甲状腺和肾上腺髓质中,有一个出现功能亢进,如查出其余几个腺体中还有一个或多个功能亢进,虽应考虑 MEN,但属非遗传性的,则仍不能诊断为 MEN。

- 确定为 MEN 后,按受累内分泌腺的不同,分为 MEN-1 和 MEN-2 型。MEN-1 型以垂体、胰腺(包括胰岛素瘤、胃泌素瘤)、甲状旁腺受累为主,MEN-2a 型主要为甲状腺髓样癌、甲状旁腺功能亢进和嗜铬细胞瘤,MEN-2b 型主要为甲状腺髓样癌、嗜铬细胞瘤和消化道神经节瘤。

- 凡遇消化道激素分泌紊乱所致的综合征,如 Zollinger-Ellison 综合征、Verner-Morrison 综合征和类癌综合征等所谓胺前体摄取脱羧化(APUD)细胞增生症,就应想到 MEN 的可能,并做进一步检查。

【治疗】

- 甲状旁腺肿瘤应切除；甲状旁腺增生需行次全切除，以免高钙血症诱发胃泌素瘤出现症状。

- 甲状腺髓样癌手术须彻底，包括周围淋巴结，同时应探查甲状旁腺有无肿大；如有嗜铬细胞瘤同时存在，则应先切除后者，以保证切除其他肿瘤时的安全。

- 垂体腺瘤可行经蝶手术。

- 胃泌素瘤有时较难定位，可口服胃泌素受体阻滞剂丙谷胺（proglumide），H_2受体拮抗剂西咪替丁、雷尼替丁或法莫替丁，也可同时应用抗胆碱能药，如溴丙胺太林（普鲁本辛）等。

- 对患者家族应尽早进行筛查，以达到早诊断、早治疗的目的。

自身免疫性多内分泌腺综合征

自身免疫性多内分泌腺综合征(autoimmune polyendocrine glandular sydrome，APGS)又称自身免疫性多腺性内分泌病、Schmidt 综合征。

【病因和发病机制】

● APGS 可分 2 型：Ⅰ型是发生在同胞中的常染色体隐性遗传，与染色体 21P 基因连锁，无 HLA 关系；Ⅱ型是家族中多代显性遗传，与 HLA - DR3/DR4 关联。

● 两者均有抑制性 T 细胞/辅助性 T 细胞比值降低，同时尚有自然杀伤细胞和细胞毒性 T 细胞的功能障碍，导致抗内分泌细胞的自身抗体的产生。

● Ⅰ型男女患病率相等，多在 10 岁左右发病；Ⅱ型女多于男，发病多在 20 岁以后。

【临床表现】

见下表。

病 种	Ⅰ型	Ⅱ型
Addison 病	(＋＋)	(＋－)
自身免疫性糖尿病	(＋)	(＋＋)
Hashimoto 甲状腺炎	(＋－)	(＋＋)

（续表）

病　　种	Ⅰ型	Ⅱ型
Graves 甲状腺功能亢进	（＋）	（＋＋）
甲状旁腺功能减退	（＋＋）	（＋－）
原发性性腺功能减退	（＋＋）	（＋－）
垂体炎	（＋）	（＋）
恶性贫血	（＋）	（＋）
特发性血小板减少性紫癜	（－）	（＋）
自身免疫性肝炎	（＋）	（－）
吸收不良综合征	（＋）	（＋）
红斑狼疮	（－）	（＋）
多发浆膜炎	（＋）	（－）
Good-Pasture 综合征	（＋）	（＋）
僵人综合征	（＋－）	（＋）
重症肌无力	（＋）	（＋）
角膜病变	（＋＋）	（－）
中耳鼓膜钙化	（＋＋）	（－）
脱发	（＋＋）	（＋）
白癜风	（＋）	（＋）
皮肤黏膜念珠菌病	（＋＋＋）	（－）

注：（＋＋＋），极常见；（＋＋），常见；（＋），可见；（＋－），罕见；（－），未见。

【实验室检查】

• 内分泌腺抗体：如抗肾上腺皮质细胞抗体、抗胰岛细胞抗体、抗胰岛素抗体、抗谷氨酸脱羧酶抗体、促甲状腺激素释放激素抗体、甲状腺过氧化酶抗体、微粒体抗体、抗甲状腺球蛋白抗体、抗垂体前叶细胞抗体和甲状旁腺细胞膜钙受体抗体。

• 其他抗体：如抗血小板抗体、抗肾脏基底膜抗体、抗胃壁细胞抗体、抗黑色素抗体、抗乙酰胆碱抗体、抗肌内膜抗体、抗网状蛋白抗体、抗维生素 D 羟化酶抗体和抗 P450 抗体。

【诊断要点】

* 除 Graves 甲状腺功能亢进外，均有 2 个或以上的内分泌靶腺功能不全的临床表现。

* 进行腺体的免疫学检查，可测到相应的自身抗体和（或）细胞介导的免疫学异常。

* 腺体受累的发生率和其组合虽然不同，但多以 Addison 病为中心，也有和慢性甲状腺炎以及糖尿病相组合的。

【治疗】

* 对腺体功能低下行激素替代治疗时，需特别仔细查清究竟有无其他腺体功能不全同时存在，所补充的剂量应根据测到的数值和临床表现而定。

* 当发现存在垂体前叶或肾上腺皮质功能不全时，使用甲状腺素或胰岛素就应极其谨慎，均宜从小剂量开始，并严密观察其反应。否则，一般治疗剂量的甲状腺素有诱发肾上腺危象的可能，一般剂量的胰岛素有导致低血糖昏迷的危险。

* 需同时补充肾上腺皮质激素和甲状腺激素时，应先补充前者，2～3 d 后才能补充后者。

* 当糖尿病合并甲状腺功能亢进时，只要后者得到控制，前者的病情就会减轻，胰岛素的用量也可随之减少。

* 当同时存在肾上腺皮质功能不全和卵巢功能衰竭时，应及时进行性激素的替代治疗，以防骨质疏松进一步发展。

* 免疫干预治疗：必须在早期进行。

26

Houssay 综合征

- Houssay 综合征又称 Houssay-Biasotti 综合征、糖尿病消失综合征（vanishing diabetes mellitus syndrome）。

【病因和发病机制】

- 糖尿病（diabetes mellitus，DM）的主要缺陷是胰岛素分泌减少，导致葡萄糖、蛋白质和脂肪代谢的紊乱，出现高血糖和糖尿；垂体前叶分泌的 GH、ACTH 和 TSH 都有升血糖和致糖尿作用（统称生糖激素），后两者是通过其靶腺（肾上腺皮质和甲状腺）的分泌（糖皮质激素和甲状腺激素）而实现的；生长激素和这两种激素直接或间接地发挥拮抗胰岛素的作用。故在肢端肥大症、甲状腺功能亢进症和 Cushing 综合征时常有高血糖状态或继发性糖尿病出现。

- 当垂体或其附近发生肿瘤、炎症或坏死时，后者见于产后大出血，常导致垂体破坏，生糖激素的来源缺乏或减少，血糖降低，糖尿病消失，甚至出现低血糖。

【临床表现】

- 原有糖尿病病史或症状，如多饮、多食、多尿、体重减轻和糖尿病的并发症。

- 由于垂体前叶的破坏或毁损，导致靶腺如甲状腺、性腺和肾上腺皮质功能减退，而有畏寒、淡漠、心率缓慢、性欲减退、生殖器萎缩、女性闭经、男性阳痿。此外,尚有无力、厌食、低血压和低血钠等表现。

- 此时原有高血糖可明显降低或转变成正常血糖,少数可见低血糖而发生昏迷。此时,肾上腺皮质激素才会有效。

【诊断要点】

- 有肯定的糖尿病史。

- 影像学检查如 CT 和 MRI 扫描,可发现垂体前叶受损的原因。

- 除有靶腺功能减退的临床表现外,还有实验室证据支持,如 TSH、FT_3 和 FT_4,FSH、LH 和雌二醇,以及 ACTH 和皮质醇的降低。

【治疗】

- 在垂体前叶发生病变后高血糖仍未降至正常者,一般采取增加体力活动和饮食控制等措施,无效时才加用小剂量口服降糖药,如 α-糖苷酶抑制剂、二甲双胍或瑞格列奈等;不宜使用胰岛素或其类似物,因其极易诱发低血糖。

- 一旦发生低血糖昏迷,除需立即静脉输注葡萄糖液外,还需同时补充糖皮质激素才能奏效。

- 为改善全身情况,平时宜补充性激素、糖皮质激素和小剂量甲状腺素。

27

高渗高血糖综合征

【病因和发病机制】

• 高渗高血糖综合征(hyperosmolar nonketotic syndrome, HHS)多见于老年糖尿病，约 1/3 患者发病前并无糖尿病史或只是病情较轻的 2 型糖尿病。

• 导致 HHS 发生的诱因如下。

(1) 各种感染：如呼吸道、泌尿道和消化道感染等。

(2) 严重失水：饮水不足、流汗过多、呕吐腹泻和过度利尿 (如使用强利尿剂、脱水剂)。

(3) 进糖过多：如高糖饮食、静脉高营养、血液透析和腹膜透析等。

(4) 药物作用：除呋塞米、噻嗪类等利尿剂和甘露醇等脱水剂外，肾上腺皮质激素、复方降压片、普萘洛尔、氯丙嗪、苯妥英钠、左旋多巴和免疫抑制剂等也可成为本征的诱因。

(5) 各种应激状态：严重烧伤、中暑、脑外伤、脑血管意外、心肌梗死以及各种大手术。

【临床表现】

• 多见于老年糖尿病，常为轻型或隐性糖尿病(2 型)；少见于重型和青少年糖尿病(1 型)。

• 起病通常缓慢，昏迷前常有数日至数周的烦渴、多尿、头晕、乏力、食欲缺乏、恶心和呕吐等先兆。

- 失水症状常较严重,如唇干舌燥、眼窝凹陷、皮肤缺乏弹性;病初尿量常超过饮水量;即使已重度失水,甚至已处于休克状态,尿量仍不见明显减少,有时反而出现多尿。

- 神经精神症状却呈进行性加重。起初表现为嗜睡、反应迟钝,继而出现木僵以至昏迷,也可出现幻觉、四肢抽搐、扑翼样震颤、癫痫大发作或局限性发作、颈项强直、单瘫或偏瘫,病理反射阳性。

- 常出现严重的并发症:如脑血管意外、急性心肌梗死、心律失常、肾功能衰竭、动静脉血栓形成及弥散性血管内凝血,甚至发生多器官功能衰竭。

【实验室检查】

- 血液学检查:血红蛋白,红、白细胞计数和血浆蛋白含量均可增高(由于血液浓缩)。

- 尿常规:糖强阳性,酮体阴性或弱阳性。

- 空腹和餐后血糖均明显增高,常超过 33.3 mmol/L,可达 166.7 mmol/L 以上,仅少数在 16.7～22.2 mmol/L。

- 血酮体含量基本正常或稍有增加。

- 血清电解质:钠多增高,可超过 150 mmol/L,也可正常或降低;钾常降低。

- 肾功能:血尿素氮和肌酐常增高。

- 血气分析:一般正常;合并休克或肾功能衰竭时则见代谢性酸中毒,而非酮症酸中毒。

- 血浆渗透压按下列公式计算:$2(Na^+ + K^+)(mmol/L) + 血糖(mmol/L) + BUN(mmol/L)$,正常范围:280～300 mmol/L(即 280～300 mOsm/L)。血浆有效渗透压是指不包括 BUN 在

内的渗透压。本征多>340 mOsm/L。

【诊断要点】

● 下列情况应想到本征的可能：

（1）凡中、老年人出现原因不明的意识障碍，特别是正在使用或刚使用过肾上腺皮质激素和（或）大量葡萄糖者。

（2）有意识障碍，同时伴有局灶性神经症状者。

（3）意识障碍伴明显的失水表现。

（4）重度失水或呈休克状态而尿量依然不少，甚至多尿者。

（5）神经精神症状难以用一种疾病来解释者。

（6）脑脊液糖量增多而颅内压偏低者。

● 血糖、尿糖、血钠、血钾、血尿素氮和肌酐的测定以及血浆渗透压的计算，是辅助诊断本征快速、简便而又正确的方法。

● 注意与乳酸性酸中毒、低血糖昏迷、脑血管意外、癫痫和尿毒症等的鉴别，特别是与酮症酸中毒鉴别（见下表）。

项　　目	糖尿病酮症酸中毒昏迷	高渗高血糖综合征
发病年龄	常在 30 岁以前	常在 50 岁以后
诱因	停用胰岛素、感染等	失水、感染、糖皮质激素、利尿剂及手术等
糖尿病类型	1 型，多为重症	2 型，多为轻症
酸中毒大呼吸（Kussmaul 呼吸）	常见	不见
尿酮体	阳性～强阳性	阴性～弱阳性
血浆 pH 值	<7.3	≥7.3
血糖	16.6～33.3 mmol/L	>33.3 mmol/L
血清钠	<140 mmol/L	≥150 mmol/L
血尿素氮	增高	明显增高

（续表）

项　　目	糖尿病酮症酸中毒昏迷	高渗高血糖综合征
血清甘油三酯	明显增高	接近正常
血清游离脂肪酸	明显增高	接近正常
血浆渗透压	<330 mOsm/L	>330 mOsm/L

【治疗】

● 一般先补等渗盐水；如血钠＞160 mmol/L，可适量补0.45%盐水；如收缩压持续＜80 mmHg，还应间断输入胶体液，如羧甲基淀粉代血浆、血浆或全血。

● 补液总量可按体重的12%计算。

● 补液速度：最初4 h补总量的1/3，最初8 h应补总量的1/2，再加当天的尿量，其余在24 h内输入；对老年人或有心脏病者应同时作中心静脉压监测。

● 补液4 h后仍无尿者，可静脉注射呋塞米40 mg。

● 胰岛素用量宜小，短效胰岛素0.1 U/kg持续静脉滴注，降糖宜慢，以免加重休克或诱发脑水肿。首次可静脉注射12～16 U；当血糖降至16.7 mmol/L时，改用5%葡萄糖500 ml，内加胰岛素8～12 U，持续静脉滴注；并根据血钾水平同时滴入氯化钾。

● 作者方案：通过胃管，每小时注入温开水200 ml，同时静脉注射胰岛素12～16 U，以后改肌内注射，每小时4 U；当血糖降至16.7 mmol/L时，改用5%葡萄糖500 ml，内加胰岛素8～12 U，持续静脉滴注，并根据血钾水平通过胃管注入10%氯化钾溶液。

● 积极处理诱发病和并发症。

多囊卵巢综合征

- 多囊卵巢综合征（polycystic ovary syndrome，PCOS）又称 Stein-Leventhal 综合征。

【病因和发病机制】

- 尚未完全清楚，有一定的家族遗传倾向，但基因模式目前未明；如母患此征，其女也易患本征。

- 有人认为可能是下丘脑、垂体、肾上腺和卵巢所分泌的激素之间失去平衡，导致卵巢长期不能排卵，雌激素和 FSH 水平偏低，而 LH 和雄激素相对较高。

- 近年研究认为：外周组织对胰岛素敏感性下降，导致代偿性胰岛素产生过量，是本征发病的关键因素；过量胰岛素可刺激卵巢产生过多睾酮，因而产生一系列临床症状。

【临床表现】

- 闭经常见，多持续数月。

- 而后因生长过盛而增厚的子宫内膜脱落，导致经血过多。

- 因生长过盛而增厚的子宫内膜，有时会发展成子宫内膜癌。

- 卵巢排卵过程罕见，故有原发性不孕。

- 毛发异常增生，呈男性式分布；常表现为油性皮肤。

- 多数患者肥胖或超重。

- 可并发糖尿病和心血管病。
- 妇科检查可见两侧卵巢增大。

【实验室检查】

- 血中睾酮和雄烯二酮增高。
- 血中雌激素(雌二醇)水平恒定,无排卵前后的增高现象;雌酮/雌二醇比值高于正常。
- LH 增高,FSH 降低,故 LH/FSH 比值增加。
- LHRH 兴奋试验呈亢进型。
- 尿 17-酮类固醇含量正常。
- 子宫内膜活检或诊刮可见子宫内膜增生或内膜腺癌。
- B 超检查显示卵巢周边有许多小囊肿。

【诊断】

- 多毛和(或)高雄激素血症。
- 无排卵或稀发排卵和(或)多囊卵巢。
- 排除其他高雄激素或相关疾病。

【治疗】

- 用克罗米芬、溴隐亭或 HCG 等促使排卵。
- 卵巢楔形切除用于药物治疗无效者,能使睾酮水平降至正常。
- 孕激素周期治疗,可控制不规则子宫出血,防止子宫内膜增生或内膜腺癌的发生。
- 含雌激素和孕激素类避孕药能降低睾酮水平,可减轻或消除多毛现象。
- 用二甲双胍治疗糖尿病或糖耐量异常。

29

高血镁综合征

【病因和发病机制】

• 高血镁综合征(hypermagnesemia syndrome)的发病机制包括以下。

(1) 镁进入过多：如口服含镁制酸剂(如氧化镁、氢氧化镁等)治疗胃病、使用较大剂量的硫酸镁治疗子痫或先兆子痫。

(2) 肠道吸收增加：见于口服大量维生素 D 时。

(3) 肾排镁减少，见于：①失水、出血等导致血容量降低；②低血钠综合征；③急、慢性肾功能衰竭；④内分泌疾病或异常如黏液水肿、Addison 病、甲状旁腺功能亢进、抗利尿激素不适当分泌综合征、胰高血糖素瘤和抗醛固酮药物的应用。

(4) 镁离子分布异常，见于：①组织细胞大量破坏，使大量镁离子入血。例如，溶血、大面积烧伤、严重创伤、大型手术、骨骼肌溶解和高分解代谢；②正常细胞内的镁离子转入血中，见于酸中毒。

【临床表现】

• 症状与血镁增高的速度和幅度密切相关：短时剧增者重，逐渐缓增者轻；一般血镁达 $2 \sim 4\ mmol/L$ 时出现症状。

• 神经-肌肉系统：镁离子能抑制神经-肌肉接头和中枢神经细胞间乙酰胆碱(Ach)的释放，故可引起肌肉无力、四肢软瘫、腱反射减弱或消失,严重者木僵、昏睡及昏迷,甚至可因呼吸中枢兴奋性降低,导致呼吸衰竭、呼吸停止。

• 循环系统:①镁离子能抑制交感神经节前纤维 Ach 的释放,故去甲肾上腺素释放减少,导致血管平滑肌舒张,皮肤潮红及血压下降。②镁离子同时能抑制心肌自律细胞,故可见窦性心动过缓及房室传导阻滞;由于高位心肌细胞的自律性降低,导致低位心肌细胞的自律性增高,故同时可见早搏和快速性心律失常。③血镁增高会抑制心肌纤维的收缩,故可导致心功能不全或心源性休克。

• 胃肠系统:镁离子也可抑制副交感神经纤维 Ach 的释放,导致胃肠功能紊乱,出现恶心、呕吐,腹胀和便秘。

【实验室检查】

• 血镁>1.25 mmol/L。

• 24 h 尿镁测定(参考值:3~5 mmol):如降低提示肾脏病变。如增高提示内分泌、代谢病变,或由于摄镁过多或分布异常。

【心电图检查】

• 可见窦性心动过缓、房室传导阻滞、QRS 时限和 Q-T 间期延长;因常伴高血钾,故可有 T 波高尖。

【B 超检查】

• 可能发现肾脏、甲状腺或肾上腺病变。

【诊断】

• 根据病史,临床表现和高血镁,首先应查明是否有镁进入过多。

• 其次查清有否肾脏排镁障碍。

- 再次要确定有否镁离子分布异常或某种内分泌疾病的存在。

【治疗】

- 首先去除诱因,立即终止补镁。

- 对影响心血管者,应立即用 10％的葡萄糖酸钙或 5％氯化钙 20 ml,用等量的葡萄糖水稀释,缓慢静脉注射;无效时可再重复,但须在心电图监护下进行。

- 由肾功能不全引起或高血镁特别严重者,应及早进行血液或腹膜透析。

- 对心肾功能正常者应输液扩容,同时使用呋塞米等利尿剂,以促使镁离子从肾脏排出。

- 如出现呼吸抑制,除静脉注射钙剂外,应立即插管,使用呼吸机。

30

低血镁综合征

【病因和发病机制】

• 低血镁综合征(hypomagnesemia syndrome)的发病机制包括以下。

(1)镁摄入不足：见于长期禁食、各种原因引起的厌食、静脉内补充营养液体不加镁。

(2)镁吸收障碍：见于慢性肠炎、克罗恩(Crohn)病、溃疡性结肠炎、广泛肠切除(短肠综合征)、吸收不良综合征、胃肠瘘及急性坏死性胰腺炎等。

(3)镁排出增加：①经胃肠道：剧烈呕吐、腹泻及持续胃肠引流等。②经肾脏：肾脏病变(肾盂肾炎、肾盂积水、肾小管性酸中毒、急性肾小管坏死、肾功能衰竭的多尿期、肾移植后、有肾钙沉着的家族性低血镁及 Gitelman 综合征等)、高钙血症、甲状旁腺功能亢进、甲状腺功能亢进、原发性或继发性醛固酮增多症、糖尿病酮症酸中毒、酒精中毒，使用利尿剂、洋地黄、庆大霉素、卷曲霉素、两性霉素 B、环孢素及肾上腺皮质激素或 ACTH 过量、过久。③经汗腺：见于大量出汗。④经乳汁：见于哺乳期过长。

(4)细胞外液中的镁离子转入细胞内：见于胰岛素治疗。

(5)其他：急性心肌梗死、酒精性心肌病、心力衰竭、体外循环下心脏手术、肝硬化、胆囊胆管结石和炎症、癫痫、帕金森综合征、Huntington 舞蹈病、肌营养不良症、急性间歇性卟啉病和哺乳期过长等。

【临床表现】

- 消化道症状：表现为厌食、恶心、呕吐和腹胀。
- 心血管症状：如血压增高、心律失常，包括房性、交界性和室性早搏，房性、交界性和室性心动过速，甚至可因心室颤动而猝死。对使用洋地黄者特别容易发生中毒。
- 神经症状：全身性或局灶性癫痫、四肢震颤、抽搐、腱反射亢进、Babinski 征和 Hoffman 征阳性、Chvostek 征和 Trousseau 征阳性。
- 精神症状：淡漠、抑郁、焦躁、妄想、幻觉、神志不清、定向力丧失，甚至昏迷。

【实验室检查】

- 血镁＜0.75 mmol/L。
- 24 h 尿镁＜1.5 mmol。
- 镁负荷试验：于 12 小时内静脉滴注含有 30 mmol/L 硫酸镁的 5％葡萄糖溶液 500 ml；正常人应在 24 h 内排出其 80％以上，如＜50％，则为缺镁。但本法禁用于肺功能障碍、肾功能不全或房室传导阻滞者。

【心电图检查】

- 可见 P-R 和 Q-T 间期延长、QRS 波增宽、ST 段下移、T 波低平或倒置，有时可见 U 波以及心律失常。

【诊断】

- 凡低血钾、低血钙，补充足量的钾盐、钙盐后症状仍无改善者，即应考虑低血镁的存在。

● 镁负荷试验有助于本征的诊断。

【治疗】

● 轻度缺镁，可口服氧化镁 250～500 mg、氢氧化镁 200～300 mg，或 10％醋酸镁 10 ml，均 3 次/d。如有腹泻，可与氢氧化铝凝胶合用，10 ml/次、3 次/d；也可用 25％硫酸镁肌注 10 ml/次、3 次/d。

● 重度缺镁，常表现为室性心律失常和(或)手足搐搦，应先以硫酸镁 1 g，加于 40 ml 的 5％葡萄糖溶液中，于 5～10 min 内经静脉注入；然后以硫酸镁 4～6 g，加于 2 000 ml 的 5％葡萄糖溶液中，静脉滴注，先快后慢，维持 24 h；第 2～4 d，根据血镁水平继续静脉滴注硫酸镁。

● 必须注意：静脉输镁过快、过量，均可致肌肉麻痹、呼吸抑制、血压下降及心搏骤停。此时应立即用 10％氯化钙 10 ml 静注抢救。缺镁常合并缺钾和缺钙，钾和钙也应及时补足。

高血钙综合征

【病因和发病机制】

• 高血钙综合征（hypercalcemia syndrome）的病因包括以下。

（1）原发性甲状旁腺功能亢进：在病因和发病机制中占首位，多数为单个甲状旁腺瘤，其他为甲状旁腺增生、甲状旁腺癌、多发甲状旁腺瘤、囊肿、多发内分泌腺瘤 MEN‐1 型和 MEN‐2 型以及异位甲状旁腺激素分泌综合征等。

（2）恶性肿瘤：乳腺、肺、肾、甲状腺及前列腺癌等，特别是在晚期。

（3）维生素 D 或其代谢物服用过多。

（4）噻嗪类利尿剂使用过久或剂量过大。

（5）急性肾功能衰竭：少尿期时钙不能经肾排出，沉积于软组织中，血钙降低，促使甲状旁腺激素增加分泌，因而血钙增高；多尿期时沉积于软组织中的钙被动员入血，又导致血钙增高。

（6）甲状腺功能亢进：因代谢增高，骨组织吸收加快，导致高钙血症的发生。

（7）其他：高钙血症尚见于 Addison 病、肢端肥大症、结节病、长期制动（石膏固定）或截瘫、维生素 A 过量。

【临床表现】

● 神经精神症状：疲倦乏力、肌力减退、步态不稳、腱反射减弱、淡漠抑郁、头晕头痛、容易激动、语言障碍、视力、听力和定向力减退或丧失、木僵以及行为异常。高血钙危象时有谵妄、惊厥和昏迷。

● 心血管系统：血压增高，心电图 Q－T 间期缩短、ST－T 改变，可能有 U 波和房室传导阻滞及其他各种心律失常出现。

● 呼吸系统：高钙血症使肾脏排水增加，导致支气管分泌物黏稠，黏膜纤毛细胞活动减退，支气管引流不畅，常并发肺部感染，严重者可致呼吸衰竭。

● 泌尿系统：高钙血症使肾小管损伤，浓缩功能降低，水分重吸收减少，又加大量钙盐经肾小管排出，产生渗透性利尿作用，导致多尿、烦渴、多饮及失水；如此不但可导致电解质紊乱，还可引起酸碱失衡；钙盐沉积于肾实质，诱发间质性肾炎、失盐性肾病及肾钙沉积症等，极易并发尿路感染和结石，最终导致肾功能衰竭。

● 异位钙沉着：包括血管壁、眼结膜、角膜、鼓膜、软骨以及关节周围，导致红眼综合征、视力模糊、听力减退、关节功能障碍和肌肉萎缩。

● 不同原因的高钙血症，均可导致急性胰腺炎。

● 过量的钙离子激活凝血系统，导致广泛血栓形成。

● 高血钙危象：见于血钙超过 4 mmol/L 时，除有厌食、恶心、呕吐、便秘、嗜睡、乏力、血压升高和腱反射消失等外，尚有多饮、多尿、严重失水和氮质血症等，可死于循环衰竭或肾功能衰竭。心电图可见窦性心动过缓、Q－T 间期延长和房室传导阻滞等。

【实验室检查】

- 血清总钙和游离钙增高,前者＞2.7 mmol/L,后者＞1.23 mmol/L。
- 血清磷降低,＜0.96 mmol/L。
- 溶骨亢进时血清碱性磷酸酶的活性增高。
- 尿钙增高,＞6.2 mmol/24 h。

【X 线检查】

- 骨骼普遍脱钙,脱钙的皮质只存线条状阴影,皮质下有小囊肿,有时可见骨骼弯曲、畸形或骨折。
- 腹部平片可见肾结石或肾钙化。

【心电图检查】

- Q-T间期缩短、ST-T改变、房室传导阻滞和各种心律失常。

【诊断】

- 血浆总钙包括蛋白结合钙和游离钙,血浆白蛋白的含量和酸碱平衡均会影响钙离子浓度的改变。
- 高血钙最常见的原因是甲状旁腺功能亢进,后者进展缓慢,早期仅见高血钙、低血磷和血中甲状旁腺激素增加。
- 下列线索应考虑有高钙血症存在:顽固性十二指肠溃疡、胰腺炎多次复发、反复发生尿路结石和肾绞痛、多次病理性骨折以及无原因的肌无力和肌萎缩。
- 选择性静脉插管,从甲状腺、甲状旁腺或肿瘤引流区取血,测定甲状旁腺激素或氨基端甲状旁腺激素,以与外周血中的含量比较,有助于高血钙原因的确定。

【治疗】

- 一般治疗。

(1) 去除病因和发病机制：如采用低钙饮食，避免长期卧床，鼓励饮水；停用噻嗪类利尿剂、碱性药物、止痉药及维生素D制剂等；治疗甲状旁腺功能亢进、恶性肿瘤和结节病，后者除高钙血症的一般药物治疗外，还须加用氯喹和酮康唑等。

(2) 补充钾盐和镁盐。

(3) 西咪替丁：200 mg，3 次/d，口服。

(4) 普萘洛尔：10 mg，3 次/d，口服。

(5) 尼尔雌醇：1 mg，1 次/周，口服；甲地孕酮：2 mg，1 次/d，口服。

(6) 降钙素：鲑鱼降钙素 200～400 IU，肌注，2 次/d；或依降钙素 20～40 IU，肌注，1 次/周，久用可因出现"脱逸现象"而失效。

(7) 磷酸盐：磷酸钠或钾 0.3～0.6 g，3 次/d；或中性磷酸盐溶液 10～20 ml，3 次/d，均口服，效果迅速而确实，不良反应较少而安全。

• 高血钙危象的治疗。

(1) 静脉滴注生理盐水：2 000 ml/d 或以上（以不存在禁忌证为条件），不但可以矫正血容量的不足，稀释血钙的浓度，还可促进肾脏对钙的清除；如同时补充钾盐和镁盐，效果会更佳。

(2) 使用呋塞米或依地尼酸：两者在增加尿钠排出的同时，也可促进尿钙的排出；前者 20～40 mg，3～4 次/d，口服或肌注；后者 50～200 mg/d，静脉滴注。

(3) 二膦酸盐。下列 3 种可任选 1 种：氯屈膦酸二钠（disodium clodronate）800 mg，3 次/d，口服或 3～5 mg/(kg·d)，加于生理盐水 500 ml，静脉滴注 3～4 h，可连用 5～7 d。帕米膦酸钠（sodium pamidronate）60 mg/d，加于生理盐水 500 ml，静脉滴注 1～4 h；唑来膦酸（zoledronate）4 mg/d，加于生

理盐水 500 ml,静脉滴注 2~4 h。

(4) 糖皮质激素:泼尼松 40~60 mg/d,或甲泼尼龙 40~80 mg/d,静脉滴注。除甲状旁腺功能亢进外,对其他的高钙血症均有效,宜与其他药物同用。糖皮质激素可致骨质疏松,单独使用不宜过久。

(5) 依地酸二钠:200~300 mg/d,加于 500 ml 的葡萄糖溶液中静脉滴注;或硫代硫酸钠 1.0 g/d,加于 100 ml 的生理盐水中静脉滴注。

(6) 光辉霉素(mithramycin):25 μg/(kg·d),用 1~4 d(不良反应严重,使用应慎重)。

(7) 其他如降钙素、磷酸盐、西咪替丁也可使用,肾功能衰竭时进行无钙血液透析或腹膜透析。

低血钙综合征

【病因和发病机制】

● 低血钙综合征(hypocalcemia syndrome)的病因包括以下。

（1）甲状旁腺功能减退：见于外科手术后、放射性碘治疗、血色沉着病、转移癌、Di George 综合征、特发性甲状旁腺功能减退。

（2）维生素 D 缺乏：见于缺乏阳光照射、营养不良、吸收障碍（胃手术、回肠旁道术、慢性腹泻）、肝脏疾病、慢性肾功能衰竭、遗传性维生素 D 依赖及终末器官抵抗。

（3）药物的作用，如抗惊厥药、利尿药、氨基糖苷类、普卡霉素、双膦酸盐类、碱性药物、乙二胺四乙酸(EDTA)、降钙素及泻剂长期使用。

（4）假性甲状旁腺功能减退（Ⅰ型和Ⅱ型）。

（5）急性胰腺炎。

（6）反复输血和血浆置换。

（7）成骨细胞性转移癌，常源自前列腺、乳腺和肺。

（8）骨"饥饿"综合征：见于甲状旁腺功能亢进切除甲状旁腺瘤后，血中甲状旁腺激素迅速下降，血钙大量转入长期处于缺钙状态下的骨质内而致低血钙。

（9）甲状腺髓样癌。

（10）急性高钾性周期性瘫痪。

（11）高磷酸盐血症，见于横纹肌溶解、肿瘤溶解综合征。

（12）低血镁综合征。

（13）高血磷症。

（14）新生儿低血钙。

（15）低白蛋白血症。

【临床表现】

● 最早出现的症状是指尖、口周发麻和刺痛，常向面部和四肢扩散；接着这些部位的肌肉发生收缩，腕、足痉挛，Chvostek征（面叩击征）和 Trousseau 征（束臂征）阳性。

● 内脏平滑肌痉挛，会出现喉痉挛、喘息、吞咽障碍、腹部绞痛及排尿困难，甚至心绞痛发作等。

● 较少见的是昏厥或抽搐，癫痫发作，可能是婴幼儿的唯一表现。

● 手足搐搦的出现与血钙降低的速度直接相关，而与血钙降低的水平关系较少。

● 下列因素可诱发手足搐搦的出现，如过度换气、体育运动、长时间使用肢体、妊娠、哺乳、感染和利尿剂的应用。

● 幼儿发生佝偻病；乳牙迟延长出，特别是门齿；牙釉质发育不全，乳牙早落，恒牙长出困难，牙钙化不全；成人过早脱牙。

● 两眼白内障，致视力明显下降。

● 排便次数增多，甚至出现腹泻。

● 慢性低血钙可产生一些较难解释的症状。例如，声音改变、肌肉僵硬、手足笨拙、跨步困难、疲倦乏力、记忆减退、情感淡漠、郁郁寡欢、烦躁不安或精神病样发作，少数出现震颤麻痹或昏迷不醒，也有表现为顽固性心力衰竭或心律失常者；幼儿常见智力发育不全。

- 皮肤干燥、色素沉着、湿疹、银屑病、剥脱性皮炎、眉毛稀少、斑秃或全秃及指(趾)甲异常,常伴念珠菌感染;可见 Raynaud 现象。
- 骨痛或骨骼生长异常和短指畸形。
- 低血钙危象:见于血钙快速剧降时,可见精神错乱、惊厥或癫痫样发作、吞咽困难、腹部绞痛、喉头痉挛,特别是严重喘息,可导致缺氧,发生心律失常而猝死。

【实验室检查】

- 血清总钙<2.0 mmol/L(8 mg/dl),须经下列公式校正:校正后的血清总钙(mg/dl)=测得的血清总钙(mg/dl)-0.8×[4.0-血清白蛋白(g/dl)]。
- 血清游离钙<0.75 mmol/L(3 mg/dl)。
- 血清磷>1.94 mmol/L。
- 尿钙降低,<0.5 mmol/L。
- 尿磷低于正常。
- 大细胞性贫血。
- 血清 PTH 低于正常,假性甲状旁腺功能减退则高于正常。

【X 线检查】

- 骨质致密或正常、外生骨疣,基底节钙化。
- 假性甲状旁腺功能减退可见骨骺早熟、髋内翻。

【心电图】

- Q-T 间期延长。
- 各种心律失常。

【诊断】

- 根据病史、X 线、心电图和实验室检查,对低血钙的原因,不难作出判断(见下表)。

检查 病种	磷	碱性磷酸酶	镁	iPTH	尿cAMP	25-OHD$_3$	血肌酐
甲状旁腺功能减退	↑	N	N	↓	↓	N	N
假性甲状旁腺功能减退	↑,N	N	N	↑		N	N
低血镁	N	N	↓	↓	↓	N	N
维生素D缺乏	↓	↑	N	↑	↑	↓	N
遗传性维生素D依赖	↓	↑	N			N	N
慢性肾功能衰竭	↑	↑,N	N			N,↓	↑
成骨细胞性转移癌	N,↓	↑	N	↑,N	↑,N	N	N
抗惊厥药的应用	↓	↑	N	↑		↓	N

注：↑，增高；↓，降低；N，正常。

【治疗】

• 凡症状严重或血清总钙<1.875 mmol/L(7.5 mg/dl)者，均应用10%葡萄糖酸钙10~20 ml，稀释后静脉推注(用时>15 min)。

• 如抽搐严重或持续不止，则用10%葡萄糖酸钙50~60 ml，稀释后静脉滴注，同时严密监测血清钙水平，达到1.875 mmol/L(7.5 mg/dl)浓度即可，以免发生高血钙所致的严重心律失常。

• 经上述治疗后如抽搐仍然不止，就要考虑是否合并低血镁或同时有其他中枢神经系统病变存在。

• 对慢性低血钙，应长期口服钙剂，元素钙0.5 g，2~3次/d；单用钙剂无效者，可加用维生素D，改用活性维生素D治疗。

33

高血钠综合征

【病因和发病机制】

- 高血钠综合征(hypernatremia syndrome)发病的原因包括以下。

(1) 进水不足：见于昏迷状态、吞咽困难等。

(2) 失水过多：见于剧烈呕吐、腹泻、尿崩症、1型糖尿病的多尿及慢性肾炎(肾浓缩功能减退)和渗透性利尿药的应用。

(3) 排钠障碍：见于皮质醇增多症、原发性醛固酮增多症、颅脑损伤、脑血管意外及特发性高血钠。

【临床表现】

- 一般症状：口渴难忍、口腔黏膜干燥、眼球内陷、恶心呕吐、尿量减少、血压降低、体温升高。

- 神经精神症状：软弱乏力、嗜睡状态或昏迷，也有烦躁不安、四肢震颤、抽搐、惊厥、肌张力增高、腱反射亢进及病理反射阳性。

【诊断】

- 根据病史和临床表现。

- 血清钠>148 mmol/L、血浆渗透压>295 mOsm/L、尿比重增高、尿钠增多。

【治疗】

- 进水不足和失水过多：①治疗病因和发病机制；②根据

下列公式计算所需水量：男（女）性所需水量＝4.0(3.0)×体重(kg)×要求减少的钠量［测得的钠量（毫摩数）－140］。所需水量以5％葡萄糖溶液静脉滴注或经口饮水，昏迷者经胃管注入。

● 排钠障碍：①治疗病因和发病机制；②使用呋塞米或依他尼酸钠排钠；③同时补水，补水量依下列公式计算：体内过剩盐量(S)＝0.6×体重(kg)×（测得的钠量－140）；缺水量＝S/140；补水方法同上。

34

低血钠综合征

【病因和发病机制】

• 低血钠综合征(hyponatremia syndrome)包括以下。

（1）缺钠性低血钠：见于长期低盐或忌盐饮食、呕吐、腹泻、肠瘘、大量出汗、大面积烧伤、失盐性肾病、肾上腺功能减退、糖尿病酮症酸中毒、大量腹水引流和长期或大剂量应用利尿剂。

（2）稀释性低血钠：见于低蛋白血症、肝硬化腹水、慢性肾炎、肾病综合征、充血性心力衰竭和抗利尿激素不适当分泌综合征(SIADH)等。

（3）消耗性低血钠：见于重症肺结核、恶性肿瘤、晚期肝硬化及年老体衰者，其原因可能为细胞内蛋白分解、消耗，细胞内渗透压下降，水从细胞内移至细胞外，导致血钠降低。

【临床表现】

见下表。

鉴别项 临床表现	缺钠性低血钠	稀释性低血钠	消耗性低血钠
发病机制	体内缺钠	体内水过多	细胞内渗透压下降
临床表现	精神萎靡，肌肉痉挛，严重者木僵、昏迷	衰弱乏力，神志改变，严重者惊厥、昏迷	原发病表现

（续表）

临床表现 ＼ 鉴别项	缺钠性低血钠	稀释性低血钠	消耗性低血钠
皮肤	松弛，缺乏弹性，苍白而冷	多数水肿，少数 N（例如 SIADH）	弹性↓，皮下脂肪↓
体重	↓↓↓	多数↑，少数 N（例如 SIADH）	进行性↓
血压	↓↓	N 或↑	N 或↓
脉搏	细速	N	多细速
静脉压	↓	N 或↑	N
血清钠（参考值 135～145 mmol/L）	↓↓	↓↓↓	↓
血清钾（参考值 3.5～5.5 mmol/L）	↑	N 或↓	N
血浆总蛋白（参考值 68～85 g/L）	↑	↓	随原发病而异
血细胞比容（参考值：男 0.42～0.49；女 0.37～0.44）	↑	↓	随原发病而异
血尿素氮（参考值 1.1～7.1 mmol/L）	↑	多数 N	随原发病而异
尿量（参考值 0.8～2.0 L/24 h）	↓	↓，N 或↑	多数 N
尿比重（参考值 1.010～1.025）	↑	↓	多数 N
尿钠（参考值 130～260 mmol/24 h）	↓	↑	多数 N
尿氯化物（参考值 110～250 mmol/24 h）	↓	↑	多数 N
尿酮体	常阳性	常阴性	不定

注：↑,升高或增多；↓,降低或减少；N,正常。

【诊断】

- 主要根据发病原因、临床表现和实验室检查诊断本征；但需排除假性低血钠和脑性耗盐综合征，前者见于高脂血症和高蛋白血症；后者见于下丘脑或脑干病变。此等病变除血钠降低外，尚有血氯、血钾的降低，而尿钠、氯、钾却增高。

【治疗】

• 缺钠性低血钠：①治疗病因和发病机制。②补钠。根据下列公式补充：140－实测血清钠×0.6×体重(kg)，其计算结果为体内缺钠总量（毫摩数）；在第 1 个 24 h 内，先补总量的 1/3～1/2；在第 2 个 24 h 内再补足。

• 稀释性低血钠：①治疗基础病。②逐日使用呋塞米，使血浆渗透压逐渐接近正常，即 280～300 mOsm/L。

• 消耗性低血钠：主要治疗基础病。

【附】Schroeder Ⅰ型综合征

• 又称急性低盐综合征，主要见于心力衰竭而利尿过度的病例，表现为体力和精神迅速恶化，对利尿剂失去反应，口渴、厌食、恶心、呕吐，腓肠肌痛性痉挛，血压降低，最后出现少尿和肾功能衰竭；血钠和氯化物均减少，尿素氮和肌酐增加。治疗：一般以口服盐水治疗为主，在紧急情况下或不能口服者，采用静脉滴注。

35

高血钾综合征

【病因和发病机制】

• 高血钾综合征(hyperkalemia syndrome)的病因包括以下。

(1)进钾过多:补钾过多、输入库血过量、大量输入含钾药物(如氯化钾、青霉素钾、门冬氨酸钾镁等)。

(2)肾排钾减少:①肾功能衰竭伴少尿或无尿;②Ⅳ型肾小管性酸中毒;③肾上腺皮质功能减退,包括 Addison 病、两侧肾上腺切除、假性醛固酮缺乏症(Gordon 综合征)、Waterhouse-Friderichsen 综合征;④保钾药物的应用,如氨苯蝶啶、螺内酯、阿米洛利、血管紧张素转换酶抑制剂(ACEI)、血管紧张素受体阻滞剂(ARB)、非甾体抗炎药、甲氧苄啶-磺胺甲噁唑、环孢素等。

(3)钾分布异常(即钾从细胞内转移至血中):见于剧烈运动、挤压综合征、横纹肌溶解、肿瘤细胞崩解、大面积烧伤、溶血、酸中毒、缺氧、休克、失水、高热型中暑、高钾性周期性瘫痪,以及下列药物的过量应用,如洋地黄、β 受体阻滞剂、α 受体激动剂、琥珀酰胆碱及精氨酸等。

【临床表现】

• 神经肌肉:软弱无力、动作迟缓、肌肉疼痛,甚至出现麻痹、腱反射消失;先波及四肢,后影响躯干,致呼吸无力,吞咽、发音困难;烦躁不安、神志迷糊,或呈嗜睡状态。

- 循环系统:①周围循环障碍,表现为皮肤、黏膜苍白,唇甲青紫,肢端湿冷,血压降低;②心脏异常,如心动缓慢、心律不规则(常见频发室性早搏、室性心动过速)、心脏扩大、心音降低,严重者发生心室颤动,甚至心室停搏。
- 其他:可有恶心、呕吐、腹痛、少尿、尿毒症和呼吸停止。

【诊断】

- 根据病史和临床表现。
- 血清钾>5.5 mmol/L。
- 心电图。血清钾>5.5 mmol/L:T波高耸(≥0.6 mV),P波缩小;血清钾>7.0 mmol/L:T波高尖,呈帐篷状,QRS>0.12 s,R波降低,S波增深,P波变平,P-R间期缩短;血清钾>8 mmol/L:P波消失,Q-T间期延长,出现各种传导阻滞、窦性静止、窦室传导等;血清钾>10 mmol/L:可见心室自主节律、心室颤动或心室停搏。

【治疗】

- 处理和除去病因。
- 促使血钾进入细胞内:①普通胰岛素10 U,加10%葡萄糖500 ml,静脉滴注1 h;6 h后可再滴注1次;②5%碳酸氢钠20 ml,静脉缓注,如无效可再静脉缓注1次;③沙丁胺醇(albuterol,β₂ 受体激动剂)气雾剂吸入,200 ug/次,4~6次/d;特别适用于慢性肾功能衰竭、高钾性周期性瘫痪时的轻度高血钾。
- 促使钾从体内排出:①呋塞米40~80 mg,加50%葡萄糖60 ml,静脉缓注,2次/d;②降钾树脂25 g口服,2~3次/d或50 g保留灌肠,3~4次/d;③血液透析或腹膜透析。

● 对抗高钾对心肌的毒性作用：10％葡萄糖酸钙 10～20 ml，加 50％葡萄糖 60 ml，静脉缓注，如 20 min 未见效，可再静脉缓注 1 次。

36

低血钾综合征

【病因和发病机制】

● 低血钾综合征(hypokalemia syndrome)的病因包括以下。

(1) 摄食不足:见于厌食或禁食、吞咽障碍及胃肠梗阻。

(2) 胃肠失钾:呕吐、腹泻,特别是分泌性腹泻、血管活性肠肽瘤(vipoma,也称 Verner-Morrison 综合征)、甲状腺髓样癌、胃肠引流及长期服用泻剂。

(3) 经皮肤失钾:见于大量出汗、深度大面积烧伤等。

(4) 肾脏失钾:①盐皮质激素过多,如使用去氧皮质酮、皮质酮或甘草过量;②排钾利尿剂(如呋塞米、依他尼酸、氢氯噻嗪、氯噻酮等)和渗透性利尿剂的应用;③若干抗生素的应用(如羧苄西林、庆大霉素及两性霉素 B);④Bartter 综合征(低血钾性碱中毒、血浆醛固酮和肾素增高,但无高血压);⑤Liddle 综合征(即假性醛固酮增多症,有严重高血压、低血钾,血浆肾素和醛固酮均低,螺内酯无效而氨苯蝶啶或限盐有效);⑥Gitelman 综合征(除低血钾外,尚有低血镁、低尿钙,是由于远曲小管存在基因缺陷);⑦慢性代谢性碱中毒,肾小管性酸中毒;⑧Conn 综合征(低血钾、高血压,血浆醛固酮增高而肾素降低);⑨急性白血病;⑩输尿管-乙状结肠造瘘。

(5) 细胞外液钾离子转入细胞内:①急性碱中毒;②低血

钾性周期性瘫痪;③胰岛素注射;④维生素 B_{12} 治疗巨幼红细胞性贫血;⑤甲状腺功能亢进;⑥棉籽油中毒;⑦静脉高营养治疗。

【临床表现】

- 胃肠系统:厌食、恶心、呕吐、便秘、腹胀、肠鸣减弱或消失、甚至发生肠麻痹。

- 肌肉神经系统:乏力、软瘫、周期性瘫痪或手足抽搐、腱反射减弱或消失、淡漠无欲、反应迟钝、抑郁嗜睡、定向力减退,严重者昏迷。

- 循环系统:血压降低,心音减弱,以及心律失常,包括窦性心动过速,房性、交界性、室性早搏或心动过速,心房颤动或扑动,心室颤动或扑动,以及各度房室传导阻滞。

- 泌尿系统:由于缺钾性肾病,尿浓缩功能降低,尿量增加,夜间尤其明显。

【诊断】

- 根据病史和临床表现。

- 血清钾 $<3.5\,mmol/L$。$<3.5\,mmol/L$ 且 $\geqslant3.0\,mmol/L$ 为轻度缺钾,$<3.0\,mmol/L$ 且 $\geqslant2.5\,mmol/L$ 为中度缺钾,$<2.5\,mmol/L$ 为重度缺钾。

- 尿比重降低而固定,呈酸性反应,蛋白阳性,可见透明或颗粒管型。

- 尿钾测定:肾脏失钾者 $>20\,mmol/d$,肾外失钾者 $<20\,mmol/d$。

- 血气分析:常呈代谢性碱中毒。

- 心电图:u 波增高,$\geqslant1.0\,mm$,有时可超过同导联 T 波,重叠于 T 波顶峰之后,使 T 波呈双峰形,Y/u$\leqslant$1;T 波振幅降低、两支对称、增宽,严重时倒置;S-T 段起始部分压低或低垂,

≥0.5 mV,Q - T间期延长;以及各种心律失常。

【治疗】

- 处理基础病,除去病因和发病机制。

- 轻度缺钾:口服10%氯化钾溶液10 ml,3~6次/d;可补氯化钾8 g(氯化钾1 g含钾13.4 mmol)。

- 中度缺钾:10%氯化钾溶液15 ml加入5%葡萄糖液500 ml中,静脉滴注,滴注时间不小于2 h;可补氯化钾总量约24 g。

- 重度缺钾:可补氯化钾总量约40 g。

- 一般每日补充氯化钾量不得超过15 g。

- 对缺钾难以纠正的病例,可用25%硫酸镁10~20 ml/d,加于葡萄糖溶液中和氯化钾同时滴注,会加快缺钾的矫正。

- 如经上述治疗,效果仍不理想,可加服螺内酯20 mg,2次/d,但须同时严密监测心电图、血清钾浓度和尿量,以防高血钾的发生。

- 低钾合并肾小管性酸中毒:应补枸橼酸钾(枸橼酸钾1 g含钾9.2 mmol)。

- 低钾合并高血氯性酸中毒:应补谷氨酸钾(谷氨酸钾1 g含钾5.4 mmol)。

37

乳-碱综合征

【病因和发病机制】

- 乳-碱综合征(milk-alkali syndrome)的病因包括以下。

(1) 长期饮用较大量的牛乳(富含钙、磷离子)。

(2) 同时又长期、大量服用易吸收的碱剂(如碳酸钙、碳酸氢钠等,用于治疗消化性溃疡)。

(3) 长期、大量服用易吸收的碱剂极易引起代谢性碱中毒,后者又促进肠黏膜对钙离子的吸收,导致血钙过高和钙在全身软组织(如肾脏、皮肤、血管、脑、肺和眼)中沉着,对这些组织造成损伤,对甲状旁腺的内分泌功能造成抑制。

(4) 代谢性碱中毒促使肾小管大量排钾,导致血钾降低;而低血钾又使代谢性碱中毒进一步加重,如此形成恶性循环。

【临床表现】

- 消化系统:食欲不振、恶心、呕吐及便秘。
- 泌尿系统:口渴难忍、多饮、多尿及肾功能减退。
- 神经系统:萎靡不振、嗜睡及昏迷。
- 眼:角膜有带状、结膜有片状钙盐沉着,视力降低。
- 皮肤黏膜:苍白、瘙痒、干燥及严重脱水。
- 代谢性碱中毒:出现神经肌肉兴奋性增高,肢体麻木、面部及四肢抽动、手足搐搦、躁动谵妄,伴低血钾时可见肢体软瘫、呼吸浅慢、腱反射减弱和心律失常。

【临床类型】

• 急性型（McMillan 综合征）：在饮用多量牛乳同时服用大量碱剂后 7～10 d 内发生，症状以消化系统和神经系统为主，停用牛乳和碱剂后，可逐渐恢复。

• 亚急性型（Cope 综合征）：在饮用多量牛乳和服用大量碱剂 15～20 d 后发生，除眼以外，其他各系统症状已先后开始出现，但程度较轻。

• 慢性型（Burnett 综合征）：在饮用多量牛乳和服用大量碱剂 1 个月左右后发生；症状基本完备，代谢性碱中毒和低血钾的表现相当明显。

【实验室检查】

• 血清钙：多>2.56 mmol/L。

• 血清钾和氯：均降低。

• 血气分析：pH 值>7.45，BE>+3 mmol/L，SB、AB 和 $PaCO_2$ 均增高。

• 血尿素氮和肌酐增高。

• 尿：尿量增多、比重降低，蛋白尿，少有红细胞。

【影像学检查】

X 线和 B 超检查可见肾脏有钙盐沉着。

【诊断】

• 根据消化性溃疡病史、有大量饮用牛乳和服用碱剂的历史，结合临床表现和实验室检查，一般不难作出诊断，但须与下列疾病进行鉴别。

（1）原发性甲状旁腺功能亢进：也有高钙血症，并常合并消化性溃疡和肾钙化、肾结石，但无大量饮用牛乳和服用碱剂的历史，而且血清钙/磷比值>30（因同时血磷降低）。

（2）维生素 D 中毒和恶性肿瘤骨转移：一般无大量饮用牛乳和服用碱剂的病史，而且血清钙/磷比值<30。

【治疗】

- 停用牛乳和碱剂。
- 进低钙和无钙饮食。
- 使用氯化钾，既可纠正低血钾，又能纠正碱中毒；一般以10％氯化钾溶液 10～15 ml 加于 5％的葡萄糖液 500 ml 中静脉滴注；根据缺钾的程度补充氯化钾（详见"低血钾综合征"）。
- 血液透析或腹膜透析治疗肾功能衰竭，很少需要行肾移植。

38

特发性水肿综合征

- 特发性水肿综合征(ideopathic edema syndrome，IES)又称水潴留性肥胖症、周期性水肿、单纯性水钠潴留症。

【病因和发病机制】

- 尚未完全清楚，多见于 20～50 岁的育龄期妇女，可能与下列因素有关。

（1）血管因素：毛细血管基膜损害，通透性增加，血管内液外渗，直立位时更为明显。

（2）内分泌因素：①雌激素/黄体酮比值改变，前者过多或后者过少；②去甲肾上腺素与多巴胺之间平衡丧失，前者(有潴钠作用)产生过多，后者(有排钠作用)产生过少；③直立位时有效血容量减少，使醛固酮和抗利尿激素分泌增多，而内源性类洋地黄肽、心钠素分泌减少，导致水钠潴留。

（3）精神神经因素：如长时间精神创伤、情绪激动、工作紧张、过度劳累、应激反应或自主神经功能紊乱等，常是本征的诱发因素。

【临床表现】

- 皮下水肿：夜间见于眼睑和面部，晨起活动后，逐渐波及胸壁、腹壁和下肢；夜间临睡前的体重比早晨起床时的体重至少要增加 1.0 kg 以上(常人在 0.5 kg 以下)；一夜睡眠虽能使水肿,特别是分布于躯干和下肢者有所减轻,但不能完全消退;一般天热时、经前期和站立活动后加重,少数严重病例可出现胸水和(或)腹水。

- 皮肤改变:皮下水肿持续较久者,皮温降低、皮肤增厚变硬,少数可见紫癜,以下肢常见;腹部和臀部偶见感染,重者发生蜂窝组织炎。
- 月经异常:表现为月经稀发、闭经或经期推迟,也可合并经前紧张症(后者在经前 1~14 d 发生,表现为乳房胀痛、下腹隐痛、恶心、呕吐、阴道发痒和性欲增强等)。
- 体重增加:一般较快,每月平均可达 0.5~1.0 kg;再加水钠潴留,体重指数(BMI)常大于 28。
- 神经精神症状:抑郁、嗜睡或激动、失眠,个别出现精神异常和自主神经功能紊乱症状,如头昏、头痛、周身不适、四肢乏力、视物模糊、呼吸不畅、胸闷、心悸、低热、多汗和直立性低血压等。

【诊断】

- 首先排除心脏病、肾病、肝病、贫血、营养不良、维生素 B_1 缺乏、甲状腺疾病(包括甲状腺功能亢进和黏液性水肿)、经前紧张症、药源性和过敏性水肿以及少见的遗传性血管神经性水肿等。
- 立卧位饮水试验:清晨排尿后,20 min 内饮水 1 000 ml,然后平卧休息(去除枕头),每小时排尿 1 次,记录尿量,共 4 次;次日也相同,但在饮水后取直立位(行走、工作或活动)。如后者的总尿量低于前者的 50% 或以上,在排除上述各种水肿后,可诊断本征。

【治疗】

- 对精神因素明显者,消除诱因,进行心理疏导。

• 减少体力活动,保持充分的卧床休息时间,不宜久站或行走。

• BMI≥26 者,应限制热量,减少碳水化合物和脂肪的摄入,使逐渐接近正常体重。

• 氯化钠的摄入量应限制在 3～5 g/d,水肿特别严重者 1～2 g/d。

• 利尿剂用于上述措施无效者,一般用小剂量,如氢氯噻嗪 12.5 mg/d 或呋塞米 10 mg/d,与螺内酯 20 mg、2 次/d 同服,使尿量维持在 1 200～1 500 ml/d 即可。

• 有神经精神症状者可口服谷维素 20 mg、3 次/d 和阿普唑仑 0.2 mg、2 次/d 或氟西汀 20 mg/d。

• 合并经前紧张症者,可在月经周期第 16 天起肌内注射黄体酮 10 mg/d、口服炔诺酮/甲地孕酮 5 mg/d 或甲睾酮 5～10 mg/d,直至月经来潮;乳房胀痛,可在月经周期第 10 天起,口服溴隐亭 1.25 mg、2 次/d 和(或)维生素 B_6 20～40 mg、3 次/d。

• 维生素 P 40 mg、3 次/d,与维生素 C 200 mg、3 次/d 同服,能维持毛细血管壁的完整性,降低其通透性和脆性,有减轻水肿的作用。

39

低血糖综合征

【病因和发病机制】

● 低血糖综合征(hypoglycemic syndrome)可分为以下几种。

（1）药源性低血糖：主要是由于药物用量过大，如胰岛素（包括人重组胰岛素、胰岛素类似物）、磺酰脲类、格列奈类、酒精、水杨酸盐、普萘洛尔、戊烷脒、丙吡胺、奎宁、氟哌啶醇、氯丙嗪、西咪替丁、吲哚美辛、碳酸锂、巴比妥酸盐、对乙酰氨基酚、血管紧张素转换酶抑制剂、单胺氧化酶抑制剂（如呋喃唑酮、异烟肼等）、复方磺胺甲噁唑（SMZ - TMP）和丙氧芬（propoxyphenen）等。

（2）空腹低血糖。①胰岛素分泌过多：见于胰岛素瘤、胰岛细胞增生或癌、Beckwith 综合征。②胰岛素样多肽类物质或胰岛素样生长因子- 2（IGF - 2）产生过多：如肺癌、恶性淋巴瘤、间皮瘤、纤维瘤、纤维肉瘤、平滑肌肉瘤、畸胎瘤及白血病等。③升糖激素减少或缺乏：如 Sheehan-Simmonds 病、Addison 病、甲状腺功能减退和胰高糖素缺乏症。④肝源性：如重症肝炎、晚期肝硬化及肝癌等。⑤影响全身的重症：如心力衰竭、尿毒症及脓毒症等。⑥先天酶缺陷：如糖原累积病Ⅰ、Ⅲ、Ⅵ和Ⅸ型，半乳糖血症和果糖不耐受症。⑦食物摄入不足或损耗过多：如神经性厌食、吸收不良综合征、慢性腹泻、重度营养不良、妊娠期低血糖、乳汁过量分泌、肾性糖尿、长期高热和过度体力活动等。

（3）餐后低血糖：常于餐后 2～4 h 发生，系胰岛素反应性分泌过多所致。①特发性功能性低血糖见于迷走神经功能亢进者；②滋养性低血糖：见于胃肠吻合术后的倾倒综合征；③2 型糖尿病早期时的延迟性低血糖反应；④新生儿低血糖，常由妊娠时母体的糖尿病控制不良所致。

【临床表现】

● 由于低血糖病因不同、发生的速度和程度不同，又加个体的耐受性和反应性不同，故临床表现常有差异，下列 2 条则是典型者。

（1）交感神经兴奋和肾上腺素分泌：引起心悸、胸闷、心动过速、紧张不安、软弱无力、手抖、出汗、皮肤苍白、饥饿感和血压轻度升高。

（2）脑细胞缺糖：引起精神不能集中、思维语言迟钝、头晕、嗜睡、视物不清、木僵、肢体瘫痪、锥体束征阳性、精神失常、幻觉、躁动，严重者出现癫痫样抽搐、痉挛、惊厥，甚至昏迷。

● 轻微而短暂的低血糖：仅表现为乏力、饥饿、多汗、心悸，少数可毫无症状。

● 初发者血糖虽下降，但未至 2.8 mmol/L 以下，即可出现低血糖症状；发病已久者，血糖虽已降至 1.1 mmol/L 以下，可无临床表现。

● 久病而血糖缓慢下降者，虽已降至 2.8 mmol/L 以下，仍可不出现交感神经兴奋和肾上腺素分泌症状，而仅有慢性脑细胞缺糖的表现，如精神错乱、行为怪异、昏睡及昏迷等。

● 胰岛素瘤引起的低血糖，症状比较典型，常具下列特征：①低血糖多在凌晨空腹发作；②发作时血糖＜2.8 mmol/L；

③口服或注射葡萄糖有效;称 Whipple 三联征。

【诊断】

• 症状出现时测定血糖,如均<2.8 mmol/L,而且进糖后能使症状消失,基本可诊断为本征。

• 空腹血浆胰岛素>71.75 pmol/L(10 U/ml),提示胰岛素分泌的自主性。

• 胰岛素释放指数>0.3 为高胰岛素血症,>0.4 为胰岛素瘤[胰岛素释放指数＝空腹血浆胰岛素(μU/ml)÷血糖(mg/dl)]。

• 饥饿试验:禁食 24 h 后,正常人血糖不小于 3.1 mmol/L,血浆胰岛素<71.75 pmol/L,否则多提示胰岛素瘤。

• 甲苯磺丁脲试验:甲苯磺丁脲 1 g 加 20 ml 注射用水,静脉注射 2 min,然后测血浆胰岛素,每 5 min 1 次,共 3 次;如其中有 1 次>1 399.12 pmol/L,提示胰岛素瘤。

• 胰高血糖素试验:胰高血糖素 1 mg,静脉注射,然后测血浆胰岛素,每 5 min 1 次,共 3 次;如其中有 1 次>968.62 pmol/L,提示胰岛素瘤。

• 钙剂试验:葡萄糖酸钙 10 mg/kg,加 20 ml 注射用水,静脉注射 2 min,测血浆胰岛素,每 5 min 1 次,共 3 次,如其中有 1 次明显增高,亦提示胰岛素瘤。

• 延长口服葡萄糖耐量试验:可用来鉴别下列 5 种低血糖(见下表)。

鉴别项	空腹血糖	峰值	2 h 后的血糖水平
胰岛素瘤	↓↓	↓↓	2 h 后仍↓↓
功能性低血糖	N	N	2~3 h 后↓

（续表）

鉴别项	空腹血糖	峰值	2 h后的血糖水平
滋养性低血糖	N	↑	2～3 h时↓
肝源性低血糖	↓	↑	2 h后仍↑
2型糖尿病早期	↑	↑↑	2 h后仍↑,3～4 h后↓

注：N,正常;↓,降低;↓↓,更低;↑,增高;↑↑,更高

【治疗】

- 确定并治疗原发病,以减轻或消除低血糖的发作。

- 轻型低血糖,可立即摄取含糖食物或饮料而缓解。

- 意识不清或昏迷者应在 3～5 min 内静脉注射 50%葡萄糖水 60～100 ml,必要时可再重复或肌内注射胰高血糖素 1 mg 和 10%葡萄糖水持续静脉滴注,特别是由胰高血糖素缺乏所致者。

- 对 Sheehan-Simmonds 病、Addison 病引起的低血糖,除给予葡萄糖外,还应静脉滴注或口服甲泼尼龙或氢化可的松。

- 对由甲状腺功能减退引起者,在静脉滴注 10%葡萄糖水的同时,还应补充起效迅速的左三碘甲状腺原氨酸(L-T_3)。

- 对早期 2 型糖尿病时发生的低血糖,可口服 α-糖苷酶抑制剂或二甲双胍而获效。

- 功能性低血糖者,平时宜进低糖、高蛋白饮食,必要时在发作前 45～60 min 口服阿托品或溴丙胺太林等抗胆碱能药,一般能防止低血糖发生。

- 胰岛素瘤：诊断一旦明确,即应手术治疗;胰岛素癌也应尽早切除,如已转移,可使用链脲霉素和二氮嗪等治疗。

40

异位促肾上腺皮质激素综合征

【病因和发病机制】

● 异位促肾上腺皮质激素综合征（ectopic ACTH syndrome）是由垂体以外的肿瘤分泌大量的有生物活性的 ACTH 所引起。

● 其中以小细胞肺癌最为常见（占 47%），其次为胸腺癌（占 20%），再次为胰腺癌（占 10%～18%），其他为结肠癌、甲状腺髓样癌、甲状旁腺癌、胰岛细胞癌、卵巢癌、前列腺癌、乳腺癌、肾癌、食道癌、胆囊癌、恶性黑色素肿瘤、嗜铬细胞瘤、神经母细胞瘤等。近年来，类癌病例有增多趋势，北京协和医院报告本征 20 例，其中支气管类癌和胸腺类癌占 13 例。

● 可见于任何年龄，但以中、老年较常见。

【临床表现】

● 完全型：见于体积小、生长慢、恶性程度低、对重要脏器损害少、自然病程长的肿瘤，有较充分的时间使典型的 Cushing 症状得以全部或大部分显现，例如向心性肥胖、满月脸、宽紫纹、高血压、低血钾、肌无力、肌萎缩、皮肤色素沉着等；正由于原发肿瘤小，生长慢，症状、体征少，临床上不易发现，故又称"隐性型"。

● 不完全型：见于体积大、生长快、恶性程度高、对重要脏器损害重、自然病程短的肿瘤，临床上只表现出低血钾、碱中毒、肌无力、水肿、高血压和糖耐量异常等；正由于原发肿瘤大，生长快,恶性程度高,症状、体征多,临床上容易发现,故又称"显性型"。

【实验室检查】

- 血红蛋白含量和红细胞计数增高,中性粒细胞增多而嗜酸性粒细胞减少。

- 血钾降低,可<2.5 mmol/L 并有代谢性碱中毒,$HCO_3>$ 30 mmol/L,血 ACTH>200 pg/ml,皮质醇>35 μg/dl,昼夜节律消失。

- 尿游离皮质醇>100 μg/dl,24 h 尿 17 -酮类固醇增高(男>18 mg,女>15 mg),24 h 尿 17 -羟类固醇增高(男>15 mg,女>11 mg)。

- 地塞米松抑制试验:午夜口服地塞米松 8 mg,如不能抑制 ACTH 和皮质醇分泌(即抑制试验阴性),提示本征;但少数肿瘤既分泌 ACTH 也分泌 CRH(促肾上腺皮质激素释放激素),而 CRH 却可被地塞米松所抑制,使 ACTH 和皮质醇分泌减少。故地塞米松抑制试验阳性(即能使 ACTH 和皮质醇分泌减少),也不能排除本征的诊断。

- CRH 兴奋试验:静脉注射 CRH 100 μg 或 1 μg/kg,不能使本征的 ACTH 增高,可与 Cushing 病鉴别;静脉注射 CRH 前后,同时抽取岩下窦静脉血(a)和外周静脉血(b),并测定二者 ACTH 的含量:如注射前 a/b<2,注射后 a/b<3,提示本征;Cushing 病时,则注射前 a/b$\geqslant2$,注射后 a/b$\geqslant3$。

- 肿瘤组织中常能发现 ACTH。

【影像学检查】

- X 线、CT 和 MRI 检查,用于排除垂体病变和发现原发肿瘤(如肺癌、胸腺肿瘤、支气管类癌、甲状腺髓样癌),有一定的价值。

• 纵隔小肿瘤需胸腔镜或纵隔镜检查才能发现。

• 腹部 B 超和 CT 能查出胰腺、肾上腺、肝、腹膜后、盆腔和生殖器官等部位的肿瘤,不可遗忘鼻腔后部和股部软组织的病变。

• ^{111}In-奥曲肽扫描,对发现分泌蛋白肽类激素的类癌,相当敏感。

【诊断】

• 首先根据临床表现和实验室检查,确定体内有大量 ACTH 分泌。

• 其次利用影像学检查排除垂体病变,再进一步查找原发肿瘤。

• 约 15%的病例始终不能确定原发肿瘤。

【治疗】

• 找到原发肿瘤后,尽可能加以切除或者进行放疗和化疗,如小细胞肺癌,可采用顺铂、多西紫杉醇和吉西他滨等。

• 如无法切除或化疗无效,可用药物抑制皮质醇的合成和分泌:①甲吡酮,1~2 g,分 4 次口服,可增至 4~6 g/d;②氨鲁米特 250 mg,1 次/6~8 h;③米托坦,开始为 2~5 g/d,逐渐增至最大量 8~10 g/d,均分次口服,维持量为 0.5~2 g/d;④酮康唑,400 mg 3 次/d。

• 抑制皮质醇的释放:奥曲肽,0.1 mg,1 次/8 h,皮下注射。

• 严重低血钾可致恶性室性心律失常(心室颤动),应及时补钾。

41

异位抗利尿激素综合征

- 异位抗利尿激素综合征（ectopic antiuretic hormone syndrome，EAS）又称抗利尿激素不适当分泌综合征（SIADH），Schwart-Barrter 综合征。

【病因和发病机制】

- 异位抗利尿激素（ADH）分泌：是垂体后叶以外的病变组织产生的 ADH，见于：①恶性肿瘤，如支气管、十二指肠、胰腺、输尿管、膀胱、前列腺肿瘤，淋巴瘤，白血病，胸腺瘤和间皮瘤等；②肺部感染：肺炎、肺结核、肺脓肿和肺曲霉菌病。

- 促使垂体后叶增加 ADH 的分泌，见于：①中枢神经系统病变，如急性颅内感染、结核性或其他脑膜炎、脑脓肿、颅脑外伤、硬膜下血肿、蛛网膜下腔出血、脑血栓、脑肿瘤、脑萎缩等；②药物的作用，如长春新碱、环磷酰胺、氯磺丙脲、卡马西平、吩噻嗪类、巴比妥类、氯贝丁酯（clofibrate）、替沃噻吨（thiothixene）、氢氯噻嗪、催产素、吗啡、全麻药、阿米替林、选择性 5-羟色胺再摄取抑制剂等；③其他，如急慢性间歇性卟啉病、黏液性水肿和二尖瓣分离术后等。

- 垂体后叶分泌 ADH，是受血浆渗透压的控制，当后者降低时，ADH 分泌即减少甚至停止；但当上述病因出现或存在时，垂体后叶的 ADH 可继续不断地分泌，异位 ADH 的分泌不受任何影响,因而肾小管可不断重吸收自由水分,导致水潴留和稀释性低钠血症;水潴留又可刺激心房容量感受器,使心房钠尿肽产生增加,导致血中钠离子排出增多;水潴留可抑制醛固酮分泌,使钠进一步从尿中排出,导致血钠更低。

【临床表现】

- 原发病的症状。
- 低钠血症的表现,取决于血钠降低的程度和速度,血钠越低,降低越快,临床表现越重;血钠>125 mmol/L 时,一般可无任何症状,除非降低过快。
- 当血钠降至 115～125 mmol/L,则可出现乏力、头痛、厌食、恶心和呕吐。
- 血钠<115 mmol/L 时,出现意识模糊、容易激惹,四肢抽搐,腱反射减弱和消失,锥体束征阳性等。
- 血钠<110 mmol/L 时,因脑水肿加重,常陷入木僵、昏迷,甚至延髓麻痹而导致呼吸衰竭。
- 由于水分均潴留于细胞内,故体重虽明显增加,但皮下不见凹陷性水肿。

【实验室检查】

- 血清钠降低,常<130 mmol/L。
- 尿钠>30 mmol/L。
- 血浆渗透压<270 mOsm/L。
- 尿渗透压>血浆渗透压。
- 血清肌酐降低或正常。
- 血尿酸降低。
- 血清 ADH>1.5 ng/L。
- 水负荷试验:清晨起床,于 0.5 h 内饮水 20 ml/kg,常人在 5 h 内的排尿量可达饮水量的 80%,尿渗透压$<100\,mmol/L$,且小于血浆渗透压;本征时 5 h 内的排尿量不到饮水量的 40%,尿渗透压$>$血浆渗透压。注意:本试验有诱发水中毒的可能。

【诊断】

• 根据原发病的表现或相关药物的应用史;结合低钠血症、低渗透压血症和高尿钠症,尿渗透压$>$血浆渗透压,水负荷试验后,尿量$<$饮水量的 40%,ADH 的活性不受抑制,甲状腺、肾上腺皮质和肾脏功能正常,一般不难诊断,但需与其他低钠血症鉴别、例如肝硬化腹水、慢性心力衰竭、肾脏病伴低钠血症、甲状腺功能减退和肾上腺皮质功能不全等。

【治疗】

• 治疗原发病:由恶性肿瘤引起者,手术切除,放、化疗;对颅内疾病或肺部感染引起者,进行相应的治疗;对药物引起者,应尽快停药。

• 限制进水:24 h 限制在 $0.8\sim1.0\,L$,对轻度低钠血症相当有效,$2\sim3\,d$ 后,即可使血钠上升,血浆渗透压增高,尿钠减少和体重减轻;对中、重度低钠血症,限制进水也是必不可少的措施。

• 药物治疗:①去甲金霉素(demeclocycline)可对抗 ADH 对肾小管上皮细胞受体中腺苷酸环化酶的作用,抑制 ADH,促使肾小管对水的回吸收,同时能抑制异位 ADH 的分泌,$200\sim400\,mg$,3 次/d;②碳酸锂 $250\,mg$,3 次/d,作用机制与去甲金霉素同;③苯妥英钠 $100\,mg$,3 次/d;④血管加压素受体拮抗剂托伐普坦(苏麦卡):虽开始使用不久,但初步结果令人十分鼓舞;⑤严重低钠血症:呋塞米 $1\,mg/kg$ 静脉推注和 9α 氟氢可的松 $2.0\sim5.0\,mg/d$ 口服;同时以 3% 氯化钠溶液静脉滴注,$1\sim$

2 ml/(kg·h),一旦血钠升至安全水平(≥125 mmol/L),即应减慢补钠的速度至 0.5 ml/(kg·h);在第一个 24 h 内,血钠上升的幅度不应超过 12 mmol/L,以免发生脑桥脱髓鞘病变,后者常表现为中枢神经系统症状恶化,出现神志不清、惊厥、呼吸抑制、血压下降、四肢瘫痪、吞咽困难等。

● 在补充氯化钠溶液的过程中,应及时矫治低钾血症和低镁血症。

42

异位促红细胞生成素综合征

【病因和发病机制】

- 异位促红细胞生成素综合征（ectopic erycytopoietin syndrome，EESS）以肾癌最常见，占 50％左右，其次为小脑血管母细胞瘤，约占 20％，再次为原发性肝癌、肺癌、肾囊肿、肾胚胎瘤、肾上腺瘤、卵巢肿瘤和子宫纤维瘤。

【临床表现】

- 偶见口唇暗红、耳壳和肢端发紫。
- 肝脾一般不大。

【实验室检查】

- 血红蛋白增多和红细胞计数增高，而白细胞和血小板计数正常。
- 骨髓涂片和活检：仅见红系增生。
- 血清促红细胞生成素升高（＞32 U/L）。

【诊断】

- 有恶性肿瘤原发病的证据。
- 排除了其他能引起血红蛋白增多和红细胞计数增高的疾病，如肺心病、右向左分流的先心病、高山病以及失水和血浆容量减少等情况。

【治疗】

- 切除肿瘤。
- 必要时放血治疗。

异位促甲状腺激素综合征

【病因和发病机制】

• 异位促甲状腺激素综合征(ectopic TSH syndrome)见于胃、结肠、胰腺癌、生殖系统的恶性肿瘤(包括绒毛膜上皮癌、睾丸畸胎瘤)和小细胞肺癌等。

【临床表现】

• 消瘦、乏力、兴奋不安、容易激动,但怕热、多汗、心动过速等高代谢症状不明显。

• 甲状腺不肿大,亦无收缩期血管音。

• 双眼不见 Von Graefe 征、Stellwag 征、Mobius 征和 Joffroy 征等。

【实验室检查】

• 血清 TSH>4.4 U/L,但 FT_3、FT_4 可正常。

• 甲状腺摄[131]I 试验亦正常。

【诊断】

• 有恶性肿瘤的证据。

• 不存在甲状腺功能减退,也不存在亚临床甲状腺功能减退的征象。

【治疗】

- 尽快切除肿瘤。
- 术后可能需短期用小剂量甲状腺素或 L-T$_4$ 治疗。

44

异位甲状旁腺激素综合征

【病因和发病机制】

- 异位甲状旁腺激素综合征(ectopic PTH syndrome)以肺癌、乳腺癌和多发性骨髓瘤最为常见,其次为泌尿系、食管、女性生殖器、淋巴瘤、结肠、肝胆和皮肤恶性肿瘤,少数为原发部位始终不明者。

- 大部分分泌中段甲状旁腺激素(mPTH),少数分泌甲状旁腺激素相关肽(PTHrP),淋巴瘤则分泌 $1,25-(OH)_2D_3$。

【临床表现】

- 倦怠、乏力、头痛、口渴、厌食、恶心、呕吐、昏昏欲睡、精神错乱、行为异常。尿量增多,可达 4 000 ml/d 以上,呈肾性尿崩症状态。

- 原发肿瘤可引起发热、消瘦、恶病质和局部肿块,后者常可导致压迫或阻塞症状。

【实验室检查】

- 血清钙增高(>3.5 mmol/L),血清磷正常或降低,血清氯常<100 mmol/L。

- 血清碱性磷酸酶增高(>160 U/L)。

- 血清 mPTH(中段 PTH)增高(>330 ng/L),而 iPTH(完整 PTH)则降低(<470 ng/L)。

- 血清 PTHrP 增高（$>54.0\,pmol/L$）。
- 血清 $1,25-(OH)_2D_3$ 增高（$>60\,ng/ml$）。
- 肾小管磷重吸收率降低（$<6.2\,ml/min$）。

【诊断】

- 根据病史和实验室检查，可发现高钙血症的存在和异位甲状旁腺激素的分泌。
- 胸部和腹部 X 线片、B 超、CT、MRI 和骨扫描等检查有助于原发肿瘤的发现。
- 切除肿瘤能使血清钙恢复正常，复发时又增高。
- 利用糖皮质激素抑制试验，可与原发性甲旁亢鉴别：本征的高钙血症能被糖皮质激素所抑制，可见血清钙降低，而对原发性甲旁亢则不起作用。
- 本征少见肾钙沉着、异位钙化和骨囊性纤维性改变，而在原发性甲旁亢时则相当常见。
- 原发性甲旁亢时 iPTH 增高，本征时降低。

【治疗】

- 手术治疗原发肿瘤。
- 控制高钙血症：①低钙饮食；②补充生理盐水和氯化钾；③口服呋塞米 20 mg/d、布美他尼 0.5 mg/d 或依他尼酸 25 mg/d（禁用噻嗪类利尿剂）。
- 抑制骨吸收：①二膦酸盐，如帕米膦酸钠（pamidronate）30～60 mg 加入生理盐水 500 ml，静脉滴注 4～5 h；②肾上腺皮质激素，如泼尼松 10 mg、3 次/d，既能抑制骨吸收，又能促进肾排钙、阻止肠黏膜吸收钙；③依降钙素（elcatonin）20 U、2 次/d，肌注；④光辉霉素（mithramycin）能抑制破骨细胞合成 RNA，故能阻止骨吸收，25 mg/(kg·d)，加于 5% 的葡萄糖水 500 ml 中，静脉滴注 4～6 h；⑤硝酸镓（gallium nitrate）200～300 mg/(m^2·d)，静脉滴注，溶于 5%葡萄糖水中，连用 3 d，为 1 疗程，每 2 周可重复 1 疗程，直至血钙恢复正常。此药一般毒性较小，但用药过程中，仍需监测肾功能、尿常规和电解质，不宜与氨基糖苷类、两性霉素 B 合用；⑥PTHrP 单抗，也能抑制骨吸收和促进肾排钙。

异位生长激素综合征

【病因和发病机制】

- 异位生长激素综合征(ectopic GH syndrome)见于支气管、胸腺类癌、肺癌和胰岛癌。
- 其次为多发性内分泌腺瘤。

【临床表现】

- 肢端肥大症样症状或呈肥大性肺性关节病。
- 同时可有类癌综合征、Cushing 综合征和乳溢症。

【实验室检查】

- 糖耐量异常,甚至出现高血糖和糖尿病。
- 血清 GH 增高,男>2.0 μg/L,女>5.0 μg/L,而且昼夜节律消失。
- 血清泌乳素增高,男>17.0 μg/L,女>24.5 μg/L。

【诊断】

- 在排除了垂体肿瘤以后,根据上述的临床表现和实验室检查,即可确定本征的诊断。
- 然后利用 X 线片、B 超、CT、MRI 或 PET 找出原发肿瘤。

【治疗】

- 切除原发肿瘤。
- 使用奥曲肽,0.1 mg,1 次/8 h,皮下注射。

异位促性腺激素综合征

【病因和发病机制】

- 异位促性腺激素综合征（ectopic GN syndrome）见于肺大细胞癌、肺腺癌、肝癌、胃癌、肾癌、纵隔癌和胸腺类癌等。

【临床表现】

- 原发肿瘤的症状。
- 成年男性表现为阴茎增粗，睾丸增大，性欲加强，出现痤疮、频繁遗精和男子乳房发育等。
- 成年女性主要表现为月经紊乱或闭经。

【实验室及影像学检查】

- 血中下列激素增高。FSH：男＞25 IU/L，女＞20 IU/L（排卵期）；LH：男＞60 IU/L，女＞150 IU/L（排卵期）；PRL：男＞17.0 μg/L，女＞24.5 μg/L；雌二醇：男＞132 pmol/L，女＞367 pmol/L；游离睾酮：男＞354 pmol/L，女＞13 pmol/L。
- CT、MRI 或 PET 检查找出原发肿瘤。

【诊断】

- 根据临床表现和实验室检查，基本可确定体内促性腺激素分泌过多，在影像学排除了垂体病变后，即可诊断本征。
- 然后行影像学检查找出原发肿瘤。

【治疗】

- 切除原发肿瘤。
- 必要时,再加放疗和(或)化疗。

异位催乳素综合征

【病因和发病机制】

- 异位催乳素综合征(ectopic prolactin syndrome)见于小细胞肺癌、肾上腺癌、甲状腺癌、乳腺癌、胃癌、结肠直肠癌、白血病、肾癌、类癌和嗜铬细胞瘤。

【临床表现】

- 成年男性表现为阳痿和乳房发育。
- 成年女性主要表现为溢乳和闭经。

【实验室检查】

- 血 PRL 增高,男$>17.0\,\mu g/L$,女$>24.5\,\mu g/L$。
- 肿瘤组织培养可见 PRL 分泌。

【治疗】

- 主要针对原发肿瘤。

异位肾素综合征

【病因和发病机制】

- 异位肾素综合征(ectopic renin syndrome)见于小细胞肺癌、肾上腺癌、Wilms 瘤、肾癌、肝癌、性腺肿瘤和血管瘤。

【临床表现】

- 高血压、肢体软瘫或手足搐搦。

【实验室检查】

- 血清肾素活性增高,>1.9 ng/(ml·h)。
- 血浆醛固酮增加,男卧位>113 pg/ml,立位>258 pg/ml;女卧位>132 pg/ml,立位>317 pg/ml。
- 血清钾降低。
- 血气分析:提示代谢性碱中毒,BE>+3 mmol/L,SB、AB 均增高。

【治疗】

- 治疗原发肿瘤。
- 纠正低血钾和代谢性碱中毒。

异位醛固酮综合征

【病因和发病机制】

- 异位醛固酮综合征(ectopic aldosterone syndrome)见于卵巢癌和胸腺癌。

【临床表现】

- 高血压伴肌无力或肢体软瘫或手足搐搦。

【实验室检查】

- 血浆醛固酮增高,男性卧位>113 pg/ml,立位>258 pg/ml;女性卧位>132 pg/ml,立位>317 pg/ml。
- 尿醛固酮亦增高,男性>4.3 μg/ml;女性>3.8 μg/ml。
- 血清钾降低和代谢性碱中毒。

【治疗】

- 治疗原发肿瘤。
- 使用醛固酮拮抗剂螺内酯 40 mg,4 次/d,口服。3~5 d后,一般就能使血压逐渐下降,低血钾和代谢性碱中毒得以纠正。

异位黑色素细胞刺激素综合征

【病因和发病机制】

- 异位黑色素细胞刺激素综合征（ectopic melanocyte stimulating hormone syndrome）见于小细胞肺癌和胸腺癌。
- 癌细胞分泌黑色素细胞刺激素或黑色素细胞刺激素样多肽，可同时分泌 ACTH。

【临床表现】

- 全身皮肤和黏膜均有黑色素沉着，以暴露、压迫、摩擦部位较明显，原有色素沉着的部位则加深。
- 常伴消瘦、厌食和乏力，极易误为 Addison 病。
- 原发癌引起的症状。

【实验室检查】

- 因常伴 ACTH 分泌，故可见血钾降低、ACTH 和皮质醇增多。

【治疗】

- 针对原发肿瘤。
- 纠正低血钾。

异位降钙素综合征

【病因和发病机制】

- 异位降钙素综合征（ectopic calcitonin syndrome）多见于小细胞肺癌、胰腺癌、乳腺癌、胃/结肠癌、白血病、Burkitt 淋巴瘤和类癌，以及胺前体摄取脱羧（APUD）系统癌，这些肿瘤可分泌降钙素。
- 肿瘤细胞除分泌降钙素外，亦有同时分泌甲状旁腺激素者。

【临床表现】

- 一般可无症状，也可有低血钙表现，如手指、脚趾和口周发麻，严重者手足搐搦，肢体或躯干肌肉痉挛，波及平滑肌时则有喉痉挛、支气管哮喘，消化道受累时则有腹痛、腹泻和胆绞痛；肿瘤化疗后更易出现，但持续时间不长。
- 可能有原发肿瘤的症状。

【实验室检查】

- 血钙降低，血磷增高。
- 血降钙素增高，男性＞36 pg/ml，女性＞17 pg/ml。

【治疗】

- 切除原发肿瘤。
- 出现低血钙症状时，静脉注射钙剂。

异位人绒毛膜促性腺激素综合征

【病因和发病机制】

- 异位人绒毛膜促性腺激素综合征(ectopic human chorionic gonadotropin syndrome)由非滋养细胞性肿瘤分泌 HCG 所致，如胰腺癌，其次为肝，再次为肺、肾、胃、肠癌、纵隔恶性肿瘤、黑色素瘤、松果体瘤、膀胱癌、胰岛癌和类癌。

【临床表现】

- 成年女性一般可无症状，偶见子宫不规则出血。
- 成年男性表现为乳房发育，儿童为性早熟。
- 可能有原发肿瘤的症状。

【实验室检查】

- 血清 HCG 增高，>5.0 mU/ml。

【治疗】

- 切除原发肿瘤。

异位前列腺素综合征

【病因和发病机制】

- 异位前列腺素综合征(ectopic prostaglandin syndrome)主要由肿瘤细胞分泌前列腺素所致。

- 前列腺素(PG)共 9 类：A、B、C、D、E、F、G、H、I；每类分 3 种，如 PGA1、PGA2、PGA3，PGB1、PGB2、PGB3，PGC1、PGC2、PGC3，PGD1、PGD2、PGD3，PGE1、PGE2、PGE3，PGF1、PGF2、PGF3，PGG1、PGG2、PGG3，PGH1、PGH2、PGH3，PGI1、PGI2、PGI3。

- 肿瘤主要分泌 PGI3，如支气管类癌、胰岛癌、神经节瘤和肾细胞癌。

- 甲状腺髓样癌也产生 PGD2，但不属于异位。

【临床表现】

- 原发肿瘤症状。

- 难治性水泻，5～10 次/d，不发热，无腹痛，也无里急后重。

- 因 PGI3 能扩张血管，可使原有高血压者血压降至正常。

【实验室检查】

- 血钙增高。

- 血 PGI3 增高。

【治疗】

- 治疗原发肿瘤。

- 吲哚美辛 25 mg，3 次/d，口服，能使水泻迅速减轻，甚至消失。

54

促肾上腺皮质激素不敏感综合征

• 促肾上腺皮质激素不敏感综合征（ACTH insensitivity syndrome，ACTH‐ISS）又称促肾上腺皮质激素无反应综合征（ACTH unresponsiveness syndrome，ACTH‐URS）。

【病因和发病机制】

• ACTH 作用于肾上腺皮质，与 ACTH 受体结合，使 cAMP 成为第 2 信使而发挥作用，本征的原因是 ACTH 受体的基因突变或缺失、受体后缺陷或相关基因变异，导致肾上腺皮质功能不全。

• 本征呈常染色体隐性遗传，父母均为杂合子，不出现临床症状，但有家族发病的倾向。

• 肾上腺皮质的束状带和网状带发生萎缩，渐被纤维组织所替代，球状带相对完整，肾上腺大小亦保持正常，垂体完好无损。

【临床表现】

• 出生后数月至 5 岁左右发病，以 2～3 岁最为多见，生长发育迟缓；有家族发病的倾向。

• 全身皮肤有棕褐色色素沉着，暴露于日光处更为明显。

• 食欲不振，乏力易倦，骨骼肌萎缩。

• 部分病儿可合并贲门失弛缓症（achalasia）、泪水缺乏

(alacrima)和肾上腺皮质功能不全(adrenocortical insufficiency),称为"3A综合征"。

- 少数患儿可出现中枢神经系统损害,表现为智力障碍、反复抽搐、四肢肌张力增高、深反射亢进、病理反射阳性,颅神经病变常见者有视神经萎缩、视力减退、神经性耳聋和构音困难。

- 偶见裂隙掌(crack palm)、鸡皮样皮肤、多发性鼻息肉和腭裂等改变。

- 自主神经受累时可有直立性低血压、心律失常、勃起功能障碍、无汗或少汗。

- 重症患儿低血糖反复发作导致抽搐和昏迷;合并感染时常致休克,即肾上腺危象,是本征的主要死亡原因。

【实验室检查】

- 血常规检查可见三系减少,嗜酸性粒细胞增多。
- 血钠降低、血钾增高,血气分析可见代偿性酸中毒表现。
- 血皮质醇和去氢雄酮降低,滴注ACTH不能使之增高。
- 血中淋巴细胞受体结合ACTH的能力降低。
- 尿17-羟和17-酮类固醇减少。
- 基因检查可见ACTH受体基因突变。

【诊断】

- 本征的诊断主要根据:①有肾上腺皮质功能不全的表现;②有家族发病的倾向;③主要见于5岁或以下的婴幼儿;④ACTH受体基因有突变。

- 本征必须与下列疾病鉴别。①Addison病:较常见,多发生于成年人,有肾上腺皮质功能不全的表现。由结核引起者肾上腺可见钙化;自身免疫引起者,血中可检出抗肾上腺皮质细胞抗体,后两者ACTH受体及受体基因检测正常。②继发性肾上腺皮质功能不全：见于下丘脑 CRH 或 ACTH 分泌减少,除有肾上腺皮质功能不全的临床表现外(但无色素沉着),血中 ACTH、皮质醇、尿中 17 - 羟和 17 - 酮类固醇均见降低;而 ACTH 静脉滴注试验却能使后三者增高;脑和垂体的 CT 和 MRI 的异常发现,更有助于与本征的鉴别。③21α - 羟化酶和 11β - 羟化酶缺乏：也见于幼儿,皮肤也有色素沉着,血中皮质醇也见减少和 ACTH 增高,但由于醛固酮和性激素增高,故尚有高血压、低血钾、男女儿童假性性早熟,CT 和 MRI 可发现双侧肾上腺增大。

【治疗】

- 主要采用糖皮质激素替代治疗：

剂　量	醋酸可的松	氢化可的松	泼尼松
儿童剂量/[mg/(kg·d)]	0.5～1.0	0.4～0.8	0.1～0.2
成人剂量/(mg/d)	25～37.5	20～30	5～7.5

- 以上 3 种药物可任选一种,于早晨 1 次服用。
- 如同时有盐皮质激素缺乏,则应加用氟氢可的松：儿童 0.05 mg/d,成人 0.1 mg/d,口服。
- 如发生应激情况,糖皮质激素的剂量应增大 3 倍;发生急性肾上腺危象,则用氢化可的松静脉滴注抢救。

55

糖皮质激素不敏感综合征

【病因和发病机制】

• 糖皮质激素不敏感综合征(glucocorticoid hormone insensitivity sydrome，GHIS)可分为：①原发性。糖皮质激素受体存在先天缺陷，常呈家族遗传性。②继发性。见于艾滋病、慢性肾功能衰竭、神经性厌食和少数糖皮质激素无效的哮喘、类风湿性关节炎和淋巴细胞白血病以及反复使用抗孕激素药米非司酮(mifepristone，RU486)。

• 糖皮质激素受体的缺陷表现为：①受体数量减少；②受体对糖皮质激素的亲和力降低；③受体数量减少和受体对糖皮质激素的亲和力降低同时存在；④糖皮质激素-受体复合物对热不稳定。

• 糖皮质激素受体的缺陷导致垂体对糖皮质激素的不敏感，糖皮质激素对垂体负反馈作用几乎消失，因而垂体分泌大量的 ACTH，促使肾上腺皮质的束状带产生更多的糖皮质激素(即皮质醇)、球状带产生更多的盐皮质激素(即醛固酮和去氧皮质酮)、网状带产生更多的雄激素。由于糖皮质激素不敏感，故临床上无皮质醇增多症的表现，而盐皮质激素和雄激素过多则成了本征所有症状的基础。

【临床表现】

• 发病年龄从婴幼儿到老年人，男女均可患病。病态基因杂合子者可无任何表现,纯合子者则有轻重不一的盐皮质激素和雄激素分泌过多引起的症状。

- 盐皮质激素分泌过多导致钠、水潴留,血容量扩张;动脉壁内钠离子的增加,使动脉壁在内源性儿茶酚胺的作用下持续收缩,形成较顽固的高血压,如不及时采取有效措施,常因脑血管意外而死亡。

- 盐皮质激素分泌过多的同时也使尿中大量失钾,而低血钾常致肢体软瘫和代谢性碱中毒。

- 肾上腺雄激素分泌过多,使女性出现肥胖、秃顶、痤疮、多毛、月经不规则或闭经以及外生殖器两性畸形;男性在青春期前表现为身高增高、外生殖器和第二性征提前发育,成年后则表现为精子数量明显减少而不能生育,偶见红细胞增多。

- 继发性糖皮质激素不敏感综合征,除实验室有改变外,一般呈原发病的临床表现。

【实验室检查】

- 血红蛋白和红细胞计数偶见增高。
- 血清钾<3.5 mmol/L。血气分析:动脉血 pH>7.45,BE>+3 mmol/L。
- 血浆皮质醇、尿游离皮质醇、尿 17-酮和 17-羟类固醇均明显增高,而且不能被小剂量地塞米松所抑制。
- 血 ACTH 和雄激素多数增高,少数正常。
- 血白细胞糖皮质激素受体数量减少,结合力下降。
- 糖皮质激素受体基因缺陷。

【CT 和 MRI 检查】

- 双侧肾上腺可见结节性增生。

【诊断】

• 下列任何 1 条,均应考虑本征的诊断:①没有 Cushing 综合征的相应症状,而血和尿中游离皮质醇却明显增高;②男性性早熟、女性多毛症,血和尿中游离皮质醇又明显增高者;③高血压服用氢氯噻嗪而发生低血钾性软瘫和代谢性碱中毒,并排除了原发性醛固酮增多症者;④高血压和低血钾伴有血和尿中游离皮质醇明显增高者;⑤小剂量地塞米松不能抑制血、尿中游离皮质醇的增高。原发性者还应排除继发性糖皮质激素不敏感综合征。

【治疗】

• 地塞米松 0.75 mg、3 次/d。

• 螺内酯 20 mg、1 次/d 开始,逐渐增量。

• 经上述治疗,一般不需补钾纠碱。

56

促甲状腺激素不敏感综合征

【病因和发病机制】

- 促甲状腺激素不敏感综合征(thyroid stimulating hormone insensitivity syndrome，TSHIS)呈常染色体隐性遗传,可和Down综合征、假性甲状旁腺功能减退症等同时发生。

- TSH由α和β亚基组成,亚基突变、TSH的受体基因突变、TSH的受体后缺陷和G蛋白基因突变是发生本征的原因。

- 甲状腺滤泡上皮细胞对TSH的作用无反应,后者不能使前者生成第二信使cAMP,从而导致甲状腺功能减退。

- 甲状腺大小可正常也可萎缩;可有纤维组织增生,滤泡中胶质减少,有的滤泡细胞增大,可能就是甲状腺对高浓度TSH的反应;有的萎缩,则是甲状腺对TSH不起反应的表示。

【临床表现】

- 多从婴儿期发病,可呈家族性,也有无家族史者;前者父母常近亲婚配。

- 对TSH不敏感的程度较轻者,可无症状或症状较轻。

- 不敏感的程度严重者,则可有下列的大部分或一部分表现,例如生长发育迟缓,毛发干枯脱落,严重畏寒,智力低下,记忆减退,精神萎靡,反应迟钝,动作缓慢,厌食便秘,困倦嗜睡,体温过低,面色苍黄,面部眼睑水肿,舌体胖大而有牙痕,牙齿和骨骼发育延迟,皮肤粗糙多屑,心率缓慢而心音低弱,膝腱反射减弱,跟腱反射恢复时间延长等。

【实验室检查】

• 可见中、重度小细胞低色素性、正细胞正色素性或大细胞性贫血。

• 血清总胆固醇、甘油三酯和低密度脂蛋白胆固醇升高,心肌酶谱也可升高。

• TSH 明显增高,FT_3、FT_4 降低。

• TSH 兴奋试验:无反应。

• TRH 兴奋试验:能使 TSH 出现高峰,但不见 FT_3、FT_4 增高。

• 基因检测:可发现 TSHβ 亚基突变、TSH 的受体基因突变、TSH 的受体后缺陷和 G 蛋白基因突变等。

• 甲状腺摄碘率和过氯酸钾释放试验均属正常。

• 甲状腺 B 超检查:一般未见异常。

【诊断】

• 对 TSH 不敏感程度较轻者,临床表现不典型,诊断一般较难。

• 本征诊断,主要根据下列 4 点:①婴儿期即出现甲状腺功能减退的症状,而甲状腺既不增大、位置也属正常;②家族史或父母系近亲婚配;③TRH 兴奋试验:能使 TSH 明显增高,但不见 FT_3、FT_4 增高;④基因检测:可发现导致 TSH 不敏感的分子基因。

• 本征应与下列疾病鉴别:①先天性甲状腺不发育:出生时即见甲状腺功能减退,B 超检查可见甲状腺明显萎缩;②先天性甲状腺激素合成障碍:出生后即有甲状腺功能减退的表现,但甲状腺增大、甲状腺摄碘率降低和过氯酸钾释放试验异常；③甲状腺激素不敏感综合征：外周型与全身型在失代偿期会出现甲减表现，但有甲状腺肿大，且甲状腺激素水平升高，如系垂体选择性不敏感者，则表现为甲亢；④TRH 不敏感综合征：临床上也有甲状腺功能减退的表现，血清甲状腺激素和 TSH 均降低，TRH 兴奋试验均不能使之增高。

【治疗】

- 治疗开始越早越好，主要用 $L\text{-}T_4$，$50\sim100\ \mu g/d$，口服，根据症状及 TSH、T_3、T_4 水平，调节剂量，需坚持终身服用；也可用干甲状腺素片，但 T_3、T_4 的含量不稳定，剂量掌握较难；T_3 吸收快，半寿期短，迅速从血中消失，故一般不主张采用。

57

甲状腺激素不敏感综合征

【病因和发病机制】

- 甲状腺激素不敏感综合征(thyroid hormone insensitivity syndrome，THIS)有家族发病倾向，呈常染色体显性或隐性遗传；少数为散发性。

- 垂体 $T_3R\beta$ 受体基因突变，导致对甲状腺激素不敏感，TSH 过度分泌，后者使甲状腺增生、肿大，并分泌更多的激素。

- 甲状腺受体数量的减少、缺如或受体后的缺陷也可能是本征发生的原因。

【临床表现】

- 儿童、青少年发病，男多于女，约 1.2：1，临床上可分下列 3 型。

- 全身性甲状腺激素不敏感型：特点为甲状腺呈弥漫性增大、聋哑、骨发育延迟，偶见躯体畸形，如鸟脸、鸽胸、牛眼等；X 线片上常见点彩骨骺，血清蛋白结合碘明显增高，TSH 也多增高；本型又可分 2 个亚型：甲状腺功能代偿性正常型和甲状腺功能减退型。

- 选择性垂体对甲状腺激素不敏感型：TSH 持续不断释放，血中 TSH 增高，导致甲状腺增生肿大，产生大量的甲状腺激素和由此而导致的一系列甲状腺功能亢进的临床表现。

- 选择性外周组织对甲状腺激素不敏感型：TSH 对甲状腺激素反应正常,但甲状腺肿大,血中甲状腺激素增多;但临床却有甲状腺功能减退的表现,例如畏寒、食欲缺乏、易倦、乏力、脉缓、腹胀、便秘、头发干枯、听力降低、智力发育缓慢、思维反应迟钝。

【实验室检查】

- 全身性甲状腺激素不敏感型：①血清 FT_3、FT_4 增高;②血清 TSH 正常。

- 选择性垂体对甲状腺激素不敏感型：①血清 TSH 明显增高,多不能被 FT_3 所抑制,但可被大剂量地塞米松所抑制($2.0\,mg$,$6\,h\,1$ 次,连服 $2\,d$);②促甲状腺素释放激素兴奋试验正常;③胰高血糖素试验：可见 cAMP 增高;④血清泌乳素：增高或正常,促甲状腺素释放激素兴奋试验正常或反应过度,不能被 FT_3 完全抑制;但溴隐亭可使之恢复正常。

- 选择性外周组织对甲状腺激素不敏感型：①血清 FT_3、FT_4 增高;②血清 TSH 正常,能被 FT_3 完全抑制;③TRH 兴奋试验正常。

【诊断】

- 甲状腺增大,血清 FT_3、FT_4 增高;临床上无甲状腺功能亢进的表现或有明显的甲状腺功能减退的症状,而大剂量的 T_3、T_4 无效;或者有甲状腺功能亢进的表现,同时又有 TSH 增高,但可排除垂体瘤者,均应考虑 THIS。

- 如呈家族发病,同时又有智力减退、骨发育延迟、先天聋哑,X 线片见点彩骨骺,过氯酸盐试验阴性,抗甲状腺球蛋白抗体和抗甲状腺过氧化物酶抗体亦呈阴性,则 THIS 的诊断基本已无疑义。

- 如能测得甲状腺受体数量和(或)亲和力的异常,则诊断完全可以肯定。

【治疗】

- 甲状腺激素。用于:①全身性不敏感型中的甲状腺功能减退型,特别对婴幼儿和青少年,用 L-T$_4$ 100～200 μg,2 次/d;②外周组织不敏感型和③垂体不敏感型,L-T$_4$ 的剂量需加倍,甚至更大。

- 溴隐亭(1.25 mg/d),地塞米松(1.5 mg,4 次/d),生长抑素(somatostatin):可用于垂体不敏感型中有甲状腺功能亢进者,但抗甲状腺药或[131]碘均属禁忌。

58

雄激素不敏感综合征

• 雄激素不敏感综合征(androgen insensitivity syndrome，AIS)又称睾丸女性化综合征、抗雄激素综合征、雄激受体缺乏综合征。

【病因和发病机制】

• AIS 为性连锁遗传病，是男性假两性畸形的主要原因，虽有正常的男性染色体核型 46，XY、正常的睾丸、正常的睾丸内分泌功能和正常的睾酮生物学活性，但靶组织(特别是尿生殖窦和生殖导管)对雄激素(二氢睾酮和睾酮)的作用却产生了抵抗，其发病机制如下：

(1) 雄激素受体缺乏或数量减少，使雄激素(二氢睾酮和睾酮)不能发挥作用；受体缺乏导致完全性雄激素不敏感综合征(CAIS)；受体数量减少，则导致部分性雄激素不敏感综合征(PAIS)，即 Reifenstin 综合征。

(2) 雄激素受体基因突变，导致受体功能异常。

(3) 类固醇 5α 还原酶 2 缺乏，一方面使睾酮不能变成活性更强的二氢睾酮，另一方面又使睾酮和二氢睾酮不能与靶细胞的受体结合。

【临床表现】

• 可分为 3 型。

（1）睾丸女性化：出生时呈女性外阴，成年后不长阴毛，小阴唇发育不良，可无阴道或呈盲端阴道，无月经，更无生殖力；睾丸大小正常，位于大阴唇、腹股沟或腹腔内；呈女性体型，脂肪呈女性分布，嗓音亦为女性，但乳腺发育不良，乳头小，乳晕色淡。

（2）部分性雄激素不敏感综合征，即 Reifenstin 综合征：出生时呈男性外阴，但睾丸小或为隐睾，阴茎亦小；无精子发生，不育，尿道下裂；男性乳腺增生。

（3）5α 还原酶缺乏症：阴茎小；尿道下裂，前列腺发育差或未发育；胡须、腋毛和阴毛稀疏；精子生成障碍；亦有外阴呈女性型，但无子宫和输卵管；血清睾酮增高或正常，睾酮/二氢睾酮的比值增高。

【实验室检查】

- 血清睾酮和二氢睾酮正常或增高，睾酮/二氢睾酮的比值 >15。

- 血清雌二醇增高，$>140\,pmol/L$。

- LH 增高；注射 LH 释放激素后，LH 呈过度反应。

- 注射睾酮后不能使氮、磷在体内潴留。

- 注射人绒毛膜促性腺激素兴奋试验：不能使性激素结合球蛋白降低，仍 $>126\,nmol/L$。

- 雄激素受体数量减少、缺乏或功能异常。

- 雄激素受体基因检测：可见异常。

【诊断】

- 本征的临床表现变化多端，诊断比较困难，但下列各条均可作为诊断本征的线索。

（1）新生儿的外阴，难辨男女，或者男性而无睾丸者。

（2）青春期外阴呈女性，却无月经来潮者。

（3）睾丸位于大阴唇、腹股沟或腹腔内。

（4）外阴接近男性，但青春期时乳房却发育呈女性型。

（5）男性特发性不育或男性乳房发育而无原因可查者。

【治疗】

• 睾丸女性化：在女性青春期发育后，切除睾丸；睾丸切除后，开始雌激素/孕激素周期治疗，以促进和保持女性第二性征的发育；如阴道过短，可于青春期开始后行阴道假体扩张，如无效，则进行阴道成形术。

• 部分性雄激素不敏感综合征：修补尿道下裂；对隐睾进行睾丸固定；阴茎过小，用大剂量雄激素治疗，如丙酸睾酮 5 mg/(kg·d)肌注；或庚酸睾酮 500 mg/w，肌注；或十一酸睾酮 80 mg，4 次/d，口服；切除增生的乳腺组织，但保留乳晕和乳头。

• 5α还原酶缺乏症：如性别取向为男性，则修补尿道下裂；施行阴茎尿道成形术，对隐睾进行睾丸固定；一到青春期，即用大剂量雄激素替代治疗。如性别取向为女性，则青春期前切除睾丸；一到青春期，即采用雌激素/孕激素周期治疗，根据情况施行阴道成形术。

胰岛素不敏感综合征

【病因和发病机制】

• 胰岛素不敏感综合征（insulin insensitivity syndrome，IIS）可分获得性和先天性。

• 获得性 IIS：较常见，如重症感染、严重创伤、大型手术、糖尿病酮症酸中毒、2 型糖尿病、肾功能衰竭、肝硬化、恶性肿瘤、代谢综合征、再生障碍性贫血、甲状腺功能亢进、皮质醇增多症、嗜铬细胞瘤、胰高血糖素瘤、泌乳素瘤、肥胖症、肢端肥大症，以及药物的作用，如地尔硫䓬（diltiazem）和口服避孕药等。

• 先天性 IIS：较罕见，由于胰岛素基因突变或胰岛素受体缺陷，如伴有高雄激素血症、系统性红斑狼疮或干燥综合征的黑棘皮病、脂肪萎缩性糖尿病、矮妖精症、营养不良性肌强直、Dunnigan 综合征、Rabson-Menhall 综合征、Laurence-Moon-Biedl 综合征、Lawrence-Seip 综合征、Alstrom 综合征、Werner 综合征和 Friedreich 共济失调综合征等。

【临床表现】

• 获得性 IIS：常有原因可查，各有临床特征。

• 先天性 IIS：多自婴、幼儿发病，常有家族遗传史；均有糖耐量异常或显性糖尿病，多为 2 型，少数为 1 型，即使使用大剂量胰岛素，也难以控制高血糖。可见下列综合征。

（1）黑棘皮病综合征：表现为皮肤色素沉着、粗糙、表皮角化过度和乳头状或疣增殖，好发于腋窝和皱襞处，亦可泛发于全身各处。黑棘皮病可分 3 型：①恶性型又称成年型，与恶性肿瘤相关。②良性型。③症候性黑棘皮病：几乎均有胰岛素不敏感。又可分 A 型（由于胰岛素受体基因异常，四肢皮下脂肪和肌肉萎缩，男性偶见生长过速，双侧白内障；女性常有多囊卵巢、闭经、多毛和男性化）、B 型（由于存在抗胰岛素受体抗体）、C 型（由于胰岛素受体后缺陷）。

（2）Werner 综合征：又称早老综合征。常染色体隐性遗传，兄弟姐妹中常有发病；皮肤角化过度和萎缩，身材矮小，性腺功能不全，白内障、糖尿病，胰岛素不敏感，常有糖尿病性肾脏病和视网膜病变、全身性动脉粥样硬化和脑膜瘤等。

（3）Lawrence 综合征：属后天性全身脂肪萎缩，伴糖尿病，不发生酮症，对胰岛素不敏感，肝肿大可导致肝硬化，高脂血症可导致动脉粥样硬化和冠状动脉硬化性心脏病。

（4）Dunningan 综合征：属显性遗传全身性脂肪萎缩，可有黑棘皮病、胰岛素不敏感的糖尿病以及出现在眼睑等处的黄瘤。

（5）Alstrom 综合征：常染色体隐性遗传，有对胰岛素不敏感的糖尿病和对血管加压素不敏感的尿崩症、神经性耳聋、色素性视网膜炎、高尿酸血症和高甘油三酯血症，也可有黑棘皮病。

（6）Seip-Berardinelli 综合征：常染色体隐性遗传，先天性全身脂肪萎缩，智力障碍，有肢端肥大症样面容和手足粗大，但生长激素不增高，血甘油三酯可达正常的 10 倍以上，女性有多囊卵巢；胰岛素不敏感性糖尿病和糖尿病性肾病、视网膜病变以及周围神经病变，可有脂肪肝，发展成肝硬化和门脉高压症；也可见黑棘皮病并存。

（7）Laurence-Moon-Biedl 综合征：常染色体隐性遗传，肥

胖,多指、短指或并指畸形,全身缺乏皮下脂肪,精神发育障碍,身材高大而消瘦,性早熟,视网膜色素变性,白内障,斜视,小眼畸形,慢性肾小球肾炎或肾积水,肝肿大和心脏扩大,糖尿病和高脂血症。

(8) Rabson-Mendenhall 综合征:常染色体隐性遗传,皮肤干燥多毛,出牙过早而畸形,指甲厚,青春期提早,外生殖器增大,即使用超大剂量胰岛素(每日数千单位以上)也不能控制其糖尿病和酮症酸中毒。

(9)矮妖精综合征:是一种遗传性胰岛素受体缺陷,出生时即呈矮妖精面容,黑棘皮病,多毛,皮下脂肪萎缩,两眼间距增宽;生长发育迟缓,对胰岛素极不敏感,有严重高胰岛素血症,空腹容易出现低血糖,餐后严重高血糖。

(10)肌强直性营养不良(myotonic dystrophy):常染色体隐性遗传,白内障,心肌病,四肢肌萎缩和强直;睾丸萎缩,男性乳房呈女性化增生,血浆促性腺激素增高,女性则卵巢功能缺如;前额秃顶,有高胰岛素血症和胰岛素不敏感,但糖尿病则少见。

(11)肥胖病:胰岛素不敏感较轻,高胰岛素血症较少见,胰岛素受体数目轻度减少,胰岛素受体后缺陷不严重;但肥胖者的胰岛素对葡萄糖转运和葡萄糖清除作用的激活,存在着动力学缺陷。

(12)2型糖尿病:有肝糖输出增加,胰岛素受体数目下降,同时可伴受体后缺陷,导致对胰岛素的敏感性和反应性下降。

【诊断】

- 首先排除获得性 IIS。

- 如无获得性 IIS 可能,则可考虑胰岛素靶细胞有缺陷,可用葡萄糖钳夹技术、间接热卡测定来证实。

• 如不能证实靶细胞有缺陷,则测定单核细胞或红细胞的胰岛素结合能力,来确定是否有胰岛素受体抗体或胰岛素受体缺陷。

• 如果这些测定也正常,则可用分离的脂肪细胞或肌细胞来检查受体结合后的缺陷。

• 如未发现受体结合后的缺陷,则需进一步检查胰岛素受体基因、胰岛素受体 mRNA 和受体氨基酸测序,以确定胰岛素受体基因有否突变。

【治疗】

• 获得性 IIS 的治疗,主要针对原发病。

• 先天性 IIS 迄今尚无理想疗法,但对糖尿病的有效治疗,可明显减轻胰岛素不敏感的程度,包括低热卡饮食、高可溶纤维食物以及体育锻炼和体力活动;使用胰岛素或合并二甲双胍,也可合用噻唑烷二酮类、糖苷酶抑制剂等。

• 由抗胰岛素抗体引起者可用重组人胰岛素、胰岛素类似物、胰高血糖素样肽-1(GLP-1)类似物、重组人胰岛素样生长因子-1(rhIGF-1),必要时短期加用较大剂量的糖皮质激素。

• 有高雄激素症者,用雌激素治疗。

60

生长激素不敏感综合征

【病因和发病机制】

- 生长激素不敏感综合征（growth hormone insensitivity syndrome，GHIS）可分 2 型。

（1）原发性：属先天、遗传缺陷，又称 Laron 综合征，包括①生长激素受体（GHR）质和量的缺陷；②GHR 后缺陷（GH 信息传递异常）；③胰岛素样生长因子-1（IGF-1）原发合成缺陷或靶组织对 IGF-1 无反应。

（2）继发性：为后天获得性缺陷：①血中有抗 GH 抗体；②血中有抗 GHR 抗体；③长期营养不良或重症肝病导致靶组织对 GH 不敏感。

- 本文主要讨论原发性者。

【临床表现】

- 出生时和正常新生儿一样，并无异常。出生后身高增长的速度逐渐落后于同龄儿童，待成年后，男女身高一般不会达到 142 cm 或以上。

- 上半身的长度（即头顶至耻骨联合的距离）大于下半身的长度（即耻骨联合至足底的距离），指距（二手平举，二手中指间的距离）小于身高（头顶至足底的距离）。

- 前额突出，脸部短，下颌小，牙齿发育延迟，排列不规则，可见兔唇。

- 性器官发育延迟：男性阴茎小，睾丸不下降和睾丸偏小；女性月经初潮延迟，但两者均有生育能力。

- 智力一般正常。

- 双眼可见蓝巩膜、白内障、斜视、眼睑下垂和眼球震颤等。

- 关节和骨：先天性髋关节脱位、肘关节活动受限、负重关节退行性变；中指和无名指指骨短、斜指（趾）以及骨质疏松。

- 偶见主动脉缩窄。

- 本征患者对胰岛素极敏感，即使小剂量，也可引起严重低血糖发作而出现昏迷和抽搐，甚至死亡，特别是年幼患儿。

【实验室检查】

- 血浆 GH 测定：儿童均增高；成人可增高，也可正常，GH 的分泌仍呈脉冲式和昼夜节律的改变，与正常无异，而且也能被糖皮质激素、葡萄糖、生长抑素及 IGF-1 抑制。

- 精氨酸、左旋多巴或可乐定兴奋试验均能使 GH 过量分泌。胰岛素试验一般不宜采用，因有诱发严重低血糖昏迷，甚至死亡的危险。

- 血清 IGF-1 和 IGF-2 测定：均见明显降低（见下表）。

测定项	正常值/(ng/ml)		本征患者测定值/(ng/ml)	
	男	女	男	女
IGF-1	197±15	182±14	31±6	28±5
IGF-2	615±33	536±35	42±9	34±6

- 血清生长激素结合蛋白（GHBP）测定：本征患者降低为（7.38±0.22）％，正常成人则为（11.32±0.45）％。

- 胰岛素样生长因子结合蛋白（IGFBP）测定：本征患者

IGFBP‐1增高,IGFBP‐2正常,IGFBP‐3降低。

● 外源性人生长激素(hGH)注射试验:以 0.11U/(kg·d)的剂量,连续皮下注射 4 d,在注射前 1 d 和注射后 4 d,抽血测 IGF‐1 和 IGFBP‐3,比较注射前后的变化。如注射后 IGF 的增加不超过 8 μg/L,IGFBP‐3 不超过 0.4 mg/L,则提示 GHR 缺乏。

【诊断】

● 根据下列 3 条可诊断本征:①身高较同龄者平均值低 3 个标准差以上;②血清 GH 增高或正常,而 IGF‐1、IGFBP‐3 和 GHBP 则降低;③应用 hGH 不能使身高增加。

● GHR 缺乏的诊断标准(Rosenbloom)见下表。

检查项目	指标	标准	积分/分
发育情况	身高	<−3SDS	1
GH 水平	GH 最低水平	>4 mU/L	1
基础 IGFs	IGF‐1	<0.1%	1
	IGFBP‐3	<第 5 百分位点	1
IGF 生成	IGF‐1 增加	<15 μg/L	1
	IGFBP‐3	<0.4 mg/L	1
GH 结合	GH 结合百分率	<10%	1

● 上述积分≥5,可诊断为 GHR 缺乏。

● 本征需与下列疾病鉴别。①垂体性侏儒:血中 GH 明显减少,甚至不能测出,精氨酸、左旋多巴或可乐定兴奋试验均不能使 GH 分泌,而外源性 GH 却能使身高有所增加。②克汀病(cretinism):又称呆小病。除外身材矮小、智力障碍外,尚有甲状腺功能减退症状,血中 FT_3、FT_4 降低和 TSH 增高,及时用 L-T_4 治疗,效果显著。③青春期发育迟延:身材虽较矮小,但智力与同龄人无异,血中 GH 和 IGF‐1 亦在正常范围。④性早熟:性激素提前分泌增多,骨骺提早愈合,导致身材矮小;但第二性征提前出现,智力毫无异常,血中 GH 和 IGF‐1 也在正常范围。⑤Turner 综合征:又称卵巢侏儒症、先天性卵巢发育不全综合征,为性染色体异常引起的遗传性疾病;生长发育迟缓,身材矮小,原发闭经,第二性征缺如,常伴先天畸形,如眼睑下垂、眼球震颤、颈蹼、胸骨隆起、心血管畸形(如主动脉缩窄),血中 GH 和 IGF‐1 也在正常范围。

【治疗】

- 继发性者主要治疗原发病。
- IGF‐1:是治疗本征的主要药物,剂量为每次 40～120 μg/kg,每天皮下注射 2 次;其不良反应较多,如低血糖、高钙血症、头痛、癫痫样发作、假性脑瘤、视乳盘水肿、面神经麻痹、脱发、阴囊水肿、皮肤霉菌感染、肝酶增高和心动过速等。用药过程必须严密观察,反应严重者,应及时停药。

甲状旁腺激素不敏感综合征

【病因和发病机制】

- 甲状旁腺激素不敏感综合征（parathyroid hormone insensitivity syndrome，PTHIS）又称假性甲状旁腺功能减退症（pseudohypoparathyroidism，PHP），为常染色体显性或隐性遗传性疾病，是由于靶细胞对甲状旁腺激素（PTH）的生物活性产生完全的或部分的抵抗，导致各种症状的出现；常有家族发病的倾向；男女均可罹患，多在青少年时期发病；发病年龄越小，对PTH越不敏感。

【临床表现】

- PTHIS起病较慢，多种症状均与低血钙和高血磷相关。
- 一般状态：圆形面孔、身材粗矮、体态肥胖、颈短、盾状胸、短指（趾）畸形以及桡骨弯曲等，统称为 Albright 遗传性骨生长不良（albright hereditary osteodystrophy，AHO）体征。
- 手足搐搦：血清游离钙<1.1 mmol/L 时发生，开始为口周或指（趾）端麻木、刺痛，继之为面部痉挛和手足搐搦，受寒、过劳、情绪激动、呼吸过深以及月经和妊娠等均可诱使发作；发作和不发作时常会出现 Chvostek 征（叩击腮腺区的面神经，引起面肌痉挛）、Trousseau 征（束臂时手呈鹰爪样）和（或）Bonsdorff 征（1 分钟内深呼吸 40 次，可使双手呈鹰爪样）。

- 中枢神经系统症状：包括癫痫大发作，记忆减退，智力降低，抑郁妄想，二便失禁，单瘫或偏瘫，基底节钙化，导致帕金森综合征。
- 外胚层组织病变：如白内障，牙釉质发育不全，牙根缺陷，恒牙难以长出；皮肤干燥脱屑，角化过度；指（趾）甲变短、变脆；毛发干枯，容易脱落，常合并念珠菌感染。
- 骨骼：第 4 掌骨和跖骨变短，指（趾）骨也变短；示指长于中指；掌骨、跖骨和指骨短小，骨骺闭合过早，异位骨化，骨外生骨，也可见骨软化、佝偻病、骨质疏松、骨膜下骨质重吸收、纤维囊性骨炎等。
- 消化道症状：间歇性吞咽困难、恶心、呕吐、便秘和腹痛。
- 心脏病变：低血钙导致心肌收缩力降低，出现充血性心力衰竭而有心率加快，心悸气促，双下肢水肿；低血钙还可导致心肌对儿茶酚胺的敏感性增加，而出现房性和（或）室性心律失常，甚至发生猝死。
- 异位钙化：基底节钙化，导致帕金森综合征；肌腱和脊柱旁韧带钙化，导致肌腱和脊柱活动障碍。

【实验室检查】

- 血清总钙和游离钙降低，前者<1.5 mmol/L（6 mg/dl），后者<1.08 mmol/L（4.3 mg/dl）。
- 血清磷增高或正常，血清总钙/血清磷的比值则降低。
- 血清碱性磷酸酶多正常，仅伴纤维囊性骨炎者增高。
- 血清 PTH 测定：PTHIS 者 PTH 代偿性增高，常大于（255±46）pg/ml，静脉滴注钙剂，能使之降低。
- 靶组织对 PTH 的反应：①常人和 PTH 缺乏的甲旁减，在滴注 PTH 后，尿 cAMP 增加 6 倍；在 PTHIS 中除Ⅱ型增加外，Ⅰa、Ⅰb 和Ⅰc 型均不增加。②常人和 PTH 缺乏的甲旁减，在滴注 PTH 后，尿磷增加 2～4 倍；PTHIS 中的Ⅰa、Ⅰb、Ⅰc 和Ⅱ型均不增加。

• 心电图：Q-T 间期延长（由于 ST 段延长），T 波低平或倒置；窦性心动过速，房性和（或）室性心律失常，甚至发生猝死（皆因低钙血症导致心肌对儿茶酚胺的敏感性增加所致）。

• 心起：心房、心室扩大，室间隔、左心室后壁收缩期增厚，搏动幅度缩小，与扩张型心肌病相似。

• 脑电图：发作时弥漫性慢波、棘慢综合波或顶、枕区单个尖波，注射钙剂或血钙恢复正常后能使其消失。

• 头颅 X 片和 CT 片：基底节和眶上可见钙化影。

【诊断】

• 有发育缺陷的家族史，主要见于 10 岁以下的儿童，女多于男，但男童病重。

• 血中甲状旁腺激素完全正常，但症状类似甲状旁腺功能减退：①慢性发作性手足搐搦，全身癫痫样发作，肌痉挛，喉痉挛，口周或指（趾）端麻木、刺痛等；②体态异常，体型粗短，圆脸短指（趾），掌指畸形，即 AHO 体征；③智能低下，牙齿发育不全，牙釉损害，骨骺融合过早，颅骨增厚，皮下、深部组织和基底节钙化，白内障；④少数患者合并甲状腺功能减退、糖尿病、尿崩症或性腺发育不全，后者即 Turner 综合征；⑤实验室检查：血钙降低，血磷增高，尿钙、尿磷均降低，血 PTH 正常或增高。

【鉴别诊断】

• PTHIS 见下表：

类　　型	尿 cAMP 对 PTH 的反应	尿磷对 PTH 的反应	对其他激素抵抗	AHO 体征	Gs 蛋白缺陷◎
Ⅰa 型	↓	↓	（＋）	（＋）	（＋）
Ⅰb 型	↓	↓	（－）	（－）	（－）
Ⅰc 型	↓	↓	（＋）	（＋）	（－）§
Ⅱ 型	（＋）	↓	（－）	（－）	（－）※
假性特发性甲状旁腺功能减退症	（＋）	（＋）	（－）	（－）	（－）
假假性甲状旁腺功能减退症	（＋）	（＋）	（－）	（＋）	（－）

注：↓表示降低或消失；（＋）表示"有"；（－）表示"无"；§表示 Gs 蛋白活性可能异常；※表示蛋白激酶或 PTH 介导的钙转运异常；◎表示 Gs 蛋白为刺激性鸟嘌呤核苷酸结合蛋白（stimulatory guanine nucleotide coupling protein）的简称

【治疗】

- 日常饮食以高钙、低磷为主；减少氯化钠的摄入，可减少尿钙的排出。

- 慢性低钙血症：应补充钙剂，一般用元素钙 1 000～1 600 mg/d，分次口服；几种常用钙剂的元素钙含量见下表：

药名　钙含量	葡萄糖酸钙	乳酸钙	碳酸钙
每片重量/g	0.5	0.5	0.5
每片元素钙含量/mg	46.5	60	200

- 维生素 D 制剂。①双氢速固醇（AT10）：0.2 mg/d 开始，逐渐增至 1.2 mg/d。②维生素 D_2：开始 0.6 mg/d，逐渐增至 1.8 mg/d。③骨化三醇[calcitriol，即 $1,25(OH)_2D_3$]：0.5～2.0 μg/d。④阿法骨化醇[alfacalcidol，即 $1\alpha(OH)_2D_3$]：

0.5 μg/d。

- 氯噻酮 25 mg/d，能减少尿钙的排出。

- 氢氧化铝凝胶：在肠内与磷酸盐结合，增加钙的吸收。

- 手足搐搦发作：以 10％葡萄糖酸钙 10～20 ml，加等量葡萄糖溶液静脉缓注，必要时 4～6 h 后可再重复 1 次。

- 癫痫大发作：除静脉注射葡萄糖酸钙外，还应肌内注射地西泮 10 mg 或缓慢静脉注射苯妥英钠 100 mg（溶于 20 ml 的生理盐水）或利多卡因 50～100 mg，加于 20 ml 葡萄糖水中。

- 如血钙已经正常，但仍有手足搐搦或癫痫发作，要考虑低镁血症的存在，应加用硫酸镁。

62

糖皮质醇撤离综合征

【病因和发病机制】

- 糖皮质醇撤离综合征(glyco-corticoid withdrawal syndrome)又称医源性肾上腺皮质功能不全；由于某些疾病的治疗而长期应用糖皮质激素，通过负反馈机制，使下丘脑分泌的 CRH 减少，同时使垂体前叶分泌 ACTH 的嗜碱细胞受到抑制，甚至发生 Crooke 变性，ACTH 的分泌因而减少，甚至停止，肾上腺皮质的束状带细胞因缺少 ACTH 的作用而陷入萎缩状态。此时如突然停用或撤离糖皮质激素，则处于萎缩状态的肾上腺皮质束状带细胞不可能出现代偿，因而导致肾上腺皮质功能不全，如同时有应激存在，则可发生肾上腺皮质功能衰竭(危象)。

【临床表现】

- 全身症状：发热、倦怠、乏力、四肢酸软、全身不适。
- 心血管症状：心动过速、心律失常、血压降低，甚至休克。
- 胃肠症状：食欲减退、恶心、呕吐、腹痛、腹泻。
- 肌肉、关节症状：肌肉压痛、背痛、关节酸痛。
- 精神、神经症状：头晕、头痛、不安、激动、谵妄、抽搐和昏迷。

【临床类型】

- 单纯型：于停用激素后的第 2、3 日，即出现上述部分症状。

- 应激诱发型：停用激素已有一段时日，后因感染、创伤、手术及麻醉等诱发本征。
- 临床反跳型：经激素治疗后，基础疾病的症状已经缓解，甚至消失，但停药或减量后，疾病再次复发或恶化。

【实验室检查】

- 血常规检查一般无殊，有时可见嗜酸性粒细胞增加。
- 血清钠偏低，钾偏高，血糖偏低。
- 血中皮质醇和尿中 17 -羟类固醇降低。

【诊断】

- 曾使用较长时间（＞7 d）和超过生理剂量的激素（例如，泼尼松龙＞7.5 mg/d）。
- 最近有骤停或快速减量的历史。
- 根据典型的临床表现和实验室所见。
- 恢复原来的激素和用量，可使临床症状迅速好转或消失。

【治疗】

- 在撤药或减量过程中一旦发生本征，病情较重者，应迅速按肾上腺危象处理：立即补充激素，在众多激素制剂中，以有较强潴钠作用的氢化可的松最为适宜，先以 200 mg 加在 5％葡萄糖生理盐水 500 ml 中静脉滴注，然后 1 次/8 h，一旦情况好转，可逐渐减至停用前的剂量，并可改为口服。
- 然后再采用隔日给药法或剂量递减法撤除激素。
- 隔日给药法：以泼尼松龙 10 mg、3 次/d 为例。第 1 步：每天给药的总量不变，改为每天早晚各 1 次，每次 15 mg；第 2 步：每晚削减 2.5 mg，加于次晨（7:00 am 或 8:00 am）的剂量中，直至 30 mg/d；第 3 步：将前一天的 30 mg，每天削减

2.5 mg,加于第 2 天的剂量中,直至前一天的剂量削减至 0,第 2 天的剂量增加为 60 mg,这样就成为隔天 60 mg 的隔日疗法;第 4 步:如无原发病复发或撤离征象出现,不给药日 8:00 am 测定的血浆皮质醇又在正常范围,则激素可完全停用。

- 剂量递减法:以泼尼松龙 30 mg/d(7:00 am,口服)为例,每 2 周减 2.5 mg,待减至 10 mg/d,则每 2 周减 1.25 mg;一旦减至生理剂量(约 5 mg/d),再每 2 周减 0.75 mg,直至完全停用;如以泼尼松龙 15 mg、2 次/d 为例,仍可以上述速度,先减去晚间剂量,然后再减 7:00 am 的剂量,直至完全停用。

- 根据 Turner 和 Wass 的意见:如果原发疾病已经痊愈,可每 3~5 d 减少泼尼松龙 2.5 mg,当减到 7.5 mg/d 时,即应改为氢化可的松 20 mg,清晨 1 次给药,因其半衰期更短,可减轻对 ACTH 的抑制;此后氢化可的松每 1~2 周只能减 2.5 mg,直到 10 mg/d。2~3 个月后,在给氢化可的松 24 h 后,测定 9:00 am 的皮质醇,如>300 nmol/L,可停用氢化可的松并行 ACTH 兴奋试验,如 9:00 am 的皮质醇<300 nmol/L,继续给氢化可的松 10 mg/d,2~3 月后,再重复上述检查,直至 ACTH 兴奋试验皮质醇>300 nmol/L。

- 不管何种激素撤除法,凡在减量过程中出现撤离症状或原来已好转的疾病再次加重,均应立即回复至停药前的一次剂量。

63

Nelson 综合征

- Nelson 综合征又称反馈性促肾上腺皮质激素瘤综合征。

【病因和发病机制】

- 本征主要见于患肾上腺皮质功能亢进症（Cushing 病）者，在接受了双侧肾上腺皮质次全或全切除术后（次全切除的残留部分逐渐萎缩、坏死，也等于全切），由于血中皮质醇水平的迅速降低，对垂体前叶分泌 ACTH 的嫌色细胞和嗜碱细胞的负反馈抑制解除，使这些细胞不断增生，最终形成肿瘤；也可能原有的这些细胞组成的微腺瘤存在，皮质醇的抑制作用一旦消失，该瘤即逐渐增大，因而分泌大量的 ACTH 和黑色素细胞刺激素（β-促脂解素的片段），导致本征的发生。有学者在本征的尸检中发现：有近 50% 的病例原已存在这种微腺瘤，其中多数为嫌色细胞瘤，少数为嗜碱细胞瘤，生长较快，容易转移。

- 血中皮质醇水平的快速降低，也偶见于双侧肾上腺自身免疫性损伤、转移性肿瘤、结核或其他炎症性病变以及血管血栓栓塞等。

【临床表现】

- 一般在双侧肾上腺切除或损伤后半年至 5 年后发病，但也有提早至 2～3 个月者。多发于青壮年，男女比例约为 1∶3。

- 色素沉着于颜面、嘴唇、齿龈、舌缘、口腔黏膜、手背、乳晕、腋窝、外阴、甲床以及指甲（纵行黑色条纹）等，以瘢痕和皱褶处特别明显，均呈进行性加深；即使应用大量糖皮质激素治疗，也不能使色素消退，这是和 Addison 病的不同之处。

• 垂体肿瘤症状，包括：①头痛、呕吐；②视野缺损，如双颞侧偏盲、同侧性偏盲或一侧全盲；③眼睑下垂，眼肌麻痹，两侧瞳孔大小不等，视乳头水肿；④可见性功能减退和尿崩症；⑤如肿瘤出血，则头痛突然加剧，出现喷射性呕吐，双眼急性失明，迅速陷入昏迷，即为"垂体卒中"。

【辅助检查】

• 血浆 ACTH 增高，常＞500 pg/ml，甚至可达 10 000 pg/ml。

• β-黑色素细胞刺激素＞110 pg/ml。

• 头颅 X 线片（特别是断层片）：常见蝶鞍扩大，局部骨质疏松和破坏，床突部双边现象。

• 头颅 CT：蝶鞍内可见微腺瘤。

【诊断】

• 有因 Cushing 综合征而切除过双侧肾上腺的病史。

• 皮肤、黏膜色素沉着，呈进行性加深，大剂量糖皮质激素不能使之减退。

• 血浆 ACTH 和 β-黑色素细胞刺激素增高。

• 头颅 X 线片见蝶鞍扩大，局部骨质疏松和破坏，床突部见双边现象。

• 头颅 CT：蝶鞍内可见微腺瘤。

【治疗】

• 药物治疗：①赛庚啶 6～8 mg，3 次/d，口服，用 2～4 月。②溴隐亭 2.5 mg/d，口服；每周增加 2.5 mg/d，一直增至 10 mg/d，也用 2～4 月，其效果不及赛庚啶。

• 手术治疗：①肿瘤局限于鞍内，未向鞍外发展，可经鼻腔途径手术；②若无局部压迫征象，不急于做垂体切除手术；③如颅压增高，视力近于失明，应立即作切除手术。

• 放射治疗：①^{60}Co 垂体照射，照射量 45～60 Gy，5～6 月后，皮肤、黏膜色素即会减退，血浆 ACTH 逐渐下降；②^{90}Y 和 ^{198}Au 垂体内植入，行内照射，可使症状明显减轻，但偶可引起尿崩症和促性腺激素缺乏症。

Forbes-Albright 综合征

- Forbes-Albright 综合征又称闭经 – 泌乳综合征（amenorrhea-galactorrhea syndrome）、促卵泡激素减少综合征（follicle stimulating hormone decrease syndrome）。

【病因和发病机制】

- 垂体前叶分泌的泌乳素（PRL）促进乳腺发育，引起并维持泌乳；在妊娠期，随着 PRL、雌激素和孕激素分泌，乳腺组织进一步发育，血中高水平的雌激素和孕激素可抑制 PRL 的泌乳作用；分娩后，血中雌激素和孕激素的水平锐减，PRL 才发挥其始动和维持其泌乳作用。PRL 的分泌受下丘脑 PRL 释放因子（PRF）和 PRL 抑制因子（PIF）的控制，前者促进 PRL 的分泌，后者抑制其分泌，平时以后者的作用为主。目前认为 PIF 即多巴胺。

- 本征主要见于颅内占位性病变，包括垂体嫌色细胞瘤、嗜酸细胞瘤、垂体意外瘤、脑膜瘤及颅咽管瘤等，偶见于颅脑创伤、空蝶鞍综合征及蛛网膜囊肿；这些病变使下丘脑分泌的 PIF 不能到达垂体前叶分泌 PRL 的细胞，因而过多的 PRL 进入血中，促使乳汁不断分泌，同时也通过负反馈机制，抑制下丘脑 GnRH 的分泌，使垂体的 FSH 和 LH 的分泌减少，因而出现无排卵、无月经和雌激素水平低下的现象。

【临床表现】

• 产妇在终止哺乳后 1 年仍不见月经来潮,或者非产妇发生不能解释的闭经或月经过少。

• 乳汁持续分泌,不但在挤压乳房或吸吮乳头时有乳汁流出,而且在无任何刺激的情况下乳汁也会分泌。

• 子宫和卵巢萎缩,阴道干涩,性欲减退,性交困难和不孕。

• 尚可有心悸、出汗、面部发红、头晕和头胀等更年期综合征症状。

• 可并发肥胖、骨质疏松和胰岛素抵抗。

• 男性患本征时,除有乳腺增生、乳汁分泌外,尚有女性式脂肪分布;性功能减退,包括阳痿、射精不能和性欲消失等。

• 颅内高压和垂体压迫症状:包括头痛、呕吐、视乳头水肿、视野缺损和视力减退等。

【实验室检查】

• 血清 PRL 增高,常>4 545 pmol/L。

• 血清 FSH、LH、雌二醇和孕酮常降低,男性睾酮降低。

• 血清 ACTH、TSH、GH 可因原发病的不同而有变化。

• TRH 静注试验:在静注 TRH 后,不能使血中 PRL 增高到基础值的 1.5 倍。

• 甲氧氯普胺肌注试验:在肌注甲氧氯普胺后,不能使血中 PRL 增高到基础值的 1.5 倍。

• 左旋多巴口服试验:在口服左旋多巴后,不能使增高的 PRL 降低。

【影像学检查】

• X 线颅骨摄片:可见蝶鞍扩大,骨质变薄或破坏。

• 头颅 CT 和 MRI 可发现颅内微小病变。

【诊断】

- 凡有原因不明的闭经和乳汁分泌,同时血中又有 PRL 增高者,首先应考虑本征,结合影像学改变即可诊断,但需与下列情况鉴别。

(1) Chiari-Flommel 综合征:分娩后长期自发泌乳、闭经和子宫、卵巢萎缩;除 PRL 增高外,头颅无影像学改变。

(2) Argonz-Del Castillo 综合征:未经妊娠而出现泌乳、闭经和子宫、卵巢萎缩,头颅也无影像学改变。

(3) 手术、创伤和感染等损害了下丘脑和垂体柄,导致 PIF 减少,PRL 增多,但常有原因可寻。

(4) 药源性高 PRL 血症:有较久的服用下列药物史,如利血平、甲基多巴、西咪替丁、甲氧氯普胺、氯丙嗪、维拉帕米、三环类抗抑郁药和口服避孕药等。

(5) 引起高 PRL 血症的尚有:原发性甲状腺功能减退、肝硬化、慢性肾功能衰竭、脊柱损伤、胸壁带状疱疹和乳房疾病等,但均有原发病的临床表现,一般不难鉴别。

【治疗】

- 垂体肿瘤出现压迫症状:应手术切除或进行 γ 刀治疗。
- 垂体微腺瘤:直径<10 mm,可用下列药物治疗。

(1) 溴隐亭:能抑制 PRL 分泌,使垂体促性腺激素分泌正常,月经和排卵恢复;开始 1.25 mg,每晚 1 次口服;1 周后,增至每晚 2.5 mg;第 3 周起 2.5 mg、2 次/d。

(2) 左旋多巴:作用于垂体,增强 PIF 的作用,使 PRL 分泌减少,0.5 mg,3 次/d。

(3) 诺果宁(norprolac):又称喹高利特(quinagolide),为多巴胺受体激动剂和 PRL 分泌抑制剂。开始 0.025 mg,每晚 1 次口服,逐渐增至 0.1 mg/d。

(4) 培高利特(pergolide):也为多巴胺受体激动剂,作用比溴隐亭强 10 倍,50~100 μg/d。

(5) 维生素 B_6:20 mg、3 次/d,能增加多巴胺的分泌和作用。

(6) 克罗米芬:有促进垂体分泌促性腺激素的作用,可抑制 PRL 分泌,50 mg/d,口服。

65

Pendred 综合征

- Pendred 综合征又称甲状腺肿-失聪综合征。

【病因和发病机制】

- 本征系常染色体隐性遗传,家族中可多人发病;致病基因位于染色体 7q22 - q31,其基因表达产物为转运碘-氯离子的一种蛋白质,称彭德灵(pendrin)。由于基因突变和缺失,彭德灵的结构和功能改变,使碘有机化发生障碍,以及甲状腺过氧化酶(thyroid peroxidase,TPO)的缺乏或活力降低,导致甲状腺素(thyroxine,T_4)合成减少,引起垂体增加 TSH 的分泌,促使甲状腺上皮细胞增生,表现为甲状腺肿大和摄碘功能增强,但血中甲状腺激素水平仍保持基本正常。

- 也正是由于彭德灵的结构和功能改变,内耳前庭导水管内氯离子的转运发生障碍,内耳淋巴囊和淋巴管内压因而增高,导致内耳毛细胞受损和听神经萎缩,听力进行性减退。

【临床表现】

- 出生后发育、成长、智力和听觉完全正常,甲状腺的大小和功能也似常人;但也有个别病例出生后不久即发病。

- 多数甲状腺在青春期开始弥漫性增大,其边界清楚,质地柔软,未闻及血管杂音,也无压痛,常有结节性改变,附近淋巴结不大。

- 随着年龄的增长,甲状腺也进一步增大。少数巨大的甲状腺肿可导致周围组织的压迫症状:气管受压可引起呼吸困难,食管受压可阻碍吞咽,喉返神经受压可出现声音嘶哑。可有甲状腺功能减退症状。

- 听力减退多发生在甲状腺肿大之前,其程度轻重不一,可仅有听力轻度减退,重症者完全失聪;少数出生后不久即发病者,容易误诊为先天性聋哑症;外耳道、鼓膜和声带并无异常。

- 少数病例有前庭功能障碍而感眩晕。

【实验室检查】

- 血清 FT_3、FT_4 和 TSH 基本正常,TPO 正常或减少。

- 过氯酸盐释放试验:阳性。

- B 超检查:可见甲状腺增大,并有结节。

- 颞骨 CT 扫描多无异常,少数可见 Mondrin 畸形。

- 电测听提示先天神经性耳聋。

- 序列分析法:染色体 7q22 - q31 位点 A - G 突变。

【诊断】

- 凡甲状腺增大、甲状腺功能减退或基本正常,而同时合并神经性耳聋者首先应考虑本征。

- 过氯酸盐释放试验阳性和染色体 7q22 - q31 位点的 A - G 突变,有确诊价值。

【治疗】

- 早期使用甲状腺素或 L-T_4,前者 30~60 mg、3 次/d;后者 30~60 μg、3 次/d,能使肿大的甲状腺缩小。

- 如肿大的甲状腺已压迫邻近组织,则必须手术切除。

- 耳聋的治疗一般无效。

66

肾上腺性征异常综合征

【病因和发病机制】

• 肾上腺性征异常综合征(adrenogenital syndrome)是常染色体隐性遗传性疾病,由肾上腺皮质内的一些酶存在缺陷所致。在胆固醇合成皮质醇的过程中,需经 5 个步骤,要有 6 种酶参与,即:①碳链裂解酶;②17α-羟化酶;③3β-羟脱氢酶;④21-羟化酶;⑤11β-羟化酶;⑥18-羟化酶。其中任何一种酶的缺陷,均可导致皮质醇合成受阻,受阻前的物质则不断积累,血和尿中浓度增高;而受阻后的物质皮质醇则减少。

• 皮质醇的减少,使下丘脑的 CRH、垂体的 ACTH 和促黑素细胞激素(MSH)分泌增多,后者刺激肾上腺皮质增生,导致糖皮质激素、盐皮质激素和性激素的代谢紊乱。

21-羟化酶缺乏症

• 最常见,在本征中占 90%～95%。CYP2 基因突变导致 21-羟化酶部分或完全缺乏,皮质醇合成、分泌减少,而雄激素合成增多,产生轻重不一的症状,临床上可分 3 型。

(1) 单纯男性化型:女婴出生时可见程度不一的男性化,如阴蒂肥大,大阴唇极似男性阴囊,但无睾丸;内生殖器仍为女性型(有卵巢、输卵管和子宫);2～3 岁后即见阴毛、腋毛;到青春期,女性性征不出现,既不见乳房发育,也没有月经来潮,称"假两性畸形"。男婴出生后 4 个月左右,阴茎和阴囊开始增大,1~2 岁后更为明显,6~7 岁即见阴毛、腋毛和胡须,喉结出现,声调低沉,脸长痤疮,肌肉发达;但睾丸仍与年龄相符,故称"假性性早熟"。男女两性均因体格发育过快,骨龄超出年龄,骨骺融合过早,故最终身材矮小;由于皮质醇的减少,MSH 分泌因而增多,故皮肤、黏膜多有色素沉着。

(2)失盐型:由于 21-羟化酶完全缺乏,除雄激素增多外,合成皮质醇的前体物 17α-羟孕酮亦增多,醛固酮合成则减少,使远端肾小管排钠增加,排钾减少;患儿除有上述的男性化表现外,生后不久即出现拒食、呕吐、腹泻、失水、体重减轻、低血钠、高血钾和代谢性酸中毒,如不及时抢救,常死于循环衰竭。女婴出生时已有两性畸形,故不难诊断;男婴则常因呕吐而被误认为幽门梗阻,因腹泻而被误认为肠道感染。

(3)不典型型:本型又称隐匿型、迟发型。21-羟化酶只轻度缺乏,女孩在儿童期,甚至青春期才出现男性化,月经初潮延迟或原发闭经,以及不能生育;男孩则在儿童期长出阴毛,性器官早熟,生长加速,骨龄提前。

• 由于 ACTH 和 MSH 分泌增多,故以上各型皮肤、黏膜均有色素沉着。

【实验室检查】

• 血睾酮和 17-羟孕酮增高,血皮质醇降低,血肾上腺素减少,血浆肾素活性增高,醛固酮降低或正常;尿 21-去氧类固醇、孕三醇、17-羟孕三醇、17-酮孕三醇、孕烯二醇和 17-酮类固醇增高,但 17-羟类固醇减少;用肾上腺皮质激素治疗 24 h 后,尿中孕三醇和 17-酮类固醇恢复正常;静脉注射人工合成的

ACTH 250 μg,30～60 min 后血中 17 -羟孕酮明显增高;21 羟化酶序列缺陷;血生化见低钠、高钾、低血糖和代谢性酸中毒。

【影像学检查】

• X 线片可见骨骺融合过早;静脉肾盂造影和生殖道造影可显示尿路畸形和尿道生殖窦分化情况;肾上腺 B 超或 CT 检查:单纯男性化型和失盐型可见肾上腺明显增大,较正常大 4～10 倍,呈圆形、三角形或单个、多个结节形成。

【诊断】

• 根据临床表现,结合实验室和影像学检查,基本可以考虑本征的诊断。对可疑的病例,糖皮质激素治疗迅速有效,也是确定诊断的重要依据。

【治疗】

(1) 药物治疗。

①糖皮质激素:应及早补充。首选氢化可的松,以 40 mg、2 次/d 开始,待尿中 17 -酮类固醇或孕三醇降至正常,改为维持量 20～40 mg、1 次/d,能抑制 ACTH 的过多释放,减少雄激素的过度产生,改善男性化和性早熟等;其中 1/3 在早晨、2/3 在睡前服用。②盐皮质激素:对失盐型有失水和休克时,快速静脉滴注生理盐水和氢化可的松,合并代谢性酸中毒者加用碳酸氢钠;如低钠和失水仍不能纠正,可肌内注射去氧皮质酮 1～5 mg 或口服氟氢可的松 0.05～0.1 mg/d。

(2) 手术治疗。

①女孩外生殖器严重畸形,矫形手术需在 3 岁前施行,以便性别及早获得确认,使其正常成长;②对误作男孩抚养的女性假两性畸形,又不愿改变性别者,可在加大糖皮质激素治疗的基础上,切除卵巢和子宫,同时加用睾酮或其他雄性激素制剂。

11β-羟化酶缺乏症

- 占本征的 5%～8%,由于此酶的缺乏,导致体内雄性激素合成增多,故出现多毛症、男性性早熟、女性假两性畸形;同时11-去氧皮质酮亦增多,故有钠潴留、低血钾和血压升高,SBP可达 160～220 mmHg,DBP 可达 100～160 mmHg。由于ACTH 和 MSH 分泌增多,故皮肤、黏膜也有色素沉着。

- 凡有男性性早熟、女性假两性畸形,同时有钠潴留、低血钾和血压升高,应怀疑本征;如实验室检查发现血 11 去氧皮质酮增高,则可以确诊。

【治疗】

- 基本和 21-羟化酶缺乏症相同,主要为补充糖皮质激素。由于本征有高血压和低血钾,故以潴钠作用较不明显的地塞米松为宜。

- 如经糖皮质激素治疗后,血压仍高,则可使用血管紧张素转换酶抑制剂(ACEI)或血管紧张素Ⅱ受体拮抗剂(ARB)治疗。

3β-羟脱氢酶缺乏症

- 此酶缺乏,可导致睾酮、醛固酮和皮质醇合成受阻,严重者出生后即死亡;轻者要到青春期才出现慢性肾上腺皮质功能减退的表现,如皮肤、黏膜黑色素沉着,低血钠、低血糖、高血钾、低血压和失水,故病情一般较重。男孩可呈假两性畸形,阴茎发育不良,尿道下裂,隐睾,乳房发育;女孩可有轻度男性化,如阴蒂增大、大阴唇融合、月经减少和多毛,病情较重。

【实验室检查】

- 可见血脱氢异雄酮和 ACTH 增高,血睾酮、醛固酮和皮质醇降低;B 超和 CT 检查可见两侧肾上腺增大。

【治疗】

- 可用糖皮质激素、盐皮质激素和性激素治疗。

17α-羟化酶缺乏症

- 此酶缺乏,导致皮质醇、性激素合成受阻,而 11-去氧皮质酮增多;由于皮质醇的减少,故有慢性肾上腺皮质功能减退的表现。由于性激素合成受阻,故男孩呈假两性畸形,外生殖器女性型;女孩则呈幼稚型性征,成年后原发闭经;由于 11-去氧皮质酮增多,故有血压增高、血钾降低和代谢性碱中毒。

【实验室检查】

- 血皮质醇、睾酮和雌三醇减少,11-去氧皮质酮增多,血钠增高,血钾降低。

【治疗】

- 糖皮质激素可抑制 ACTH 分泌,控制高血压和低血钾;男孩要维持男性性征,应终身服用睾酮制剂,相当于甲睾酮 10 mg/d。

18-羟化酶缺乏症

- 此酶缺乏,导致醛固酮合成减少,而皮质醇、性激素则不受影响,也无 ACTH 增高和肾上腺皮质增生;临床表现为低血钠、失水、低血压和高血钾,生殖器官正常。

【治疗】

补充盐皮质激素和增加盐的摄入。

碳链裂解酶缺乏症

● 此酶缺乏，导致皮质醇、皮质酮、醛固酮和性激素合成受阻，肾上腺皮质增生；均有严重的肾上腺皮质功能不全表现；男孩多有隐睾和外生殖器女性型，女孩则呈幼稚型性征；由于激素合成完全受阻，病情严重，常早期夭折。

67

睾丸消失综合征

- 睾丸消失综合征(vanishing testes syndrome)又称胚胎睾丸退化综合征、无睾症及先天睾丸缺如症。

【病因和发病机制】

- 病因尚未完全清楚,可能是染色体性别决定区上 *SRY* 基因异常,在胚胎发育过程中,受某种因素干扰,导致性腺发育障碍;也可能是胎儿在出生前后不久睾丸发生扭转或精索血管发生血栓栓塞,导致睾丸血供受阻,睾丸萎缩,以至消失。

【临床表现】

- 单侧睾丸缺如:常发生于右侧,多伴同侧肾脏和输尿管缺如;阴茎、阴囊发育正常;健侧睾丸代偿性增生;青春期仍能分泌睾酮,出现第二性征;如果健侧睾丸与正常附睾和输精管相连,尚可有一定的生育能力。

- 双侧睾丸缺如:阴茎小而软,阴囊内容空虚,腹股沟等处也无睾丸存在;青春期不见阴毛、腋毛和胡须;无生育能力;呈宦官型发育,皮肤细腻,皮下脂肪丰厚;声调高尖,不见喉结,颇似女性型体态。

【实验室检查】

- 双侧睾丸缺如者血 FSH 和 LH 增高,睾酮水平明显降低或消失,单侧睾丸缺如者基本正常。

- 染色体检查均呈男性核型(46,XY)。

【诊断】

- 凡呈宦官型发育,有女性型体态,而阴囊和腹股沟等处却找不到睾丸者,应怀疑本征。
- 如同时发现血中 FSH 和 LH 增高,睾酮水平明显降低或消失,则可确定诊断。

【治疗】

- 单侧睾丸缺如:一般不需治疗;为了使心理上得到安慰,阴囊内可植入人造睾丸假体。
- 双侧睾丸缺如:确诊后即应作女婴抚养,并作变性手术,先作阴蒂成形术,青春期再作阴道成型术;如拒绝变性手术,则可使用睾酮,以促使阴茎和阴囊发育;如条件具备,可考虑行同种异体睾丸移植。

68

Klinefelter 综合征

- Klinefelter 综合征又称先天睾丸发育不全综合征、曲细精管发育不全症、先天性生精不能症、原发性下睾丸症。

【病因和发病机制】

- 受孕卵细胞在成熟、分裂过程中,性染色体不分离,形成有 2 个 X 的卵子,后者与有 1 个 Y 的精子结合,形成 47,XXY 受精卵。

- 本征的染色体核型 80% 左右为 47,XXY,15% 左右为有 2 个或更多细胞系的嵌合体,如 46,XY/47,XXY、46,XY/48,XXXY、46,XX/47,XXY;除嵌合体外,本征尚有其他变异型,如 46,XX、48,XXYY、48,XXXY、49,XXXXY、49,XXXYY 等。

- X 染色体越多,智力障碍越重,男性化异常越显著。

- 不管 X 染色体有多少,只要有 Y 染色体存在,就决定其表现型为男性。

【临床表现】

- 儿童期一般无症状;青春期开始身材一般较同龄者为高,下肢修长,跟-耻距离增大,均是骨骺延迟闭合的结果。

- 睾丸小而较硬,长径常<2.0 cm,容积常<12.0 cm³,也有发生隐睾者;阴茎短小,性欲降低,性功能减退,精液中缺乏精

子,生育能力丧失;阴毛、腋毛和胡须稀少,阴毛呈女性型分布;男性乳房发育;尿道下裂。

- 智力轻至中度降低。

- 本征尚可合并糖耐量降低、糖尿病、甲状腺疾病及骨质疏松;颜面和四肢多种畸形,特别是核型为 XXXY 者。

【实验室检查】

- 血清睾酮多数降低。

- 血清 FSH 明显增高,LH 部分病例增高。

- 血清雌二醇增高,有男性乳房发育者更为明显。

- 人绒毛膜促性腺激素试验:血清睾酮多数降低。

- 促性腺激素试验:血清睾酮多数降低。

- GnRH 试验:血清 FSH 和 LH 呈过强反应。

- 口腔黏膜刮片性染色质检查:凡具 2 条或以上 X 染色体者染色质(Barr 小体)为阳性。

- 精液检查:多数病例精子完全消失,个别可见少量精子;46,XY/47,XXY 型者可正常。

- 用外周血淋巴细胞行染色体核型分型:以 47,XXY 为最常见,其次为 46,XY/47,XXY。

- 睾丸活组织检查:可见曲细精管透明变性,生精细胞基本缺如或明显减少,睾丸间质细胞(Leydig 细胞)增生,甚至可呈假腺瘤样。

【诊断】

- 青春期前较难诊断。

- 青春期后,如出现性功能障碍,不能生育,身材较高,下肢修长,男子乳房发育,睾丸小而坚,即应怀疑本征;染色体核型如为 47,XXY、46,XY/47,XXY 或睾丸活检示曲细精管透明变性,即可确诊。

【治疗】

- 对缺乏精子者尚无有效治疗。
- 对缺乏雄激素者可采用睾酮长效制剂,进行替代治疗:十一酸睾酮 250 mg 或庚酸睾酮 200 mg,均为每半月肌内注射 1 次,同时加 HCG 2 000 U,隔日 1 次,肌内注射。
- 对乳房特别肥大者,可考虑切除乳腺腺体和脂肪组织。

Turner 综合征

- Turner 综合征又称先天卵巢发育不全综合征。

【病因和发病机制】

- 本征是一种性染色体异常的遗传性疾病,是人类染色体畸变中最常见者,其异常核型可分 3 类:①X 染色体缺失(45,X);②嵌合型(45,X/45,XX);③X 染色体结构异常(含 Xi、Xr、X del 等)。患本征的绝大多数胎儿,在宫内即已死亡,仅 3% 左右可以存活。本征在女婴中的发生率约 1:2 500。其发病机制可能是减数分裂时,卵子或精子的性染色体不能分离;其卵巢常为索条状纤维组织,无原始卵泡,也无卵子,故无雌激素分泌。

【临床表现】

- 呈女性表现型,外阴幼稚型,阴道狭窄,子宫缺如或缩小;第 2 性征发育不全,乳腺增生不良,阴毛、腋毛稀少,原发闭经,不能正常生育。

- 生长迟缓,身材矮小,身高多<150 cm,智力低下,少数正常。

- 眼距增宽,上睑下垂,斜视,色盲,青色巩膜,角膜云翳,白内障,青光眼,视网膜缺乏色素。

- 耳廓较大,位置较低,常伴神经性耳聋。

- 腭高拱，上腭窄，下颌小，上唇弯，下唇直。
- 骨骼发育迟缓，骨质疏松，第 4、5 指、趾短，指、趾甲翘起，膝外翻和脊柱侧突等。
- 后发际低，有颈蹼，盾状胸，可见皮肤淋巴水肿、黑痣和通贯手掌纹。
- 此外，尚见心血管畸形，如主动脉缩窄、室间隔缺损和三尖瓣狭窄等，也可有泌尿系异常，如马蹄肾、肾萎缩和多条输尿管等，以及 Hashimoto 甲状腺炎和糖耐量降低。

【辅助检查】

- 血清 FSH 和 LH 明显增高，雌二醇则明显降低，睾酮和 PRL 也降低。
- 染色体核型可有上述 3 类。
- B 超检查显示子宫和卵巢不发育或发育不良。

【诊断】

- 对女性表型而性发育幼稚，又兼身材矮小和多种先天躯体异常者，应首先考虑本征的可能。
- 如实验室检查发现血清 FSH 和 LH 明显增高，雌二醇明显降低，染色体核型为上述 3 类，则诊断可以肯定；但仍须注意与垂体性侏儒、变异型性腺发育不全以及体质性青春期发育延迟相鉴别。

【治疗】

- 小量雌激素：如孕马雌酮 10～20 ug/d、己烯雌酚 0.1～0.2 mg/d 或乙炔雌二醇口服，一般在 12 岁左右开始治疗，每月连服 21 d，治疗 4～5 月后，可在每 1 周期的 12～21 d 加服甲羟孕酮 5 mg/d，不仅可促使乳房和外阴发育，而且会出现周期性月经。

- 基因重组人生长激素（rhGH）：每周 0.125 IU/kg，均分 7 份，每天 1 份，皮下注射，能使身材长高。治疗开始年龄越小，效果越好；如和司坦唑醇（stanozolol）25～50 ug/（kg·d）口服合用，其效果更佳。

70

Noonan 综合征

- Noonan 综合征又称假性 Turner 综合征、Ullrich 综合征、先天侏儒痴呆综合征。

【病因和发病机制】

- 本征为常染色体显性遗传病,染色体核型为 46,XY 或 46,XX。致病基因定位于 12q24.1,性腺类型和外生殖器表型与染色体核型一致。

【临床表现】

- 男孩睾丸生精细胞发育不全,但 Leydig 细胞发育正常,常有隐睾,除少数外,长大后多不能生育。
- 女孩卵巢发育不全,长大后表现为原发闭经和不孕,个别患者卵巢功能正常。
- 不论男女,均有多种类似 Turner 综合征的先天异常,如身材矮小、颈蹼、上睑下垂及皮肤淋巴水肿,智能低下、记忆减退、脊柱和肾脏畸形;常伴先天性心血管畸形,其发生率高达 60% 左右,主要表现为肺动脉瓣狭窄、房间隔缺损、室间隔缺损、动脉导管未闭、肺静脉异位回流和二尖瓣狭窄等。

【辅助检查】

- 血 FSH 和 LH 增高;男性血睾酮、女性血雌二醇降低。
- 染色体检查:X 染色体基因有突变。

- X线检查：一般肺血不多，肺动脉段突出，右心室增大。
- 超声心动图检查：常见肺动脉瓣狭窄、卵圆孔开放、右心室增大以及其他的心脏畸形。

【诊断】

- 凡男女有性腺功能不全、身材矮小和智能低下，特别是合并先天性心脏病者，血清 FSH 和 LH 明显增高，男性血睾酮、女性血雌二醇降低，应考虑本征的可能。如发现 X 染色体基因有突变，则本征的诊断可以肯定。

【治疗】

- 性激素缺乏可在青春期给予性激素替代治疗。
- 心脏畸形可用手术矫治。
- 不孕和不育迄今尚无有效疗法。

71

Hand-Schüller-Christian 综合征

- Hand-Schüller-Christian 综合征又称尿崩症-突眼-成骨不全综合征、类脂质性肉芽肿、组织细胞增生症 X。

【病因和发病机制】

- 病因未明,有学者认为本征是一种脂肪和类脂质代谢障碍性疾病,是一种组织细胞性肉芽;也有学者认为是一种原因不明的感染。

- 最近发现,T 细胞缺乏 H_2 受体是本征的原因。用小牛胸腺提取液注射治疗有效,证明其与抑制性 T 细胞缺陷有关。

【临床表现】

- 本征多见于儿童,年龄在 1~10 岁者占 60% 左右;成人只占少数,男性多于女性。

- 颅骨缺损:是出现最早,也是最常见的临床表现,可单发,也可多发。先在头皮表面出现块状突起,较硬,略有压痛;病灶一旦蚀穿颅骨外板,肿物逐渐变软,可有波动感;肿物偶尔破裂,常被误认为脓肿;肿物可逐渐吸收,颅骨缺损大者,可触及脑组织,常随脉搏跳动。下颌骨破坏,牙齿相继脱落;其他骨骼如髋骨(包括髂骨、耻骨和坐骨)、股骨、肩胛骨、肱骨、脊柱和肋骨等也先后受累;偶见病理性骨折。

- 眼球突出:一侧或两侧性,是眶内黄色瘤将眼球向前推挤的结果。视力减退的原因,除眼球突出外,还与下列因素有关:①黄色瘤压迫和牵拉视神经;②眼睑不能完全闭合导致角膜炎;③结角膜发生黄色瘤。此外,尚有眼睑下垂,眼球震颤,眼肌麻痹,视乳头水肿、萎缩,视网膜静脉曲张和黄斑出血等。

- 尿崩症:黄色瘤浸润视丘下部、神经垂体导致尿崩症,表现为多尿、烦渴、多饮,24 h 尿量超过 2 500 ml,最高可达 20 L 以上;日夜尿量几乎相等。

- 其他:皮肤可见黄色斑丘疹或出血性丘疹,淋巴结、肝、脾肿大;贫血、顽固性中耳炎、咳嗽、气喘;肺纤维化,严重者出现肺功能不全,肺动脉高压,甚至右心衰竭。

【辅助检查】

- 周围血可见三系减少,骨髓涂片可见泡沫细胞。

- 血清胆固醇一般正常,但也可增高。

- 血清碱性磷酸酶只在骨骼病变比较广泛时才会增高。

- 出现尿崩症时,尿比重<1.005,少数可达 1.010;尿渗透压$<300\,mOsm/L$,严重者$<60\,mOsm/L$。

- 尿渗透压/血浆渗透压比值<1.0(常人 2.27 ± 1.23)。

- 简易高渗盐水试验:清晨排空膀胱后,15 min 内饮完 1% 的氯化钠溶液 1 000 ml,记录 24 h 尿量。如>650 ml,表示患有尿崩症,如此时的尿比重<1.012,则诊断肯定。

- 烟碱试验:静脉注射 1.0 mg,正常人尿量减少 80%,尿崩症者尿量减少不明显。

- 精氨酸加压素测定:血清$<0.5\,ng/L$,尿$<5\,ng/L$。

- X线检查:可见颅骨地图样缺损和两肺纤维化。

- B超可发现肝、脾、淋巴结肿大。

- 垂体 MRI 扫描:显示神经垂体部位的高密度信号区

消失。

【诊断】

- 如颅骨缺损、眼球突出和尿崩症同时出现,结合影像学检查,诊断一般不难。
- 早期症状可不典型,如头部肿块、皮疹和中耳炎等顽固不愈,又不能用其他原因解释者,应考虑本征的可能,应及早作骨髓检查和肿块、皮疹、淋巴结等活检,如能找到泡沫细胞,诊断即可确定。

【治疗】

- 低脂、低胆固醇饮食。
- 高胆固醇血症:用他汀类药物。
- 尿崩症:使用氢氯噻嗪、垂体后叶素或鞣酸加压素,可减轻症状,减少尿量,但停药后会迅速复发。
- 对发热、皮疹、淋巴结肿大、血小板计数减少和肺纤维化,可同时用抗生素和糖皮质激素。
- 近年来有采用放疗或化疗者,使用的药物有氮芥、硫唑嘌呤、氨甲蝶呤、长春新碱、环磷酰胺和柔红霉素等。

72

低醛固酮综合征

【病因和发病机制】

● 低醛固酮综合征(hypoaldoseronism syndrome)的病因主要有以下。

（1）醛固酮合成酶缺乏。从孕酮合成醛固酮,先后需 4 种酶参与：①21-羟化酶；②11β-羟化酶；③18-羟化酶；④18-羟脱氢酶。其中任何 1 种酶缺乏,均可导致醛固酮合成障碍。

（2）肾上腺皮质球状带细胞功能受抑制：①自身免疫性：在肾上腺皮质球状带细胞功能受抑制的同时,常伴原发性甲状旁腺机能减退症。②药源性：长期使用肝素、碳酸氢钠等。

（3）肾小球球旁细胞受损：见于肾脏疾病、铅中毒,导致肾素分泌减少,后者引起血管紧张素Ⅰ、Ⅱ减少,最终使醛固酮分泌减退。

（4）长期糖尿病导致交感神经功能减退,肾素分泌减少,最终醛固酮分泌减退。

（5）引起原发性醛固酮增多症的肿瘤切除后。

（6）原因不明的特发性低肾素血症,导致血醛固酮必然降低。

【临床表现】

● 低血钠：表现为软弱乏力、体重减轻、恶心、呕吐、头晕、晕厥、低血压,甚至循环衰竭。

- 高血钾:导致皮肤苍白、湿冷、麻木、酸痛、肌无力、肌麻痹和腱反射减弱或消失,吞咽、发音困难,神志模糊,意识障碍,心脏扩大,心率减慢,心音减弱,房室传导阻滞,甚至发生 Adams-Stokes 综合征。

【实验室检查】

- 血钠<135 mmol/L,尿钠>220 mmol/24 h。
- 血钾>5.5 mmol/L,尿钾<51 mmol/24 h。
- 血浆醛固酮(卧位):男<45 pg/ml,女<52 pg/ml,限钠试验和钾负荷试验均不能使醛固酮增加。

【心电图检查】

- 血钾>5.5 mmol/L:T 波高尖>0.6 mV,P 波缩小。
- 血钾>7.0 mmol/L:T 波进一步高尖,呈帐篷样。
- 血钾>8.0 mmol/L:T 波高尖更显,QRS 波时限增宽,R 波降低,S 波增深,P-R 间期延长或形成窦室传导。
- 血钾>10 mmol/L,出现室性早搏、阵发性室性心动过速,甚至心室颤动或心室停搏。

【治疗】

- 高盐无钾饮食。
- 甘草流浸膏口服,10 ml,3~4 次/d。
- 9α氟氢可的松口服,0.05~0.1 mg/d。
- 病情较重又不能口服者,去氧皮质酮肌注,5~7.5 mg/d。
- 血压降低、情况紧急者,立即静滴氢化可的松 100 mg/m²,加于生理盐水 1 000 ml。

73

Prader-Labhart-Willi-Fanconi 综合征

• Prader-Labhart-Willi-Fanconi 综合征又称肥胖、隐睾、侏儒、低智能综合征,简称 PLWF 综合征。

【病因和发病机制】

• 本征是一种常染色体隐性遗传性疾病,在同一家系中可多人发病;父母中常有一人第 15 号染色体长臂的 11～13 区缺失,亦有报告第 6 号染色体长臂部分缺失。因患者肥胖,又有精神和内分泌代谢方面的异常,故认为下丘脑功能失调是本征的发病的原因。大多数患儿为男孩。

【临床表现】

• 肌张力低下:是本征最早出现的症状,还在母腹中就可感到胎动微弱,甚至消失;出生后吮乳和吞咽反射完全缺如,必须进行鼻饲;颈肌无力,四肢软弱,步行困难,要至学龄期才会好转。

• 肥胖:出生时体重正常或偏低,约半年后出现易饥多食,至 3 岁左右已明显肥胖,其脂肪主要沉积于躯干和大腿,加之身材矮小,呈现既胖又短的体态。

• 性功能不全:生殖器发育不良,隐睾、小睾丸或无睾丸,阴茎短小,不能勃起,不长胡须,阴毛如有生长也呈女式;女性大、小阴唇发育不良,青春期偶有月经初潮,但无排卵现象。

- 智力低下,反应迟钝,说话晚,学习成绩不良。
- 骨骼改变:骨龄延迟,可合并短指、并指、手指弯斜畸形和脊柱侧弯等。
- 糖尿病:青春期前后出现糖耐量降低,部分发展为糖尿病,但不并发酮症酸中毒。
- 其他先天畸形偶见,如斜视、蓝巩膜、小颌、鱼形口、耳廓畸形、耳软骨缺失。

【实验室检查】

- 血清 FSH 和 LH 均降低,并对 GnRH、HCG 和克罗米芬试验无反应或反应性降低。
- 睾丸活检:可见精子生成过程障碍,Leydig 细胞缺乏。
- 肌肉活检:肌浆网、肌丝等超微结构异常。

【诊断】

- 主要根据临床特征,血清 FSH、LH 降低和对 GnRH、HCG 试验等无反应或反应性降低来诊断。

【治疗】

- 婴幼儿吮乳和吞咽困难:鼻饲奶水。
- 二甲双胍治疗糖尿病。
- 克罗米芬对纠正低促性腺激素症和诱导青春期出现有一定的效果。
- 性功能减退者用性激素治疗。

74

Kallmann 综合征

- Kallmann 综合征又称嗅神经-性发育不全综合征、低促性腺激素综合征、低促性腺激素性阉人综合征。

【病因和发病机制】

- 本征为遗传性疾病,可呈家族性或散发性,男女均可发病。遗传方式可能有三：一为常染色体隐性遗传;二为 X 连锁遗传;三为常染色体显性遗传伴不完全外显率。与本征有关的基因为 KALIG - 1(约有 20 万个碱基对),位于 X 染色体的短臂。本征的发生与此基因的缺失或突变有关。

- 早在胚胎期,GnRH 神经元沿嗅神经上行至下丘脑,止于该处的弓形核。此种细胞分泌的 GnRH,能刺激垂体分泌 FSH 和 LH,后两者又刺激男女性腺,使之分别产生睾酮、精子和雌二醇、卵子;嗅球及嗅神经发育不全或嗅神经不能到达下丘脑,则 GnRH 神经元也无法到达该处分泌 GnRH,导致生殖生理功能障碍和嗅觉失灵并存。

【临床表现】

- 性腺发育不全分为：①完全型。男性表现为睾丸小而不能发育长大,少数为隐睾,均无精子产生;女性表现为原发闭经,内、外生殖器呈幼稚型,不能产生卵子。②部分型。又可分为：a. 单纯 LH 缺乏,FSH 尚能分泌,睾丸/卵巢接近正常,生殖细胞不同程度存在,甚至可产生精子/卵子,但二者多不正常,故很难生育;b. 单纯 FSH 缺乏,LH 尚能分泌,故仍有少量睾酮/雌激素产生,因而可有第二性征出现。

- 嗅觉降低或完全失灵。
- 骨骼异常:骨骺愈合晚,骨龄延迟,身材偏矮,可见并指和掌骨过短。
- 其他畸形:如中线缺陷,表现为唇裂、腭裂、鼻中隔缺损、鼻咽腔闭塞等,此外尚有耳聋、色盲、癫痫、鱼鳞癣和肾发育不良等。

【辅助检查】

- 男性血睾酮、女性血雌二醇降低。
- 血 FSH 和 LH 男女均降低。
- GnRH 兴奋试验:呈延迟反应。
- 垂体前叶的其他促激素水平一般正常,偶见生长激素偏低。
- MRI 扫描可发现嗅觉器官形态学异常。

【诊断】

凡性腺发育不全伴嗅觉障碍,即应考虑本征,如合并中线缺陷,则本征的可能性更大;GnRH 和性激素水平的降低,是确诊本征的根据。

【治疗】

- HCG 4 000 U,肌肉注射 3 次/周,能使男性第二性征发育,睾丸增大,精子发生;HMG 能诱发女性排卵。
- 脉冲式 GnRH 通过微泵定时、定量输入,效果比较理想。
- 克罗米芬能促进男性精子生成,女性排卵。
- 他莫昔芬作用同克罗米芬,但对排卵的作用较弱。
- 睾酮可用于上述治疗无效伴睾丸间质细胞缺乏者。

75

Swyer 综合征

- Swyer 综合征又称 46，XY 单纯性性腺发育不全综合征、Hamden-Stewart 综合征、James-Macleod-Swyer 综合征。

【病因和发病机制】

- 本征的发生是 SRY 基因异常所致。SRY 基因位于 Y 染色体短臂 1 区 1 带 3 亚带（Yp113）。本征为性逆转（sex reverse）综合征的一种，胚胎期时不向男性生殖器方面发育，也无睾酮分泌，而是发育成女性生殖系统；但两侧性腺呈条索状，为纤维性结缔组织所替代；卵巢间质呈波状，亦无卵泡发生。

【临床表现】

- 外表呈女性型，原发性闭经，乳房不发育，阴毛、腋毛稀少，内、外生殖器如子宫和阴道均发育幼稚，但采用人工周期仍可诱发月经。
- 生长和智力正常，部分身材高大；指距超过身高 5 cm 或以上。

【辅助检查】

- 雌激素水平降低，睾酮水平也降低。
- 促性腺激素水平增高。
- 尿中雌激素和 17 -酮类固醇水平低。
- 染色体核型为 46，XY、46，XX 或其他嵌合型。

- 骨密度显著低于正常。
- B超检查：子宫和阴道萎缩；两侧卵巢和输卵管呈条索状。
- 腹腔镜检查：可见子宫萎缩，两侧卵巢和输卵管呈白色索条，见不到卵泡。

【诊断】

- 凡遇仅有性腺发育不良，又无其他畸形者，首先应想到本征，特别是正处在青春发育期者。
- 性激素和染色体核型的检查，有助于本征的诊断。
- 腹腔镜检查有确诊价值。

【治疗】

- 雌激素替代治疗。
- 条索状性腺有恶变可能，故以切除为宜。

76

Sertoli 细胞仅存综合征

• Sertoli 细胞仅存综合征(sertoli cell only syndrome)又称生殖细胞发育不良。

【病因和发病机制】

• 病因可分先天性和后天性。

• 先天性者常呈家族性,多为常染色体隐性遗传,见于近亲联姻,也可为 X-连锁隐性遗传;后天性者见于隐睾、各种原因引起的睾丸炎、细胞毒性药物如环磷酰胺等以及放射治疗;以上因素导致输精管细小、曲细精管退行性变、生殖细胞发育不良或缺乏。

【临床表现】

• 出生时外生殖器均为正常男性型。

• 青春期时体态、阴茎、阴囊和第二性征发育均正常,有性欲,阴茎能够勃起,并能射精,但睾丸却不增大,长径常 < 2.0 cm。

【实验室检查】

• 血 FSH 明显增高,LH 轻度增高或正常,睾酮正常或降低。

• HCG 试验:睾酮反应正常。

• GnRH 兴奋试验:FSH 超强反应,LH 反应增高或正常。

- 精液检查：无精子存在。
- 染色体核型：46，XY。

【诊断】

- 凡青春期男性睾丸不发育，但体态和第二性征均正常，精液中又不见精子，基本可以诊断本征；如睾丸活检发现曲细精管细小，有 Sertoli 细胞，而无生精细胞，则诊断可以肯定。

【治疗】

- 本征迄今尚无有效的治疗方法，为解决生育问题，只有进行供者精液人工授精。

77

Laurence-Moon-Biedl 综合征

- Laurence-Moon-Biedl 综合征又称性幼稚-视网膜色素变性-多指(趾)畸形综合征。

【病因和发病机制】

- 本征属常染色体隐性遗传,半数以上有家族史,病理学上可见下丘脑血管发育障碍和胶质细胞减少,垂体偶见嗜碱细胞增多,性腺发育不良,原始卵泡减少或精子形成障碍。

【临床表现】

- 发病率男孩是女孩的 2 倍,多在儿童期发病。
- 本征有 5 个基本症状,即:①肥胖;②智能低下;③性器发育不良;④视网膜色素变性;⑤多指(趾)或并指(趾)畸形。视网膜色素变性可表现为夜盲和管状视野。
- 临床类型可分 5 型。①完全型:具备上述 5 个基本症状。②不完全型:缺少 1~2 个基本症状。③顿挫型:仅有 1~2 个基本症状。④不典型型:5 个基本症状中,仅缺少视网膜色素变性,但有眼的其他异常。⑤扩大进展型:除 5 个基本症状外,尚有其他先天畸形或遗传疾病,例如,生长发育迟缓,扁平颅,塔头畸形,小舌,硬腭异常;眼球震颤,斜视,白内障,瞳孔异常,眼肌麻痹,近视;听力消失;先天心瓣膜异常,室间隔缺损;脊柱畸形;内、外翻膝和(或)足;肾脏畸形,肾小球功能损害,尿道下裂,尿崩症;语言困难,肢体运动障碍;糖尿病,亚临床甲减等。

【实验室检查】

- 血浆 LH、雌二醇或睾酮含量可降低。
- GnRH 试验正常。

【诊断】

- 根据 5 个基本症状和 5 个临床类型不难作出诊断。
- 必须与 Friedlich 综合征、Klinefelter 综合征、Alstrom 综合征、家族性多指畸形和 Prader-Labhart-Willi-Fanconi 综合征等鉴别。

【治疗】

- 无特殊治疗方法。
- 性激素替代治疗和其他对症治疗。

78

Alstrom 综合征

- Alstrom 综合征又称 Alstrom-Olsen 综合征。

【病因和发病机制】

- 本征为常染色体隐性遗传病,由氨基己糖苷酶 A(简称 AEA)缺乏所致。此酶的基因位于 15p23～q24,此酶的缺乏是基因突变的结果。近亲结婚在本征的发生中起重要作用,有血缘关系者更易携带此突变基因。男女患病率基本一致。

- AEA 缺乏就不能裂解神经节苷分子末端的 N-乙酰半乳糖胺,引起神经节苷脂在脑组织中蓄积而致病。

【临床表现】

- 从婴幼儿起就有多饥易饿的现象,2 岁左右即见肥胖,脂肪主要积聚于躯干;同时可见烦渴、多饮和多尿。

- 双眼可见内斜,视力进行性下降,眼底可见原发视神经萎缩。

- 听力亦逐渐降低,一般呈中度神经性耳聋。

- 身材矮小,内外生殖器和第二性征发育不良。

【实验室检查】

- 空腹血糖>7 mmol/L,餐后 2 h 血糖>11.1 mmol/L。

- 尿糖常为(++)～(+++),有时酮体(+)。

- 血清甘油三酯常>5.5 mmol/L。

- 血尿酸$>450\,\mu mol/L$。
- 血 AEA 活性降低。
- 静脉肾盂造影：双侧肾盂和输尿管扩张。

【并发症】

- 偶见糖尿病酮症酸中毒。
- 痛风、尿酸性肾结石和间质性肾炎。
- 高甘油三酯血症常合并胰腺炎、肝脾肿大、发疹性黄瘤和腹痛等。

【诊断】

凡有多饮易饿，肥胖，视、听觉障碍的婴幼儿，合并高血糖、高尿酸和高甘油三酯血症者，即应考虑本征，如有家族遗传史，则诊断可以肯定。

【治疗】

- 目前尚无特殊有效的治疗方法。
- 糖尿病可用胰岛素或胰岛素类似物治疗。
- 高尿酸血症和高甘油三酯血症，以饮食治疗为主；别嘌醇和贝特类对幼儿均属禁忌。

79

Kitamura 综合征

● Kitamura 综合征又称甲状腺功能亢进-周期性麻痹综合征。

【病因和发病机制】

● 甲状腺功能亢进时,甲状腺素分泌增加,使 $Na^+ - K^+$ 泵活性加强,大量 Na^+ 被泵出细胞外,大量 K^+ 被泵入细胞内,同时甲状腺素又有利尿排钾作用,这样导致细胞外钾明显减少。

● 骨骼肌的兴奋性取决于细胞内、外 K^+ 浓度的比值: $[K^+]i/[K^+]e$。比值大,骨骼肌的兴奋性降低;比值小,兴奋性增高;比值增大,骨骼肌细胞静息膜电位负值增大,静息电位与阈电位之间的距离加宽,肌细胞兴奋性下降,严重时甚至不能兴奋,肌细胞处于超极化阻滞状态,即处于麻痹状态。

【临床表现】

● 本征多见于中年男性,多数甲状腺功能亢进症状不明显,有典型症状,如神经过敏、二手震颤、心动过速、怕热、多汗、消瘦、突眼和甲状腺增大伴收缩期血管音者只占少数。

● 常在晨起或半夜睡后发病,饱餐、食盐过多、饮酒过量、剧烈运动、情绪激动、受寒、感染、月经来潮,以及应用胰岛素、葡萄糖、肾上腺素、钙剂和糖皮质激素等常可诱导发作。

● 发作时一般先从下肢开始,逐渐向上肢发展,先为肌肉无力,继而不能动弹,呈弛缓性麻痹,腱反射明显减弱或消失,但深浅感觉存在,无病理反射,无颅神经和括约肌功能障碍;麻痹可持续数小时,偶有经数日而自然恢复者;个别反复严重发作,可发展为多发性肌病。

- 发作影响肋间肌时,可有呼吸困难;影响心肌时可见心律失常,如室性早搏、心房颤动或房室传导阻滞等。

- 发作频率多少不等,可每日发作,或隔数日、数月发作 1 次;但甲状腺功能亢进一旦治愈,麻痹就不再发作。

【辅助检查】

- 发作期时血清钾常$<3.0\,\mathrm{mmol/L}$,严重者可$<1.0\,\mathrm{mmol/L}$。

- 尿钾正常或减少。

- 血清肌酸激酶升高。

- 血清 TSH 明显降低,FT_3 和 FT_4 增高。

- 心电图:Q-T 间期延长,U 波明显,严重者除窦性心动过速外,还可见其他心律失常,例如心房颤动、室性早搏和病态窦房结综合征等。

- 肌电图:示运动电位时限短,波幅低,全瘫时运动单位电位消失,电刺激无反应,膜静息电位低于正常,严重者超强度刺激周围神经也无反应。

- 影像学检查。B 超:甲状腺增大,血流丰富,速度增快,甚至呈火焰状,低阻力动脉频谱和湍流频谱;CT 和 MRI:有助于胸骨后甲状腺肿的发现。

【诊断】

- 发作性肢体弛缓性麻痹,伴低血钾和低血钾性心电图改变,基本上可考虑周期性麻痹的诊断。对可疑病例,可口服氯化钠 4.0 g 或葡萄糖 75 g,或剧烈运动 15 min,同时皮下注射普通胰岛素 12 U,以诱使其发作;如同时实验室检查符合甲状腺功能亢进的标准,则本征的诊断,基本可以确定;但仍须注意与下列疾病鉴别:

(1) 高血钾型周期性瘫痪(血钾增高,补钙有效)。

(2) 正常血钾型周期性瘫痪(血钾正常,补钠后减轻)。

(3) 重症肌无力(血钾正常,症状波动,晨轻晚重,疲劳试验和新斯的明试验阳性)。

(4) Guillain-Barre 综合征:肢体虽也呈弛缓性瘫痪,但同时伴周围性感觉障碍,脑脊液呈蛋白细胞分离,肌电图示神经源性损害。

(5) Conn 综合征:即原发性醛固酮增多症,有周期性瘫痪和低血钾,但同时有高血压。

(6) 肾小管性酸中毒:Ⅰ、Ⅱ、Ⅲ型,虽均有低血钾,但均有高血氯性酸中毒。

【治疗】

● 迅速去除诱使肢体麻痹发作的原因。

● 静脉滴注 10%氯化钾溶液 15 ml,加于 5%葡萄糖溶液 500 ml 中,1.5 h 内滴完,同时口服 10%氯化钾溶液 15 ml,4 次/d;如治疗开始 3 h 后肢体麻痹不见好转,心电图仍提示低血钾,可立即加服螺内酯 20 mg,并继续观察症状、心电图和血清钾水平。

● 在补钾的同时,应立即开始针对甲状腺功能亢进的口服药物治疗:甲巯咪唑 30 mg/d 或丙硫氧嘧啶 300 mg/d;在肢体运动功能完全恢复后才考虑其他治疗,例如手术、同位素[131]I 等。

80

Andersen 综合征

- Andersen 综合征又称 Tawi-Andersen 综合征、钾敏感性周期性麻痹。

【病因和发病机制】

- 本征为常染色体显性遗传病,部分由于 KCNJ 基因突变,导致 Kir2.1 离子通道改变,使钾离子内向整流减少,成为发生周期性麻痹的主要原因。

【临床表现】

- 自幼身材矮小,脊柱侧突,指、趾屈曲畸形;前额增宽,下颌骨发育不良;二耳低位,眼距增宽。
- 10 岁前后周期性麻痹开始发作,诱因常为体力活动或者补充钾盐;发作时常伴肢体感觉障碍,发音含糊,呼吸困难。
- 心律失常:发作时以室性早搏最常见,偶见室性心动过速,个别严重者发生心室颤动,常规治疗往往效果不佳。

【辅助检查】

- 血清钾增高或正常。
- 心电图检查:可见 Q-T 间期延长和室性心律失常。

【诊断】

- 本征的诊断主要根据周期性麻痹发作、体格和面容异常以及 Q-T 间期延长。

- 补充氯化钠能使症状改善或消失,口服氯化钾可诱使发作,则有助本征的诊断。

- 突变基因的分析,有确诊价值。

【治疗】

- 尽可能减少运动和其他体力活动。

- 平时多进高盐饮食。

- 周期性麻痹和心律失常发作时,立即静脉滴注氯化钠溶液。

81

Reifenstein 综合征

- Reifenstein 综合征又称遗传性家族性性腺功能减退、家族性不完全性男性假两性畸形 I 型、男子女性型乳房-尿道下裂综合征。

【病因和发病机制】

- 本征为 X-连锁隐性遗传病。早期认为,靶组织对雄激素产生抵抗,是本征睾丸女性化的原因,由受体数目减少或受体质量异常所致;但最近对雄激素受体 DNA 进行分析,结果发现本征的主要原因是外显子 1 的谷氨酰胺多聚区缩短和外显子 5 存在一个点突变,使部分组织男性化受阻,导致胚胎期男性外生殖器分化不足。

【临床表现】

- 本征常有家族史;出生时尿道轻度下裂,阴茎细小,常伴隐睾;附睾和输精管发育不良。
- 青春期腋毛和阴毛生长正常,但有男性乳腺增生,睾丸较小;男性化程度较高者,不见尿道下裂,表现为分叶阴囊和小阴茎;男性化程度较低者,除尿道重度下裂外,可有盲管阴道。

【实验室检查】

- 血浆睾酮和 LH 的水平增高。
- 血浆 FSH 水平正常或轻度增高;雌二醇水平高于正常成

年男性,但低于正常成年女性。

- 染色体核型为 46,XY。

- 睾丸活检:青春期前正常;青春期后曲细精管萎缩,基底膜增厚,透明变性,仅有精原细胞,偶见初级精母细胞,无精子细胞,更无精子;Leydig 细胞正常。

【诊断】

- 青春期前,诊断困难;但对尿道下裂而有家族遗传史者,应怀疑本征;染色体核型测定和睾丸活检有确诊意义。

【治疗】

- 为促进阴茎发育和保持正常性功能,必须使用较大剂量的睾酮制剂。

- 用睾丸固定术治疗隐睾。

- 乳腺增生者,手术切除乳晕下组织。

- 对尿道下裂进行修补。

82

Silverstrini-Corda 综合征

- Silverstrini-Corda 综合征又称肝硬化-男性性功能减退综合征、肝硬化-内分泌缺陷综合征。

【病因和发病机制】

- 肝硬化最常见的病因为病毒性肝炎,特别是乙型,少数为丙型,其次为酒精性肝硬化;其他原因有原发性和继发性胆汁性肝硬化、药物(如四环素、双醋酚丁)和毒物(如砷、磷及四氯化碳等)的长期作用、营养不良、血吸虫病、循环障碍(如慢性右心衰竭、慢性缩窄性心包炎,Budd-Chiari 综合征、肝静脉闭塞症等)、代谢紊乱(如血色病、Wilson 病、糖原累积病Ⅳ型,即 Andersen 病,α_1 抗胰蛋白酶缺乏症)、自身免疫性肝炎等,少数属隐源性。以上各种原因引起的肝硬化,均可导致本征的发生,但以乙型病毒性肝炎后和酒精性肝硬化为最常见。

- 肝硬化在病理学上表现为肝细胞弥漫性变性、坏死、再生,肝小叶结构破坏和假小叶形成,汇管区结缔组织增生;肝脏变形、变硬,肝叶萎缩或增大。

【临床表现】

- 肝硬化代偿期时症状多不明显,或仅有乏力、食欲缺乏、恶心、腹胀、消瘦,肝脾可不增大或仅轻度增大,肝功能可正常或仅略有异常,此期偶见蜘蛛痣和肝掌。

● 失代偿期时则出现腹水、黄疸,食管、胃底、腹壁和痔静脉曲张,并可破裂出血;晚期还可并发肝性脑病、肝肾综合征、腹腔和(或)全身感染、门静脉血栓形成以及肝癌等。

● 男性性功能减退,少数出现于代偿期,多数出现于失代偿期。表现为男子乳房肥大,单侧或两侧性,常从右侧开始,两侧性者右侧大于左侧;轻者仅乳头和(或)乳晕呈结节状隆起,重者则呈成年女性样乳房,伴胀痛,但无乳汁分泌;同时睾丸萎缩,阴毛、腋毛和胡须脱落,声音变细,性欲减退和勃起功能障碍。

● 女性患者则仅有月经失调、闭经或子宫出血以及不孕等。

【辅助检查】

● 血常规检查:代偿期时多正常;失代偿期则有贫血、白细胞和血小板计数减少。

● 尿常规检查:一般正常,无黄疸者,尿胆原(＋＋)～(＋＋＋);有黄疸者可同时有胆红素(＋)～(＋＋);合并肝肾综合征时,可能有蛋白和管型。

● 肝功能检查:代偿期时多正常或轻度异常;失代偿期则直接和间接胆红素增高,丙氨酸氨基转移酶(ALT)增高,白蛋白降低,球蛋白增高,凝血酶原时间延长,胆固醇下降,单胺氧化酶增高;乙型肝炎引起者相关抗原和(或)抗体阳性。

● 血清尿素氮和肌酐仅在肝肾综合征时增高。

● 血清雌二醇和雌三醇增高,睾酮及其代谢产物降低。

● 腹水为漏出液,蛋白梯度(即血清白蛋白与腹水白蛋白之差值)≥1.1 g/dl,合并细菌感染时蛋白和细胞数可增加。

● 食管造影:食管下段静脉曲张。

● B超检查:肝脏缩小或增大,形态失常,被膜不光滑;回声增粗,分布不均,呈结节状改变;肝静脉变细,门静脉内径增宽(>12 mm),脾静脉增宽(>8 mm)。

【诊断】

- 根据慢性肝病病史、体征、辅助检查和男性性功能减退,诊断本征并不困难,但必须与其他原因引起的男性乳房肥大相鉴别,如①药源性,包括螺内酯、西咪替丁、异烟肼、洋地黄、利血平、酮康唑、克罗米芬、雌激素制剂及睾酮制剂等;②内分泌性,包括甲状腺功能亢进、睾丸肿瘤、垂体肿瘤、先天性肾上腺皮质增生症、男子性腺功能减退、糖尿病等;③其他疾病:如支气管癌、肾功能衰竭、营养不良等;④生理性:包括新生儿、青春期、老年期和特发性。

【治疗】

- 肝硬化的病原治疗:①乙型病毒性肝炎引起者用拉米夫定、恩替卡韦等;②丙型病毒性肝炎引起者用利巴韦林等;③血吸虫病引起者用吡喹酮;④药物和酒精中毒引起者立即停用;⑤营养不良引起者:高蛋白、高维生素饮食;⑥血色病:限制铁摄入,去铁胺肌内注射;⑦Wilson病:限制铜摄入,口服硫酸锌或硫化钾;⑧自身免疫性肝炎:使用糖皮质激素;⑨糖原累积病Ⅳ型和α抗胰蛋白酶缺乏症:一般需行肝脏移植;⑩循环障碍引起者,多需手术治疗。

- 肝硬化腹水的治疗:低盐饮食,呋塞米和螺内酯联用,必要时行腹腔穿刺放液。

- 可能改善肝功能的药物:种类繁多,较常用的有联苯双酯、甘草酸二铵、还原型谷胱甘肽、葡醛内酯和促肝细胞生长素等;至于人血白蛋白的使用,必须慎之又慎,特别是对有食管-胃底静脉曲张的病例,因为白蛋白的输注偶可诱发曲张静脉破裂大出血,作者曾亲见 3 例,国内曾有多例报道。

　　● 男性性功能减退的治疗: 可考虑睾酮制剂,但须严密监测不良反应。

83

血吸虫病-侏儒综合征

【病因和发病机制】

• 血吸虫病-侏儒综合征(schistosomiasis-darfism syndrome)主要见于血吸虫病流行区。由于从儿童时期起反复感染血吸虫病,因而阻碍了生长和发育;在血吸虫病患者中占 1.5%~1.7%,在晚期血吸虫病患者中占 5.8%~8.1%。近年来本征的发病率已明显下降,本征的发病可能与下列因素有关。

(1) 儿童期反复多次遭受大量血吸虫的感染,血吸虫卵内毛蚴的头腺分泌大量溶组织物质,使肠壁产生众多的微小溃疡,后者反射性地引起中枢神经系统功能障碍,导致垂体前叶的功能受到抑制。

(2) 反复大量血吸虫感染引起的严重肝脏损害和重度营养不良,也使垂体前叶的功能进一步减退。

(3) 肠壁的众多微小溃疡,使舒血管肠肽分泌减少,导致垂体前叶的多种激素分泌降低。

(4) 本征均有巨脾,而巨脾本身就有抑制生长和发育的作用。

【临床表现】

• 从幼年起反复多次遭受大量血吸虫的感染,常有慢性期和晚期血吸虫病的临床表现。

- 慢性期血吸虫病常由急性期转变而来。
- 急性期常有发热、荨麻疹、恶心、呕吐、腹痛、腹泻、咳嗽和肝脾肿大。
- 慢性期表现为腹泻、里急后重、黏液血便以及肝脾肿大。
- 晚期除侏儒外，尚有巨脾型、腹水型和异位损害型（包括肺、脑等）。
- 侏儒型：除有慢性期和晚期血吸虫病的临床表现外，尚有垂体前叶功能减退，生长发育障碍；20 多岁的患者，身材矮小如 10 岁左右的儿童；面容苍老，营养不良，骨骼细小，骨骺变化延迟。男性无胡须、腋毛、阴毛生长，阴茎、阴囊犹如 7～8 岁的幼儿；女性则乳房不发育，内、外生殖器呈幼稚型，原发闭经，骨盆漏斗状。但智力发展正常，智商与同龄者无异。

【辅助检查】

- 血常规检查：常见白细胞和血小板计数减少，嗜酸性粒细胞增多不明显。
- 粪便检查：用沉淀孵化法常查不出虫卵和孵出毛蚴。
- 免疫学检查：包括皮内试验、环卵沉淀试验、尾蚴膜反应和循环抗体抗原测定，均有一定的参考价值。
- 直肠镜黏膜活检：阳性率最高，压片镜检常可找到虫卵。
- 内分泌学检查：GH、ACTH、TSH、FSH、LH、PRL 均降低，周围各靶腺分泌的激素也减少。
- 肝功能检查：直接和间接胆红素、ALT、AST 均可增高，白蛋白降低，球蛋白增多。
- B 超检查：灶性致密回声散在分布，或形成相连的网络；较强光带形成鱼鳞状等。
- CT 扫描：晚期显示肝包膜增厚，肝内钙化；重度肝纤维化,呈龟背样图像。

【诊断】

• 本征的诊断标准有三：①疫水接触史；②侏儒症的临床表现和检查所见；③粪便或直肠黏膜中找到血吸虫卵。②、③两项为必备条件。

【治疗】

• 吡喹酮总量 40 mg/kg,分 2 次,1 日服完；必要时翌年再服 1 日。

• 对靶腺分泌极低的病例,可少量补充糖皮质激素和甲状腺激素；对育龄期妇女可用性激素行人工周期治疗。

84

烹调综合征

- 烹调综合征（cook syndrome）又称中国餐馆综合征、谷氨酸钠（味精）摄入过量综合征。

【病因和发病机制】

- 中国菜肴中常放较多的味精（谷氨酸钠），后者入胃后与胃酸作用，形成 L-谷氨酸，经小肠吸收入血，在中枢神经系统发挥体液递质作用，对人体一般无害，而且常被用来治疗肝性昏迷和精神发育不全，偶尔和抗癫痫药一起，合并治疗癫痫小发作、精神运动性发作等，但大量的 L-谷氨酸会干扰中枢神经系统的抑制性递质 γ-氨基丁酸和吡多醇（维生素 B_6）的代谢，导致各种症状的发生。本征主要见于欧美国家，亚裔少见。

【临床表现】

- 一般进餐后 10～45 min 发病，症状轻重不一。
- 头痛最常见，但性质各异，有钳牢样钝痛、搏动性跳痛和针扎样刺痛等。
- 其次为头重、头晕和酒醉感，重者有短暂的意识障碍。
- 面部和颈部常有麻木、蚁走、温热或刺痛感。
- 四肢常感无力，重者接近软瘫。
- 其他尚有心悸、胸闷、恶心、呕吐和夜间盗汗等。

【辅助检查】

- 血、尿、粪常规检查和肝肾功能均无异常。
- 心电图偶见窦性心动过速。

【诊断】

- 根据在餐馆进食后出现症状，不经特殊治疗即可很快消失，即可作出诊断，但须注意和食物中毒以及食物过敏相鉴别。

【治疗】

- 本征为良性自限性疾病，休息、饮水即可使症状在 $1 \sim 2\,h$ 内消失。
- 症状严重者可口服盐酸羟嗪（hydroxyzine hydrochloride）$25\,mg$，2 次/d。

85

Cochrane 综合征

- Cochrane 综合征又称亮氨酸敏感性低血糖综合征 (lucine-sensitive hypoglycemia syndrome)、胰岛细胞成熟障碍综合征(islet cell dysmature syndrome)。

【病因和发病机制】

- 本征属先天遗传性疾病,呈家族性发病。

- 亮氨酸(leucine,LC)为人体所必需;LC 缺乏可使白色脂肪组织中的脂质动员增加,脂肪酸合成酶表达降低,脂肪酸氧化作用加强,体内脂肪快速减少;LC 缺乏还可使褐色脂肪组织中与产热相关的解偶联蛋白 I (uncoupling protein I)表达加强,氧耗、能量消耗和产热也均增加,因此体内脂肪减少。

- LC 还有促进睡眠的作用,能降低对疼痛的敏感性,可减轻偏头痛。

- LC 对敏感者有刺激胰岛素释放的作用;进食含 LC 的蛋白质,会引起胰岛素分泌增多,从而导致低血糖的发生。

【临床表现】

- 3 岁以前的婴幼儿,进食蛋白后引发的低血糖,症状常不典型,可表现为衰弱无力、紧张不安、发绀气促或惊厥发作。

- 年龄较大的儿童低血糖发作时,则常有出汗、手颤、心悸、无力、饥饿难忍、恶心呕吐,重症者心动过速、血压下降、惊厥昏迷,易与其他疾病混淆。

- 成人发病则症状较轻且不典型。

【实验室检查】

- 症状发作时血糖常低于 2.7 mmol/L(50 mg/dl),胰岛素常超过 10 μU/ml。

- LC 耐量试验:空腹口服 LC 200 mg/kg,于 30 min 内服完,此后每隔 30 min 抽血验血糖和胰岛素 1 次,共 3 次,凡任何 1 次血糖降至 1.4 mmol/L(25 mg/dl)或以下,胰岛素升高达 30 μU/ml 或以上则为阳性,提示对 LC 敏感。

【诊断】

- 凡进蛋白餐后出现低血糖发作,即应考虑本征;LC 耐量试验阳性,可作为诊断本征的根据。

【治疗】

- 避免进食 LC 含量较高的食物,可预防低血糖发作。

- 加用糖皮质激素或二氮嗪(diazoxide)可减轻甚至停止发作。

86

Pickwickian 综合征

- Pickwickian 综合征又称肥胖-通气不良综合征、发作性睡病伴糖尿病性高胰岛素血症综合征、肥胖-肺心病综合征。

【病因和发病机制】

- 本征的主要原因是极度肥胖。腹腔内沉积的大量脂肪，使膈肌明显上抬，压迫双肺，导致通气功能障碍，使患者无法进行体力活动，从而加重了肥胖；纵隔内和心包及其周围的脂肪沉积，不但进一步加剧了通气困难，而且也限制了心脏的舒张功能。

- 横膈的上抬使咳嗽无力，吸入支气管内的灰尘等异物和病毒、细菌等病原体就不能及时清除，导致支气管和双肺的反复感染及肺组织的广泛破坏。

【临床表现】

- 本征男多于女，约 4：1，以儿童和青壮年为主。
- 极度肥胖，多呈向心性，体重指数常超过 30。
- 平卧或轻微活动均会引起呼吸困难和唇甲发绀。
- 神志一般清楚，但常处于嗜睡状态，即使在谈话之际也会酣然入睡，个别患者始终处于昏睡状态，少数可见肢体瘫痪，并可引出病理反射。
- 四肢常有不规则、不自主震颤，有时可波及全身。

- 呼吸常不规则，可时快时慢、时浅时深，有时停顿，夜间常合并睡眠呼吸暂停综合征。
- 由于慢性缺氧，常有继发红细胞增多现象，可呈多血质样外貌。
- 两肺呼吸音极度降低，偶闻细湿啰音；也可见颈静脉怒张及其收缩期搏动、肝增大、腹水、下垂位水肿和三尖瓣区收缩期杂音等右心衰竭表现。

【实验室检查】

- 周围血中的血红蛋白和红细胞数及其比积常见增高；肺部发生感染时，白细胞总数和中性粒细胞的百分比也可增加。
- 空腹和餐后 2 h 血糖以及糖化血红蛋白常达糖尿病的诊断水平。
- 血脂也常增高、结合肥胖和高血压，常符合"代谢综合征"的诊断标准（体重指数≥25，甘油三酯≥1.7 mmol/L，血压≥140/90 mmHg，空腹血糖≥6.1 mmol/L）。
- 血清胰岛素常增高，空腹常>25 μU/ml，胰岛素受体异常。
- 血气分析：pH 降低，$PaCO_2$（动脉血二氧化碳分压）增高，提示呼吸性酸中毒，PaO_2（动脉血氧分压）也多降低，故 II 型呼吸衰竭相当多见。

【肺功能测定】

- 一般有明显的限制性通气功能障碍：肺总量（TLC）、用力肺活量（FVC）或肺活量（VC）均降低，实测值常低于预计值的 40%，多同时有阻塞性通气功能障碍；1 秒用力呼气量（FEV_1）实测值也常低于预计值的 40%；肺通气无效腔增大。

【X 线检查】

- 两肺纹理增粗；心脏向左右两侧扩大，肺动脉段突出；膈肌上抬,活动幅度明显降低。

【心电图检查】

- 电轴右偏,右心室肥厚,偶见心房颤动。

【头颅 CT 检查】

- 常见脑梗死或腔隙性脑梗死,特别是当合并代谢综合征时。

【诊断】

- 根据极度肥胖、嗜睡,呼吸不规则,结合实验室、肺功能和 X 线等检查,本征诊断一般不难,但需注意与肥胖合并高血压、冠状动脉粥样硬化以及慢性阻塞性肺疾病合并肺源性心脏病等的鉴别。

【治疗】

- 首先用氧疗纠正低氧血症,可通过鼻导管或面罩吸氧;对不伴有二氧化碳滞留的低氧血症,可用高浓度(≥35%)氧吸入;伴有二氧化碳滞留者用<35%的氧持续吸入,必要时机械辅助通气,情况适宜时可行鼻面罩正压通气。

- 支气管-肺部感染应及时采用抗生素治疗。

- 极度肥胖的治疗。①饮食:热量的摄入应低于消耗;成年男子摄入的热量应低于 1 500 kcal/d,女子应低于 1 200 kcal/d;其中总热量的 15%~20% 应由蛋白质(含必需氨基酸)提供,20%~25% 由脂肪提供,其余则由碳水化合物提供(禁吃巧克力、甜点、糖果、肥肉和酒类),同时补充足量的多种维生素。②运动虽能改善对胰岛素的敏感性,增加能量的消耗,减轻体重,但因本征病势比较严重,一般不宜采用运动疗法。③减肥药:可用胰脂肪酶抑制剂奥利司他(orlistat)、选择性大麻素受体拮抗剂利莫那班（rimonabant）；内分泌制剂如左甲状腺素和绒毛膜促性腺激素，虽减重作用快速而明显，但不良反应较大。④减肥手术：如小胃成形术、胃旁路术等。

• 合并糖尿病时：不宜用磺酰脲类、格列奈类及噻唑烷二酮类，优先考虑用胰高血糖素样肽-1类似物（GLP-1A）。

• 合并高血压时，用血管紧张素转换酶抑制剂（ACEI）或血管紧张素Ⅱ受体阻滞剂（ARB）合并小剂量噻嗪类利尿剂，如氢氯噻嗪12.5 mg/d；后者因剂量小，不影响糖代谢，也不会导致电介质紊乱。

87

空蝶鞍综合征

【病因和发病机制】

- 空蝶鞍综合征（empty sella turnica syndrome）可分为原发性和继发性。

1）原发性

（1）先天缺陷。鞍膈发育不良，漏斗孔较大，直径超过5 mm，垂体柄及相关结构未能完全充满，形成空蝶鞍。Kallman综合征时即有这一现象。

（2）颅内压增高：脑脊液（CSF）压力增高，鞍上的蛛网膜下腔可经此孔被挤入蝶鞍，见于高血压、肥胖病、慢性心力衰竭和假性脑瘤等，蝶鞍内充满 CSF。

（3）内分泌因素：①甲状腺功能减退可导致对垂体的反馈性抑制解除，垂体增生，蝶鞍扩大；经用甲状腺素制剂治疗后，垂体就会缩小，引起空蝶鞍综合征。②妇女妊娠时垂体肥大，分娩后垂体缩小，也是形成空蝶鞍的原因。③垂体缺血萎缩和坏死。

（4）其他因素。如蝶鞍内蛛网膜粘连、蝶鞍内囊肿破裂等。

2）继发性

（1）垂体肿瘤手术、外照射或蝶鞍内植入同位素钇合金后。

（2）颅脑外伤和颅内炎症造成鞍区蛛网膜粘连，使局部CSF引流不畅，在 CSF 压力下，蛛网膜下腔甚至第三脑室的前下部疝入鞍内。

【临床表现】

• 多见于妇女,特别是中年以后而又肥胖的经产妇,但也见于任何年龄,20～70岁最常见,男子也可发病;症状轻重不一,先天性者一般较轻。

• 头昏、头痛:程度轻重不同,偶发或常发,血压可轻度增高。

• 视力障碍:蝶鞍内囊肿和蛛网膜粘连等可累及视神经,导致视力减退、视野缺损(向心性缩小或颞侧偏盲),颅内压增高时可见视乳头水肿和视神经萎缩。

• CSF鼻漏:仅见于少数病例,发生于喷嚏和咳嗽时。

• 内分泌紊乱:少数可见促性腺激素分泌减低而有性欲减退、阳痿、闭经、不孕,促甲状腺激素分泌减少而有畏寒等,也可见轻度全垂体功能降低或出现尿崩症者;个别发生溢乳甚至垂体功能亢进或下丘脑综合征。

【实验室检查】

• FSH和LH降低,PRL增高,少数ACTH和TSH及其靶腺也减少。

• CSF压力一般正常(个别颅内压增高者例外),外观清晰透明,糖和氯化物一般正常,蛋白可稍增高,细胞数多在正常范围之内,有蛛网膜粘连者Ayala指数可低于5.5。

【影像学检查】

• 头颅侧位X线摄片:可见蝶鞍扩大,多呈球形,鞍口一般不扩大。

• 气脑造影:蝶鞍内可见气体或液平存在。

• 头颅CT扫描:垂体窝扩大,窝内垂体萎缩,充满低密度的CSF。

- 头颅 MRI 扫描：垂体受压，紧贴于鞍底，蝶鞍内充满水样信号物质。

【诊断】

- 根据临床表现和影像学检查，特别是 CT 和 MRI 扫描，诊断本征不难，但必须注意和垂体瘤鉴别。

【治疗】

- 原发性无症状者，一般不需治疗，但须严密观察，定期随访。
- 垂体前叶功能减退：用相应的靶腺激素替代治疗。
- 视力障碍明显或颅内压增高：应立即手术。
- CSF 鼻漏：用自体肌肉和骨片填塞垂体窝。

88

Schmidt 综合征

• Schmidt 综合征又称肾上腺皮质萎缩-淋巴细胞性甲状腺炎综合征。

【病因和发病机制】

• 本征是一种自身免疫性疾病,血中有抗甲状腺抗体和抗肾上腺抗体;可合并糖尿病和其他自身免疫性疾病,例如白癜风、恶性贫血等;合并糖尿病者常见谷氨酸脱羧酶抗体(GAD-Ab)、胰岛细胞抗体(ICA)和胰岛素自身抗体(IAA)阳性。

• 组织学上肾上腺皮质萎缩,并和甲状腺一起为淋巴细胞、浆细胞所浸润以及淋巴滤泡形成;合并糖尿病者胰岛周围也有类似变化,因而导致这些腺体的功能减退。

【临床表现】

• 本征一般先有 Addison 病的表现:皮肤、黏膜呈棕褐色或黑褐色色素沉着,以暴露、受压部最为明显;同时体重减轻、软弱无力、血压降低,而有头昏、眼花甚至直立性昏厥,食欲减退、恶心、呕吐、性欲减退,阴毛脱落,阳痿/闭经;应激情况下,致"肾上腺"危象。

• 甲状腺弥漫性、对称性、轻至中度肿大,边缘不清,质地偏韧,可有结节,不具触痛;伴甲状腺功能减退症状比较明显,如乏力、畏寒、食欲不振、便秘、智力减退、反应迟钝、颜面水肿、面色蜡黄、心率缓慢、心音低弱、心界扩大等。

• 合并糖尿病者常无症状,只有空腹和餐后血糖增高和尿糖阳性,即所谓"化学性糖尿病"而已。

【实验室检查】

• 抗肾上腺皮质细胞抗体>1∶100,血浆 ACTH 增高,血浆皮质醇下降。

• TPOAb 和 TGAb 常阳性,血清 TSH 增高,FT_3 和 FT_4 降低。

• 合并糖尿病者,除空腹、餐后血糖和 HbA1c 增高以及尿糖阳性外,GAD‐Ab 等也常阳性。

【诊断】

• 根据肾上腺皮质和甲状腺功能减退的临床表现,结合实验室检查,诊断一般不难。合并糖尿病者,血糖、HbA1c 增高和 GAD‐Ab 等阳性。

【治疗】

• 长期用激素替代治疗:氢化可的松 10～20 mg/d 或醋酸可的松 12.5～25 mg/d,口服;继之口服左甲状腺素,25 μg/d 开始,逐渐增量,多数不超过 50 μg/d。

• 糖尿病一般不宜用胰岛素或其类似物治疗,因其容易诱发严重低血糖,而磺脲类或格列奈类常无效,宜用小剂量的二甲双胍,但仍应警惕低血糖的出现。

89

经前期紧张综合征

- 经前期紧张综合征（premenstrual tension syndrome）又称经前期综合征、晚黄体期焦虑症（late luteal phase dysphoric disorder）。

【病因和发病机制】

- 本征为育龄期妇女月经前 7～14 d 内反复出现的一系列症状；一旦月经来潮，症状即告消失，其病因和发病机制迄今尚未完全阐明，目前多数认为与下列因素有关。

（1）遗传因素的影响：少数家庭可见母女先后发病，虽然两者发病相隔多年，但症状可以十分相似。

（2）长期精神紧张或过度哀伤可以诱发本征。

（3）内分泌失调：月经前黄体酮虽然分泌增加，但因某种未知的原因，黄体酮迅速转化为去氧皮质酮，此时醛固酮也分泌增加，两者协同导致钠、水滞留，出现水肿；月经前催乳素分泌增加，这是乳房增大和疼痛的原因之一；黄体期血清 5-羟色胺降低，引起一系列神经精神症状。

【临床表现】

- 本征的症状约 150 多种，各人不尽相同，但与月经周期的关系却基本固定；典型者月经来潮前 1 周开始出现症状，并呈进行性加重，至经前 2～3 d 最为严重；多数病例一旦月经来潮，症状就会在 12～24 小时内突然消失,少数则需 2～3 d 后才开始逐渐减轻。

• 150 多种症状一般可分 3 类:

(1) 精神症状,又可分 2 型:①兴奋型,表现为不安、焦虑、冲动、易怒、躁狂等;②抑制型,表现为淡漠、抑郁、孤独、忧伤、嗜睡、昏睡等。

(2) 自主神经功能紊乱症状:包括低热、出汗、心动过速或过缓、气促、食欲减退、肠鸣亢进、性欲降低或增强、油性皮肤和痤疮等。

(3) 液体潴留症状,又可分 5 型:①眼睑、下肢凹陷性水肿和体重增加;②颅内水肿则有一侧或两侧颞部或枕部持续性或间歇性头痛;③乳房水肿则有乳房饱满、胀痛,可向腋窝、肩部放散,触痛明显,有时还可触到小结节;④腹腔内水肿导致腹胀、腹痛、恶心、呕吐;⑤盆腔水肿则有尿频、尿急、下腹垂胀和腰痛等。

【诊断】

(1) 至少在 3 个月经周期中,同时出现 1 个或以上的精神症状和 1 个或以上的液体潴留症状。

(2) 这些症状在月经周期中的黄体期反复出现,而在晚卵泡期,必须有一段无症状的间歇期,即症状最晚在月经来潮后 4 天内消失,至少在下次月经的第 12 天前不再复发。

(3) 症状的严重程度必须足以影响正常生活和工作。

• 凡符合以上(1)、(2)、(3)条可以确诊本征,符合以上(1)、(2)条基本可诊断本征。

【治疗】

• 精神症状:首先考虑心理治疗,用通俗易懂的语言,解说疾病的本质,使之解除顾虑,放下包袱,有助于精神症状的减轻。

对兴奋型可根据不同的表现,使用阿普唑仑、多塞平;有躁狂倾向者用碳酸锂、阿替洛尔(atenolol)、丁螺环酮(buspirone),均从小剂量开始;抑制型可用氟西汀(fluoxetine)、去甲替林(notriptylin)或氯丙米嗪(clomipramine),也需从小剂量开始。

- 自主神经功能紊乱症状:用谷维素、大剂量维生素 E;多汗用山莨菪碱,心动过速用 β 受体阻滞剂、心动过缓用阿托品,性欲降低用甲基睾酮,性欲亢进用雌激素等。

- 液体潴留:螺内酯 20 mg/d,在月经来潮后的第 18～26 天口服,不但能消除水肿,还能减轻一些精神症状,如嗜睡、昏睡、抑郁和忧伤等,可与氢氯噻嗪 12.5 mg/d 合用。

- 乳腺胀痛:用胸罩托起;口服避孕药甲地炔诺酮(methylnorgestrinone)1.5 mg、2 次/d,能阻断乳腺的雌激素受体,消除乳房肿胀和结节,减轻疼痛;无效者可用达那唑(danazol)200 mg、2 次/d;如乳腺胀痛剧烈,可在月经来潮后第 14～15 天,口服甲基睾酮 5～10 mg/d 或肌注丙酸睾酮 25 mg、隔日 1 次,月经过多者尤为适宜;溴隐亭能抑制催乳素分泌,减轻乳房胀痛,消除乳房结节,于月经来潮前第 14 天开始服用,直至月经来潮。

90

Albright 综合征

- Albright 综合征又称 Mc Cune-Albright 综合征、骨多发性纤维异常增殖症、纤维性骨营养不良、棕色斑点综合征（brown spot syndrome）。

【病因和发病机制】

- 本征为常染色体显性遗传，基因突变位于 20 号染色体长臂的编码 Gs α 亚基基因 8 号外显子 Arg201His 上，变异导致病变部位细胞基质中环化 3522 环磷腺苷水平增高，环磷腺苷依赖性受体，如 ACTH、TSH、FSH、LH 受体等被激活，因而相关激素分泌过多或者发生激素抵抗；本应发育为骨细胞的间叶组织变成纤维细胞，导致骨骼纤维化。本征外显率低，多数为散发病例。

【临床表现】

- 本征女多于男，常在青少年期（5～15 岁）发病，病程进展缓慢，少数有自限倾向。

- 一般先出现多发性骨纤维异样增殖所致的骨骼改变，如一侧颅面骨增厚、疼痛，盘骨及四肢长骨的畸形，两者均易导致病理性骨折的发生。

- 皮肤色素沉着：色素呈棕色，小片状或弥漫性，以口唇、颈部、腰骶和股部最明显，位于骨骼病变的同侧，很少超越中线。

- 内分泌紊乱。表现为：①性早熟。多见于女性，月经过早来潮，乳房过早发育，阴毛、腋毛也随之生长；少数男性外生殖器增大，一如成人。其他少见的有：②甲状腺功能亢进或减退；③皮质醇增多症；④垂体前叶功能亢进；⑤高泌乳素血症等。
- 主动脉缩窄、动静脉瘘和肾萎缩等偶见。

【实验室检查】

- 血钙和碱性磷酸酶一般正常，血磷多增高。
- 血 FSH 常增高，而血中 ACTH、TSH、皮质醇、甲状腺激素水平的变化，视病情而定。
- 皮肤活检：于色素沉着处可见大量黑色素沉着。

【X 线检查】

- 颅面骨 X 线检查。可见 3 种改变：①膨胀囊性改变；②毛玻璃样改变；③均匀一致的分叶状硬化表现。
- 盘骨及四肢长骨 X 线检查。有下列 4 种表现：①囊状改变；②毛玻璃样改变；③丝瓜瓤样改变；④虫噬样改变。

【诊断】

- 根据上述的主要症状和骨骼的 X 线所见，诊断一般不难，但须注意与下列疾病鉴别。
- 甲状旁腺功能亢进、Paget 病、Hand-Schuller-Christian 病、骨肿瘤及骨囊肿等，虽均有骨骼方面的改变，但无性功能异常和皮肤色素沉着。
- 肾上腺皮质肿瘤和卵巢肿瘤可有性功能异常，但一般无骨骼方面的改变。

【治疗】

- 骨骼病变。

（1）降钙素类：如降钙素 50～100 U/次或益钙宁（elcatonin）40 U/次，均隔日 1 次，肌内注射。

（2）二膦酸盐类：如羟乙膦酸钠（disodium etidronate）200 mg/次，2 次/d，口服，连用 2 周，停药 11 周为 1 个周期，停药期间补充钙剂，一般可用 2～4 个周期。或帕米膦酸钠（sodium pamidronate）30～60 mg/d，加入生理盐水或 5% 葡萄糖溶液 250 ml，缓慢静脉滴注 1～4 h，连用 3 天为 1 个疗程，6 个月后可再重复 1 疗程。

（3）骨骼病变尚可用骨化三醇等，但疗效不肯定。

（4）肢体畸形等需手术处理。

● 性早熟。

（1）羟孕酮 5～10 mg，1 次/d，口服，能抑制 FSH 和 LH 分泌，使女性乳房回缩，月经停止；男性阴茎、睾丸缩小，阴毛脱落。

（2）甲地孕酮 50 mg，1～2 次/d，口服。

（3）甲羟孕酮 100～200 mg，每隔 2～3 周肌注 1 次。

（4）酮康唑：能抑制肾上腺和性腺的类固醇合成，可治性早熟，200 mg，1 次/d。

（5）他莫昔芬（tamoxifen）：能与雌二醇竞争雌激素，使女性青春发育减慢，10～20 mg，2 次/d，口服。

● 皮肤色素沉着：一般无特殊治疗。

91

类癌综合征

【病因和发病机制】

- 类癌细胞起源于 APUD(胺前体摄取和脱羧)细胞中的肠嗜铬细胞(即 Kulchitsky 细胞),内含嗜铬亲银颗粒,生长缓慢,病程漫长(可达 $10\sim15$ 年),即使发生转移,也能存活 10 年以上;可见于各年龄段,一般女多于男。

- 类癌细胞能产生多种生物活性物质,例如 5-羟色胺(5-HT)、缓激肽、组胺和前列腺素;少数还分泌其他肽类激素,如 ACTH、GH、ADH、PTH、促性腺激素、儿茶酚胺、降钙素、胰岛素、胰高血糖素、胃泌素和胃动素等。

- 正常人食物中的色氨酸 99% 形成烟酸(NA)和烟酰胺(NAA),仅 1% 被胃肠黏膜细胞转化成 5-HT。

- 5-HT 主要存于胃肠黏膜,仅少量存在于血小板和脑细胞。发生类癌后,食物中的色氨酸 60% 被类癌细胞转化成 5-HT。故此时血中 5-HT 明显增高,而烟酸和烟酰胺则随之减少。

- 在类癌细胞中,色氨酸经 5-羟化酶的作用转变成 5-羟色氨酸,再经脱羧酶的作用即成 5-HT;单胺氧化酶(MAO)使 5-HT 转变为 5-羟吲哚乙醛,后者在醛脱氢酶的作用下,成为无生物活性的 5-羟吲哚乙酸(5-HIAA),而从尿中排出。

【临床表现】

- 类癌的局部症状：类癌好发于阑尾，常被误诊为阑尾炎而切除，经切片检查才被确诊；小肠类癌可表现为腹痛、肠出血、肠梗阻或肠套叠，胃和十二指肠类癌常合并溃疡和出血，支气管类癌可有咳嗽、咳痰、咯血和胸痛等。

- 类癌综合征的全身症状：出现在胃肠道类癌发生肝转移后，除肝肿大外，还有下列表现。

（1）阵发性皮肤潮红：见于绝大多数病例（90％以上），是本征的主要标志；常突然出现，初次发作一般仅持续 10 min 左右，第 2 次发作常在数周或数月之后；此后随着时间的推移，发作次数越来越频繁，发作持续时间也越来越久；潮红常先出现于两颊和鼻，然后延及结膜、颈、胸；而眼睑和口唇可见水肿；皮肤潮红的原因是毛细血管扩张，严重者可使血压降低，甚至发生休克，称为"类癌危象（carcinod crisis）"；类癌分泌的多种生物活性物质导致毛细血管扩张，一旦类癌切除，毛细血管扩张现象即告消失。

（2）腹痛和腹泻：见于 80％病例，肠鸣音亢进、腹痛、腹泻、粪便水样或含多量脂肪，可导致营养不良和水、电解质紊乱。

（3）胃十二指肠溃疡：较常见，是类癌细胞释放多量组胺，刺激胃黏膜壁细胞上的 H_2 受体，使壁细胞分泌大量盐酸的结果。

（4）支气管痉挛和哮喘发作：见于部分病例，与组胺和缓激肽的作用有关，麻醉时可致窒息。

（5）糙皮病：见于少数病例，原因是食物中的色氨酸大部分被变成 5-HT，转化为烟酸和烟酰胺的则明显减少，导致出现糙皮病所特有的皮肤（脱屑性皮炎）、胃肠道（腹泻）和神经系统（抑郁）三联征。

（6）右心心内膜纤维化、三尖瓣病变（关闭不全为主）和肺动脉瓣狭窄等：一般比较少见，是血中高浓度的 5 - HT 刺激了纤维母细胞，导致纤维组织增生的结果，可导致心律失常和（或）右心衰竭，偶见心包炎，支气管类癌可致左心心内膜、主动脉瓣、较大动脉和静脉发生纤维化。

【实验室检查】

• 血 5 - HT 增高，常≥5 μg/ml（正常参考值：0.1～0.2 μg/ml）。

• 血组胺增高，常＞140 ng/ml（正常参考值：10～25 ng/ml）。

• 尿（24 h）5 - HIAA 增高，≥25 mg 为可疑，＞50 mg 可确诊（正常参考值：2～17 mg）。

• 血清碱性磷酸酶、γ-谷氨酰转肽酶（γ-GT）和嗜铬素 A（chromogranin A）增高。

• 5-肽胃泌素试验：静脉注射 5-肽胃泌素 0.6 μg/kg（30 秒内注毕后），于注射前和注射后 1、3、5、10、15 min 各取血测 5-HT；类癌注射后出现皮肤潮红和胃肠症状，5-HT 增高幅度＞40％或绝对值＞50 μg/ml。

• 肾上腺素激发试验：先以 5％葡萄糖 500 ml 开始静脉滴注，然后以肾上腺素 1 μg 经同一条静脉滴入，如无反应每隔 15 min 静脉滴入肾上腺素 1 μg，共 8 次，任何 1 次出现皮肤潮红和（或）血压降低均提示本征，并应立即终止滴入；如 8 次均无反应，基本可否定本征。

• 乙醇皮肤潮红激发试验：乙醇 10 ml 加于橘子汁 15 ml 中，一次口服，15 min 后出现皮肤潮红、心动过速、结膜充血、支气管痉挛和哮喘的发作，以及血压下降，均提示类癌。

【影像学检查】

● 钡餐、内镜或 CT 扫描可发现胃肠道体积较大的类癌，常表现为黏膜增厚、黏膜下层团块或管腔狭窄；胶囊内镜对发现小肠类癌有一定的优势。

● MRI、选择性血管造影、^{111}In-奥曲肽或^{123}I-MIBG 核素扫描和^{11}C 标记的 5-羟-L-色氨酸 PET 检查对类癌有定位价值。

【诊断】

● 类癌无特殊征象，诊断一般较难，易误诊为阑尾炎、克罗恩病和肠癌等；一旦发生类癌综合征，诊断就比较容易。根据发作性皮肤潮红、腹痛、腹泻、哮喘、肝肿大、右心瓣膜病变以及血 5-HT≥5 μg/ml，24 h 尿 5-HIAA≥30 mg，可以确诊本征；利用影像学检查，一般不难发现类癌所在的部位。

● 必须与下列疾患进行鉴别：①围经绝期综合征：也有发作性皮肤潮红，但持续较久，且无腹痛、腹泻和哮喘等；②系统性肥大细胞增多症：因肥大细胞也能释放组胺，故也有皮肤潮红、腹痛、腹泻和支气管痉挛等，但系统性肥大细胞增多症同时有肝、脾和淋巴结增大，骨髓中还可见大量肥大细胞；③自主神经功能紊乱：精神紧张时可见皮肤潮红发作，但血 5-HT 和 24 h 尿 5-HIAA 始终正常；④特发皮肤潮红：不具备类癌的其他症状，血、尿化验也无异常；⑤三尖瓣和肺动脉瓣病变：应与先天性心脏病、风湿性心瓣膜病及右心室乳头肌功能不全等鉴别。

【治疗】

● 外科治疗：手术切除原发病灶最为有效，早期切除尤为明显，即使发生转移，切除原发癌后，也能使症状减轻，甚至消失。

● 内科治疗：对不愿意手术或有手术禁忌证者，可考虑下列治疗。

(1) 经常保持乐观心态,避免精神激动。

(2) 食物应富含烟酸和烟酰胺,禁饮牛乳,禁食含色氨酸较多的奶酪、橘子、菠萝和马铃薯等。

(3) 根据病情,可采用下列药物。

① 5-HT 合成抑制剂:5-氟色氨酸(5-flurotryptophan) 200 mg,3 次/d,口服;4-脱氧吡哆醇(4-deoxypyridoxine) 250 mg,3 次/d,口服;甲基多巴 250 mg,1～2 次/d,口服。

② 5-HT 拮抗剂:赛庚啶 2～10 mg,3 次/d,口服;甲基麦角酰胺(methysergide)2～8 mg,3 次/d,口服。

③ 激肽释放酶抑制剂:抑肽酶 2.5～12.5 万单位静脉注射;6-氨基己酸 5 g 加于 250 ml 生理盐水中静脉滴注,2 次/d;苯氧苄胺(phenoxybenzamine)10～30 mg/d,口服。

④ H_1 受体阻滞剂:西替利嗪或氯雷他定均 10 mg/d,口服;H_2 受体阻滞剂:雷尼替丁或法莫替丁。

⑤ 肾上腺皮质激素:泼尼松 15～30 mg/d,对前肠型类癌所致者效果较好,其他效果较差。

⑥ 吩噻嗪类:如氯丙嗪 12.5 mg 或甲哌氯丙嗪 10 mg,均3 次/d,口服;对减轻皮肤潮红和内分泌症状,有一定的效果。

⑦ 甲基多巴:治疗腹泻有效,250 mg,3 次/d,口服。

⑧ 奥曲肽:250 μg,1 次/12 h,皮下注射,能缓解腹泻和皮肤潮红。

⑨ 异丙肾上腺素、氨茶碱:治疗支气管痉挛和哮喘发作。

⑩ 甲氧明、血管紧张素:治疗低血压和休克。

⑪ 抗癌治疗:可用多柔比星(阿霉素)、氟尿嘧啶、环磷酰胺和链脲霉素,可单用或联用;α-干扰素治疗的有效率可达50%以上;必要时放疗。

92

Hartnup 综合征

- Hartnup 综合征又称糙皮病-小脑性共济失调-氨基酸尿综合征、Hart 综合征、色氨酸代谢异常综合征、遗传性烟酸缺乏症。

【病因和发病机制】

- 本征为先天性、家族性疾病，属常染色体隐性遗传；父母近亲结婚，子女易患本征；由食物进入肠内的色氨酸，小部分因肠黏膜吸收障碍而被肠内细菌分解成吲哚化合物，大部分色氨酸则变成尿蓝母。由于肾小管 Henle 襻降支的先天缺陷，不能将两者重吸收而经尿排出体外。

- 食物中的色氨酸，有 99% 形成烟酸和烟酰胺；体内色氨酸的缺乏，导致烟酸和烟酰胺的不足，这是发生本征的基础；而精神紧张、饮食不当、日光照射和服用磺胺等，则可诱使其发作。

【临床表现】

- 症状多发生于 10 岁前后，男略多于女，病变可间歇发生，加重与减轻可交替出现。

- 皮疹出现在常暴露在外的部分，如面部和四肢远端（手背、手腕、足背和踝），先为红斑，继之皮肤增厚变硬，干燥皲裂，表面覆盖鳞屑和棕黑色色素沉着，使皮肤呈松树皮样外观，日光的照射使皮损加重。

- 身材多较矮小，智力低下，甚至是痴呆状态，常有不规则头痛、胸痛、腹痛和四肢痛，眼球震颤，步态不稳，呈小脑性共济失调，常于行走中突然摔倒，Romberg 征、指鼻试验和跟-膝-胫试验常阳性，少数有晕厥和癫痫发作。

【实验室检查】

- 血清氨基酸、色氨酸、5 - HT、烟酸和尿酸等均降低。
- 粪中氨基酸、色氨酸等增加。
- 尿中氨基酸、色氨酸、甘氨酸、亮氨酸、异亮氨酸及组氨酸等均增加。

【诊断】

- 根据发病年龄、时轻时重的临床表现和实验室检查，一般不难诊断；但必须和有糙皮病表现的类癌综合征相鉴别；后者尚有阵发性皮肤潮红、支气管痉挛和哮喘发作等的表现。

【治疗】

- 烟酸 200 mg、3 次/d 或烟酰胺 100 mg、3 次/d 和复合维生素 B 3 片、3 次/d。
- 碳酸氢钠 500 mg、3 次/d。

Russell-Silver 综合征

- Russell-Silver 综合征又称不对称身材矮小-性发育异常综合征、先天性不对称-侏儒-性腺激素增高综合征、宫内发育障碍-侏儒综合征、先天性一侧肥大症。

【病因和发病机制】

- 尚未完全阐明。本征是遗传性异质性疾病,属常染色体显性遗传;白细胞有嵌合体型染色体组合(45,X/46,XY);受精卵在宫内发育过程中,分裂成 2 个大小不同的细胞,也可能与宫内胎儿间脑-垂体的某些病理过程有关;也有学者认为胎盘的异常是引起本征的重要因素。妊娠过程中 X 线的照射、药物的应用,以及某些感染等,也可能与本征的发生有关。

【临床表现】

- 本征为先天性,男女均可患病,出生时即见异常。

- 低体重,有报告出生时不到 1.5 kg 者;矮身材,发育成人最终也不会超过 150 cm。

- 从头到足,半身肥大,或仅一侧头颅、一侧躯干或一侧肢体肥大,可能是由于两侧骨化中心发育不一致,使骨骼发育不对称;脊柱常发生侧弯;小指常短小而弯曲,可见并指,骨龄延迟。

- 颅骨和面骨异常,故有小脸孔或三角形脸孔;前囟闭合延迟,故有宽前额和宽眼距。

- 精神发育迟缓,智力低下。
- 尿道下裂,肾功能多有异常。
- 先天性心血管畸形见于部分病例,包括房间隔和(或)室间隔缺损、Fallot 四联症、肺动脉瓣狭窄和原发性肺动脉高压。
- 性腺异常,表现为性早熟,女孩 9～11 岁即见月经初潮、阴毛早现和性器官发育,男性见隐睾症和(或)内、外生殖器发育异常,但无躯体发育成熟的表现。
- 其他尚可见牛奶咖啡色素斑,手足皮肤纹理异常,蓝巩膜,出汗多;偶可合并垂体前叶机能减退、肾脏畸形和 Turner 综合征等,成年后易发生肿瘤,如神经纤维瘤、颅咽管瘤、Wilms 瘤、肾上腺瘤和肺癌等。

【实验室检查】

- 血清、尿 FSH 和 LH 均增高。
- 阴道脱落细胞:有被雌激素刺激的征象。
- 部分病例可见空腹低血糖,糖耐量曲线低平。

【X 线检查】

- 骨龄与年龄不符,骨龄落后。
- 小指短小、弯曲。
- 颅骨、脊柱两侧不等,两侧肢体大小、长短不一。

【心电图和超声心动图检查】

- 可发现先天性心血管畸形。

【诊断】

- 出生时低体重和矮身材,加之头颅、躯干和肢体不对称或小指短小、弯曲,就应考虑本征;如血清促性腺激素增高,X 线又见骨龄落后于年龄,即可确诊无疑。

【治疗】

● 婴幼儿除哺母乳外,还应额外适量增加糖类饮料,以防低血糖发作。

● 体形不对称,很少影响功能,一般不需处理,严重者可考虑手术矫治。

94

肝-甲状腺综合征

【病因和发病机制】

• 肝-甲状腺综合征是指同时患有慢性肝炎和慢性甲状腺炎、在病因上有一定联系的综合征,但其真正原因迄今尚未完全阐明。可能是由于机体的免疫功能发生紊乱,同时产生了 2 种自身抗体——抗肝抗体和抗甲状腺抗体,使两者发生自身免疫性损伤。组织学上肝内有不同程度的纤维化和淋巴细胞浸润,而甲状腺则呈弥漫性或局灶性炎性改变。

【临床表现】

• 本征多见于 40 岁以上的妇女,特别是更年期前后,肝脏和甲状腺病变可同时或先后发生。

• 肝常增大,可有压痛,巩膜可有轻度黄染,皮肤可见蜘蛛痣,晚期可有门脉高压、脾肿大和腹水。

• 甲状腺弥漫性肿大,可有小结节。

• 半数病例可有低热、淋巴结增大、多关节炎、皮疹、下肢水肿、Raynaud 现象、一过性狼疮样或硬皮病样表现,偶尔合并溃疡性结肠炎。

【实验室检查】

• 血常规检查可见白细胞计数和中性粒细胞百分率均降低,红细胞和血小板计数基本正常,红细胞沉降率加快。

- 尿蛋白阳性、血清尿素氮和肌酐轻度增高。

- 血清总胆红素、直接和间接胆红素、ALT 和 AST 均轻度增高,球蛋白常明显增高,>25 g/L;血中出现抗肝细胞膜抗体、抗肝细胞质Ⅰ型抗体、抗核抗体、抗线粒体抗体、抗平滑肌抗体及类风湿因子,甚至检出狼疮细胞。

- 甲状腺自身抗体,如 TPOAb 和 TGAb 可阳性,但甲状腺功能(包括 TSH、FT_3、FT_4 等)和 TRH 试验则基本正常。

【诊断】

- 凡 40 岁以上妇女,特别是更年期前后,同时或先后出现肝肿大、肝硬化和甲状腺增大以及肝和甲状腺自身抗体,即可诊断本征;但应除外甲状腺功能亢进或减退时出现的肝功能损害,以及因肝硬化长期营养不良而引起的甲状腺病变。

【治疗】

- 适当休息,避免损肝药物,同时使用保肝药物,如还原型谷胱甘肽、支链氨基酸等。

- 对自身免疫机制可使用肾上腺皮质激素、巯嘌呤等,有推荐用霉酚酸酯者。

95

长寿综合征

- 长寿综合征(longevity syndrome)是指家族性血浆高密度脂蛋白胆固醇(HDL-C)增高或家族性血浆低密度脂蛋白胆固醇(LDL-C)降低,两者均系常染色体显性遗传,均能使冠状动脉粥样硬化性心脏病(以下简称冠心病)的发生率明显降低,平均寿命比一般人可以延长5~12年。

1) 家族性血浆 HDL-C 增高

- 研究证明:血浆 HDL-C 增高(>2.1 mmol/L),可使冠心病的发生率明显降低,故寿命得以延长;即使在总胆固醇(TC)水平正常的人群中,血浆 HDL-C 水平的高低,也与冠心病的发生率呈负相关,其机制是 HDL-C 作为一种载体,能将血液和血管壁内胆固醇转运至含 ApoB 的脂蛋白颗粒上,后者被肝脏摄取后所含胆固醇被代谢排出。

- HDL-C 还有阻止 LDL-C 聚集的作用。LDL-C 的聚集,将招来巨噬细胞的吞噬,吞噬后成巨噬泡沫细胞,后者在集聚、激活和死亡过程中释出氧化型低密度脂蛋白(oxLDL)、自由基和一系列水解酶,这些在粥样斑块形成中起到极其重要的作用。

- HDL-C 含有屏氧酶和乙酰水解酶,能阻断 LDL 的氧化。

- HDL-C 能加强前列环素的作用,HDL-C 中的 Apo A

Ⅰ具有前列环素稳定因子的作用。

• HDL-C能促进纤维蛋白的溶解,故有阻止血栓形成的作用。

• HDL-C中的Apo AⅠ和Apo AⅡ能抑制表皮因子诱导的血管平滑肌细胞增生,后者是动脉粥样硬化形成的主要机制之一。

• HDL-C还具有一定的抗炎作用。

2）家族性血浆LDL-C降低

• 研究证明:血浆LDL-C降低($<2.6\,mmol/L$)可使冠心病的发生率明显下降,故寿命得以延长。

• LDL-C是从肝脏携带胆固醇到周围血管,特别是冠状动脉,引起冠心病。

• 沉积在动脉粥样斑块上的脂质,来源于血浆中的LDL-C。

• 动脉壁内和粥样硬化损伤处的细胞,均能氧化LDL-C,成为氧化型LDL-C(oxLDL-C)。

• 巨噬细胞吞噬了大量oxLDL-C后成巨噬泡沫细胞,后者可释放大量活性物质,加速病变的进展。

• 巨噬泡沫细胞的增多和融会,形成脂质条纹,继而发展成粥样斑块,完成了动脉粥样硬化的发展过程。

3）升高HDL-C的方法

• 戒烟。

• 减轻体重,防止肥胖;体重每增$2.25\,kg$,血浆HDL-C即下降5%。

• 规律性体力活动或体育锻炼。

• 避免吃富含饱和脂肪酸的各种动物油,多吃蘑菇类、海藻类、豆类、芝麻以及富含不饱和脂肪酸的玉米油、葵花子油和亚麻子油等。

● 尽量少用或不用降低血浆 HDL－C 的药物,如雄激素、甲基多巴和普罗布可(probucol)等。

● 能 提 高 HDL － C 含 量 的 药 物 有:吉 非 贝 齐(gemfibrozil)、阿昔莫司(acipimox)、非诺贝特(fenofibrate)、辛伐他汀(simvastatin)、普伐他汀(pravastatin)、氟伐他汀(fluvastatin)、阿托伐他汀(atorvastatin)和瑞舒伐他汀(rosuvastatin)等。

4) 降低 LDL－C 的方法

● 减轻精神压力,保持乐观心态。

● 增加体力活动或加强体育锻炼。

● 避免吃富含饱和脂肪酸和反式脂肪酸的各种食品,前者如全脂牛乳、蛋黄、牛肉和猪肉,后者如油炸食品;多食豆制品,可饮葡萄酒,但不超过 100 ml/d。

● 降低 LDL － C 药物有:胆汁酸螯合剂,如考来烯胺(cholestyramine)和考来替泊(colestipol)等;羟甲基戊二酰辅酶A(HMG－CoA)还原酶抑制剂,如上述的他汀类药物。

● 防止 LDL－C 被氧化的药物有:辅酶 Q10、β-胡萝卜素、茶多酚、花青素、灵芝孢子和叶黄素等。

96

Lesch-Nyhan 综合征

• Lesch-Nyhan 综合征又称自毁容貌综合征、高尿酸血症伴精神发育不全和神经系统异常综合征、青少年痛风-手足舞蹈-精神发育迟缓综合征、高尿酸血症-舞蹈病-智力障碍综合征。

【病因和发病机制】

• 本征是一种先天性嘌呤代谢异常性疾病;伴 X 连锁隐性遗传,突变基因定位在染色体 Xq26 - q27.2 上;母为杂合子基因携带者,而父正常。已证实本征由于红细胞和成纤维细胞中次黄嘌呤-鸟嘌呤磷酸核糖基转移酶(HGPRT)缺乏,致使体内鸟苷酸减少,从而削弱了对嘌呤合成的限速步骤的反馈性抑制,血中尿酸才大为增加。

【临床表现】

• 患儿多为男性,刚出生时多无异常;3～4 个月后,出现吸乳减少,恶心、呕吐、体重不增,肌张力逐渐减退。

• 1 岁前后,出现舞蹈病样手足徐动,两下肢不能站立,行走时呈剪刀状步态,3～4 岁后出现痉挛性瘫痪,此时膝腱和跟腱反射亢进,Babinski 征、Oppenheim 征等可阳性,腹壁反射消失,踝阵挛常可引出。

• 强迫性自伤行为是本征的特征。从 2～3 岁起就有间歇发生的自伤行为,如咬伤嘴唇、舌尖、手指和手腕等;此种自伤行为常属强迫性,多在情绪激动时发生,往往伴随尖叫;平时脾气暴躁,遇事怒不可遏,可有咬人、毁物等攻击性行为;常伴智力发育障碍,但随年龄的增长,可有不同程度的改善。

• 高尿酸血症在本征中常见。在乳儿期即可见尿布和外生殖器沾有红褐色尿酸盐结晶,约 10 岁后出现痛风和痛风石;多数有尿路结石、尿路感染、血尿、尿酸性肾病,可导致肾功能衰竭,成为早期死亡的原因。

• 其他还有巨幼细胞性贫血,血中嗜酸性粒细胞增多和营养不良。此外,尚可见隐睾症、巨结肠、肛门闭锁和双侧髋关节脱臼等先天畸形。

【辅助检查】

• 巨幼细胞性贫血者可见全血细胞计数减少,血色指数>1.2,MCV>100 fL,MCH>32 pg,MCHC 0.32~0.36。个别病例嗜酸性粒细胞绝对值增多。

• 血及尿中尿酸增高。

• B 超检查显示小结石或 X 线阴性结石。

• 静脉肾盂造影可显示阴、阳性结石(包括尿酸结石),了解肾盂、肾盏形态及肾功能状态。

• 泌尿系 CT 和 MRI 可显示阴、阳性结石以及输尿管、肾盂扩张和肾积水的程度。

• 头颅 CT 可见脑皮层萎缩和脑灰质萎缩,前者表现为脑沟、脑裂和脑池增宽,后者表现为脑室扩大。

【诊断】

• 根据男性患者自幼出现神经症状、自伤行为和随后出现的高尿酸血症的各种表现,结合实验室检查,诊断一般不难,但必须和第一型糖原累积病(von Gierke 病)鉴别。后者虽也有智力障碍和高尿酸血症,但出生后即有低血糖发作、肝肿大、黄色瘤、高脂血症、酮症和乳酸中毒等,故鉴别也较容易。

【治疗】

• 本征无特效治疗,只能作对症处理。

• 高尿酸血症,可用①抑制尿酸合成药:别嘌醇(allopurinol)0.1 g/d 开始,逐渐增加剂量至 0.6 g/d。②促尿酸排泄药:a. 苯溴马隆(benzbromarone)25 mg/d 开始,逐渐增加剂量至 100 mg/d;b. 丙磺舒 0.25 g、2 次/d 开始,2 周后逐渐增至 0.25 g、4 次/d;c. 磺吡酮(sulfinpyrazone)0.1 g、2 次/d 开始,逐渐增至 0.6 g/d。

• 合并肾功能衰竭:①立即口服乙酰唑胺 500 mg,其后 250 mg、3 次/d;②静脉补充水分;③静脉滴注 1.25%碳酸氢钠和呋塞米;④血液或腹膜透析。

• 神经系统症状:可用谷氨酸、叶酸、嘌呤核苷酸等;自伤行为用 5-羟色氨酸。

Hutchinson-Gilford 综合征

- Hutchinson-Gilford 综合征又称早老综合征、早老矮小综合征。

【病因和发病机制】

- 病因尚未阐明。有人认为本征可能是一种先天性代谢异常，是常染色体隐性遗传性疾病，但无家族史可寻，也无地区、种族和性别的差异，一般内分泌系统均在正常范围，消化吸收功能也相当完好。早老现象的发生，主要是热量和氮代谢呈负平衡状态的结果；而幼年早期出现的动脉粥样硬化，推测是脂质代谢障碍所致。

【临床表现】

- 刚出生时一般正常，随着年龄的增长，首先表现为发育缓慢，颅顶骨质较薄；囟门闭合常迟至 4～5 岁之后，致使头颅扩大，前额突出，颇如脑积水；而下颌、面部则相对较小；眉毛稀疏；头发早脱，6～7 岁时已经全秃；出牙延迟或残缺不全；耳廓大而畸形。

- 全身皮下脂肪消失，皮肤松弛而多皱纹，失去弹性，皮下小静脉清晰可见，暴露部位常有色素沉着。

- 骨骺闭合明显提早，致使身材矮小而呈侏儒状态，各关节相对粗大而变形，但身材比例正常，智力也和年龄相当，故有"小老人"之称。

● 4~5 岁即出现高血压和动脉粥样硬化,桡动脉硬而弯曲,主动脉弓搏动已可触及;7~8 岁以后则因冠状动脉硬化而出现心绞痛和心肌梗死,脑动脉硬化而出现脑血管意外,肾动脉硬化而发生肾功能不全等;故多数病例虽经治疗,也常在青春期前后死亡。

【实验室检查】

● 血液常规检查多在正常范围。

● 血清总胆固醇、低密度脂蛋白胆固醇、载脂蛋白- B、脂蛋白(a)和 C 反应蛋白均增高,而高密度脂蛋白胆固醇、载脂蛋白- A 则降低。

● 血清尿素氮和肌酐可轻度增高。

【心电图检查】

● 可见 ST 段抬高或下移,T 波低平或倒置。

【X 线检查】

● 全身骨质疏松,严重脱钙,骨骺过早闭合。

【诊断】

● 根据早老的特殊外貌,侏儒状态,以及幼年开始发生高血压和心脑血管系统并发症,诊断一般不难,但必须与下列疾病鉴别:①垂体性侏儒:身材虽也矮小,但无早老容貌,早年也不发生心脑血管系统并发症。②Lawrence-Seip 综合征的先天型:虽也有消瘦、皮肤干燥、心脏增大和血脂增高,但身材高大,超过同龄儿童,故不难鉴别。

【治疗】

● 目前尚无特殊治疗方法,主要是营养支持和对症处理。

- 重组人生长激素、睾酮(用于男孩)、雌激素制剂(用于女孩)、皮质激素和甲状腺素等均可使用,但疗效并不理想。
- 苯丙酸诺龙(durabolin1)25 mg,隔天 1 次,肌注,有一定的价值。

Lawrence-Seip 综合征

- Lawrence-Seip 综合征又称脂肪萎缩性糖尿病、脂肪营养不良巨人症、脂肪营养不良性肌肉肥大症、组织内脂肪消失综合征。

【病因和发病机制】

- 病因迄今尚未完全清楚；多数学者认为：本征是一种先天性、家族性疾病，属常染色体隐性遗传；可能是体内缺乏某一种物质，致使脂肪不能储存于脂肪库中，而游离于血中的脂肪，除部分沉积于肝细胞、淋巴结和脾内网状细胞外，其余均被组织所代谢。另一方面，这种物质的缺乏，也使胰岛素不能发挥作用，因而血糖增高。

- 也有学者认为，下丘脑-垂体前叶功能紊乱可能是本征的原因。

【临床表现】

- 发病时间多在出生后至 10 岁前后，皮肤先变干燥，然后色素开始沉着，以腋下和腹股沟等皱襞处最为明显，容易误诊为黑棘皮病；面部、胸腹壁、臀部和四肢等处的皮下脂肪逐渐消失，坐骨直肠窝凹陷，骨骼肌、肌腱和皮下静脉外显。

- 本征一旦开始发病，骨骼发育随之加快，身材常比同龄人高大，四肢各关节增粗，生殖器官早熟，血压增高；肝脾淋巴结和心脏增大,故外貌极似肢端肥大症,但智力较低,容易发生脑血管意外而致偏瘫。

• 青春期前后出现有多饥、多渴和多尿症状的抗胰岛素性糖尿病,但即使不采取降糖措施,也不致发生酮症酸中毒,糖尿病的其他并发症如神经病变、视网膜病变和感染等也少见。

【实验室检查】

• 血液和粪便常规检查一般无殊。

• 尿中常见蛋白和管型。

• 血清尿素氮和肌酐轻度增高。

• 空腹血糖常≥8 mmol/L,餐后 2 h 血糖多≥12.8 mmol/L。

• 血清浑浊,中性脂肪常≥15.6 mmol/L,总胆固醇、甘油三酯和低密度脂蛋白胆固醇均明显增高。

• 垂体前叶分泌的生长激素在正常范围。

【诊断】

• 根据早年发病,全身皮下脂肪消失,而身材高大,再结合高脂血症和即使不治疗也很少发生酮症酸中毒的抗胰岛素性糖尿病,诊断一般不难;但有时可与肢端肥大症混淆,好在后者的一些特点,如蝶鞍扩大、视野缩小(二颞侧偏盲),以及血中生长激素增高,均非本征所具有。

【治疗】

• 由于病因尚未阐明,故只能进行对症处理。

• 抗胰岛素性糖尿病。可先用二甲双胍,无效时可加用或改用:①肠促胰素类似物,如利拉鲁肽(liraglutide)等;②二肽基肽酶(DDP-4)抑制剂,如沙格列汀(saxagliptin)等。噻唑烷二酮类虽也能改善胰岛素抵抗,促进周围组织利用葡萄糖,但因本征存在着心脏病变,故不宜使用。

- 高血压：可用 ACEI 或 ARB 治疗。
- 高脂血症。属混合型,可用他汀类加贝特类联合治疗,但须遵守下列规定：①同时减少两类或减少其中一类的药量；②一种在早餐后服用,另一种应在晚餐后服用；③在服药的最初 3 个月内,应每隔半月检测血脂谱、肝功能和肌酸激酶 1 次；④根据检测结果,决定以后药量是继续维持原量还是适当减量。

Troisier-Hanot-Chauffard 综合征

● Troisier-Hanot-Chauffard 综合征又称 Lesch 病、青铜色糖尿病、色素性肝硬化、含铁血黄素沉着症、血色病。

【病因和发病机制】

● 本征是过量的铁沉积于肝、心、胰腺、肾、脾和皮肤等所引起的疾病,可分 2 型。

(1)原发型:是一种先天性、家族聚集性疾病,系常染色体隐性遗传,HFE 基因位于 6 号染色体短臂,纯合子者出现症状,杂合子者仅有实验室检查异常。其主要缺陷是小肠上皮细胞转运到血中的铁过多,过量的铁以含铁血黄素、铁蛋白、黑色素和脂褐素的形式沉积于多个脏器和组织中,引起多系统病变。

(2)继发型。见于:①反复多次大量输血;②长期服用大量铁剂或长期进食高铁物品;③各种慢性溶血性贫血、营养性巨幼细胞贫血和再生障碍性贫血等;④其他,如门-腔静脉分流术后和迟发性皮肤卟啉病等。

正常成人体内含铁量在 3.5 g 左右,其中 25% 以铁蛋白和含铁血黄素的形式储存于肝、脾和骨髓,其余则在血红蛋白等内;本征时体内含铁量可高达 20~40 g,也以含铁血黄素的形式主要储存于肝、胰腺,其次为心肌、皮肤、脾、肾和其他内分泌腺。铁的沉积一方面损伤了实质细胞,另一方面又诱发了组织纤维化,这样就导致了脏器功能障碍。

【临床表现】

1）原发型

- 男多于女,常隐匿起病,一般进展缓慢,40～60 岁开始出现症状。

- 早期表现为乏力、消瘦,不规则腹痛,四肢关节肿痛,头发容易脱落,皮肤色素沉着已隐约可见。

- 随着疾病的进展,皮肤色素逐渐加深,呈青铜色或灰白色,以面、前臂、手背、小腿、外生殖器以及口腔黏膜最为明显。

- 糖尿病的多饮、多尿、多食和体重减轻以及全身乏力等症状相当明显,对胰岛素的治疗效果也不理想。

- 心肌受累者心脏扩大,心律失常(房性或室性早搏,阵发性室上性或室性心动过速等)。一旦发生心力衰竭,洋地黄类、儿茶酚胺类和磷酸二酯酶抑制剂等强心药常常无效。

- 肝脏增大,晚期发生肝硬化,出现腹水、黄疸、脾肿大、蜘蛛痣和食管胃底静脉曲张,少数并发肝癌,最后可因肝功能衰竭而陷入昏迷。

- 内分泌异常主要表现为甲状腺功能降低而有畏寒和黏液水肿;性腺受累,睾丸和卵巢萎缩导致阳痿和闭经。

2）继发型

- 基本上和原发型者相似。

- 有明显的原发疾病的表现。

【实验室检查】

- 血常规检查：三系减少,巨红细胞增多。

- 血清 ALT 和 AST 增高。

- 空腹和餐后血糖以及糖化血红蛋白均增高。

- 血清铁增高>1 800 μg/L。
- 血清铁蛋白常>500 μg/L,甚至>5 000 μg/L(≥1 000 μg/L 提示有肝纤维化或肝硬化)。
- 空腹血清转铁蛋白饱和度:男性>60%,女性>50%。
- 血清 FSH、LH、睾酮及雌激素均降低。
- 血清 FT_4 降低,TSH 增高。
- 精液中找不到精子。

【心电图】

- QRS 低电压,S-T 段压低,T 波倒置,房性和室性心律 失常。

【影像学检查】

- 超声心动图:多数呈扩张型,少数呈限制型心肌病图像。
- X 线胸片:可见心影扩大,肺血管充血,偶见胸腔积液。
- CT:肝密度弥漫性增高、CT 值 80~120 Hu,胰腺、脾和 淋巴结有类似改变。
- MRI:肝 T_1、T_2 时相均缩短,信号强度减弱。

【诊断】

- 根据典型病史、症状和实验室及影像学检查,不难作出初 步诊断;去铁胺试验(肌注去铁胺 0.5 g,再测定注药后 24 h 尿铁 量,本征时>10 mg)有一定的参考意义,而 *HFE* 基因突变检测 以及皮肤、黏膜和肝组织活检,则有确诊价值。
- 继发型者尚有基础病或其他原因可查。

【治疗】

1) 原发型

- 忌食含铁丰富的食物,避免使用铁锅及其他铁制容器。

- 禁止使用铁剂或输血。
- 静脉放血,每次 200~250 ml,每周 2 次,需持续 1~3 年,甚至更久。目标:血清铁蛋白 50~100 μg/L。
- 去铁胺(deferoxamine)0.5 g/次、2 次/d,口服或肌注。

2) 继发型

- 治疗原发病。
- 使用去铁胺。

100

餐后早期高血糖综合征

- 餐后早期高血糖综合征又称早发型倾倒综合征(early dumping syndrome)。

【病因和发病机制】

- 本征见于胃大部分切除或 Billroth Ⅱ式胃空肠吻合术后;胃切除后,残胃容积缩小、幽门调节功能丧失;胃内大量食糜可经吻合口快速流入十二指肠或空肠,食糜中的高渗糖和肠壁中的细胞外液很快发生互相交换,以维持肠腔内和肠壁间的渗透压平衡;因而血糖增高,循环血容量减少,肠管扩张引起症状;胃切除越多,吻合口越大,发病率越高,症状越重。

- 食糜和液体快速进入十二指肠或空肠,刺激嗜铬细胞分泌血管活性肠肽、缓激肽样多肽、神经降压素、血管舒缓素和 5 - 羟色胺等多种激素,导致消化道平滑肌收缩和毛细血管通透性增加,使循环血容量进一步减少。

【临床表现】

- 本征一般于胃手术后 1~2 周开始进食而发病;症状多出现在餐后 20~30 min,重者仅进食数口,即出现上腹饱胀,中腹痉挛性疼痛,嗳气、恶心、呕吐、肠鸣音亢进,继之腹泻。

- 十二指肠或空肠内进入高渗性食糜,血液中的水分大量进入肠腔,导致全身血容量减少,故出现全身无力、头昏、眩晕、晕厥、心悸、口干、出汗、面色苍白、呼吸加快、脉搏细速、直立性低血压和尿量减少等,症状持续 0.5～1 h。

* 发作次数不一,可偶尔发作,也可每次餐后均有发作。症状轻重也可不同,常随食物的性质和数量而定:进食碳水化合物比蛋白和脂肪严重,液体比干燥食物严重,大量比少量严重。餐后所取的体位也影响发作:立位容易发生,症状也重;卧位不易发生,即使发生,症状也轻。

【实验室检查】

* 发作时血红蛋白、红细胞计数和血细胞比容均可增高。
* 尿量减少和比重增高。
* 发作时血糖常在 11.1 mmol/L 以上。
* 血钾和血磷降低。

【X 线检查】

* 胃肠钡餐造影:吞钡后 20 min 左右,即可见钡剂已通过回盲部,进入盲肠和升结肠。

【诊断】

* 根据手术病史和典型症状,诊断一般不难;对不典型病例,可作诱发试验:即以 50% 葡萄糖溶液 150～200 ml,在端坐的情况下,于 3～5 min 内一次性饮完,如能快速诱发出症状,即可作出本征的诊断。X 线胃肠钡餐检查有一定的确诊意义。

【治疗】

* 胃大部分切除或 Billroth Ⅱ式胃空肠吻合术后,宜少食多餐,多吃干食,少饮汤水;限制碳水化合物进量,尤其是糖类;应多进蛋白和脂肪,餐后应平卧 30～40 min。
* 饮水时间以空腹和餐间为宜。

- 抗胆碱能药如阿托品、颠茄或溴丙胺太林,于餐前 0.5 h 口服,能抑制消化道过度蠕动。

- 餐前口服降糖药,如磺脲类中的格列齐特(gliclazide)或格列奈类中的瑞格列奈(repaglinid)能缩短高血糖的持续时间。

- 餐前口服 α-葡萄糖苷酶抑制剂如阿卡波糖(acarbose)或伏格列波糖(voglibose),能使流入肠道的糖类保持在大分子状态,从而减慢肠道的吸收,防止高血糖的发生;此外,还能使肠腔内渗透压不致过高,血容量得以保持,症状因此减轻。

- 餐间口服甲氧果胶(methoxyl pectin)可增加食物的黏稠度,同时抑制胃肌收缩,从而延缓了胃的排空。

- 生长抑素(somatostatin)或奥曲肽(octreotied)能抑制肠道分泌多种激素,减轻各种症状。

- 如上述治疗无效,可将 Billroth Ⅱ式改为Ⅰ式或 Roux-en-Y 术式。

101

餐后低血糖综合征

- 餐后低血糖综合征又称迟发型倾倒综合征(late dumping syndrome)。

【病因和发病机制】

- 本征也见于胃大部切除后,失去胃窦,进食后胃排空加快,食物中的糖迅速进入十二指肠或空肠,吸收入血后,刺激胰岛 β 细胞,分泌胰岛素,导致血糖降低;另一方面,进入十二指肠或空肠的糖同时也引起肠壁分泌胰高血糖素样肽 - 1(glucagon-like peptide-1,GLP - 1),后者进一步刺激胰岛分泌胰岛素,同时抑制胰岛 α 细胞分泌胰高血糖素,从而导致低血糖的发生。

【临床表现】

- 症状出现在餐后 2~4 h,主要表现为低血糖,可因体力活动和情绪激动而诱发或加重。
- 血糖迅速下降者,特别是当血糖低于 2.7 mmol/L 时,就会出现交感神经兴奋和肾上腺素分泌过多的症状,表现为情绪激动,焦急不安,软弱无力,面色苍白,极度饥饿,冷汗淋漓;血糖低于 2.0 mmol/L 时,则出现思想不能集中,语言表达障碍,严重者眼前发黑,眼肌麻痹,瞳孔缩小,步态不稳,神志模糊,甚至完全昏迷;血糖低于 1.4 mmol/L 时,则会出现癫痫样发作。

【实验室检查】

- 发作时血糖常低于 2.7 mmol/L。

【诊断】

- 根据手术病史和典型症状，发作时血糖降低，静脉注射葡萄糖能使症状消失，一般不难诊断。

【治疗】

- 减少碳水化合物摄入，低血糖发作时，根据情况可口服糖水或静脉推注葡萄糖。

- 对顽固发作者，可手术治疗，手术方式与餐后早期高血糖综合征。

102

POEMS 综合征

【病因和发病机制】

● POEMS 综合征是一种较少见的克隆性浆细胞病,发病率较低,主要见于 20～50 岁的青壮年,男略多于女,病因和发病机制迄今尚未完全清楚,可能是多种细胞因子联合作用的结果,呈多器官、多系统性病变。

【临床表现】

● 本征起病隐匿,进展多数缓慢,先后出现以下列症状。

(1) 多发性神经病变(polyneuropathy,P)。常首先出现,表现为四肢远端刺痛、蚁行、烧灼和麻木等感觉异常,呈手套-袜子型分布;四肢远端肌肉无力,肌肉多有压痛,张力降低,肌肉发生萎缩,逐渐向近端进展,腱反射减弱或消失;自主神经功能障碍可表现为肠胀气、便秘和血压改变。

(2) 脏器肿大(organomegaly,O)。包括肝、脾和淋巴结肿大,个别可见心肌肥厚。

(3) 内分泌病变(endocrinopathy,E)。表现为性腺功能减退,如月经稀少、闭经、溢乳、男子乳房发育和阳痿;肾上腺皮质功能减退,表现为乏力、食欲缺乏、消瘦、低血压和皮肤黏膜色素沉着等,也可见以疲乏易倦、行动缓慢、畏寒无汗、肤色苍白和头发稀疏等症状为主的甲状腺功能减退。甲状旁腺功能减退表现为口周、手指和脚趾感觉异常或腕、足痉挛,血清钙降低,磷增高,也可能合并 1 型或 2 型糖尿病。

(4) M 蛋白(M-protein, M)。又称单克隆蛋白、单克隆球蛋白和骨髓瘤蛋白,是由浆细胞或 B 淋巴细胞单克隆恶性增殖所产生的一种异常球蛋白,主要见于骨髓瘤,也见于恶性淋巴瘤、单核细胞白血病和恶性单克隆丙种球蛋白血症。

(5) 皮肤改变(skin changes, S)。包括全身性或局灶性皮肤色素沉着,皮肤增厚,多毛,多汗。

(6) 其他。硬化性骨病,也有孤立性或多发性骨质破坏;下肢水肿,胸腔积液、腹水和心包积液;视乳头水肿;低热,贫血,杵状指;个别患者出现肺动脉高压、心力衰竭、肾功能不全、阻塞性脉管炎、小血管瘤和 Raynaud 现象等。

【辅助检查】

● 周围血中血红蛋白和红细胞计数减少,少数增多,白细胞和血小板计数减少;血沉加快。

● C 反应蛋白增加,类风湿因子和抗核抗体阳性。

● 血浆蛋白电泳可见 M 蛋白,后者多为 IgG,其次为 IgA,IgM 少见;轻链多为 λ 型,κ 型极少见。

● 尿 Bence-Jones 蛋白阳性。

● 骨髓检查可见浆细胞增生和骨髓瘤细胞。

● 内分泌学检查:男女性腺功能减退者,前者游离睾酮降低,后者雌二醇降低;肾上腺皮质功能减退者,血皮质醇降低而 ACTH 增高;甲状腺功能减退者,血 FT_3 和 FT_4 降低,而 TSH 增高;合并糖尿病者空腹血浆葡萄糖 ≥7.0 mmol/L 和(或)餐后 2 h 血浆葡萄糖 ≥11.1 mmol/L。

● B 超检查可发现肝、脾、淋巴结肿大和浆膜腔积液。

- 骨 X 线检查：可见硬化性骨病，也有孤立性或多发性骨质破坏者。

【诊断】

- 本征的诊断需符合下列 2 条主要标准和 1 条或以上的次要标准。
- 主要标准：①多发性神经病变；②单克隆浆细胞增殖性异常。
- 次要标准：①脏器肿大：肝、脾和淋巴结肿大。②巨大淋巴结增生（即 Castleman 病）。③皮肤改变，包括全身性或局灶性皮肤色素沉着，皮肤增厚，多毛，多汗，血管瘤。④硬化性骨病。⑤面、四肢水肿和浆膜腔积液。⑥内分泌病变，包括性腺、肾上腺皮质、甲状腺、甲状旁腺和胰岛等。⑦视乳头水肿。
- 在诊断本征前，尚需与多发性骨髓瘤、恶性淋巴瘤、自身免疫性内分泌腺综合征、Guillain-Barre 综合征、糖尿病合并多神经病变以及全身性结核病等鉴别。

【治疗】

- 孤立性病变如孤立性硬化性骨病、孤立性骨髓瘤或浆细胞瘤，可采取手术切除或放疗。
- 病变弥漫者用化疗：MP 方案（苯丙酸氮芥加泼尼松）和 COP 方案（环磷酰胺加长春新碱加泼尼松）；口服马法兰和大剂量地塞米松，可取得满意的疗效。
- 自体干细胞移植可能是一种有希望的疗法。
- 血浆置换和大剂量丙种球蛋白疗效尚未完全肯定。
- 他莫昔芬对放、化疗有一定的辅助作用。

103

5-羟色胺综合征

【病因和发病机制】

• 5-羟色胺(5-HT)是 L-色氨酸通过脱羧和羟基化所产生,其数量和作用受再摄取机制、反馈回路和代谢酶的调节。

• 5-HT 的受体(R)有 7 种,即 5-HT1、5-HT2、5-HT3、5-HT4、5-HT5、5-HT 6 及 5-HT7;5-HT1 又可分 5-HT1A、5-HT1B、5-HT1C、5-HT1D、5-HT1E 和 5-HT1F,其中以 5-HT1A 受体与本征的发生最相关;其次与氨酪酸(GABA,去甲肾上腺素受体拮抗剂)和多巴胺受体相关。

• 5-HT 为神经递质,进入细胞内,经单胺氧化酶(MAO)代谢。

• 5-HT 神经元主要分布于脑干中缝核,其腹侧部调节睡眠、体温、摄食、性活动和情感活动等;尾侧部调节痛觉、肌张力、血管张力和胃肠的自主运动。

• 过量的 5-HT 过度激活了中枢神经系统和外周组织的 5-HT 受体,导致一系列临床症状的出现。

• 能使 5-HT 过量产生的主要药物如下:①抗生素:利奈唑胺、利托那韦。②单胺氧化酶抑制剂(MAOI):苯乙肼、氯吉兰。③抗抑郁药:选择性 5-HT 再摄取抑制剂(SSRI),如氟西丁、帕罗西丁、舍曲林;5-HT 和去甲肾上腺素双重再摄取抑制剂,如文拉法辛;5-HT1A 受体激动剂,如丁螺环酮。④抗痉药：丙戊酸钠。⑤镇痛药：曲马多、芬太尼、哌替啶。⑥止吐药：甲氧氯普胺、昂丹司琼、格雷司琼。⑦减肥药：西布曲明。⑧抗偏头痛药：舒马普坦。⑨其他：右美沙芬、碳酸锂、苯丙胺、色氨酸、参三七、贯叶金丝桃等。

【临床表现】

- 多数在用药后 6 h 内发病，表现为典型三联征，即：

（1）精神状态改变，表现为易激惹等。

（2）自主神经功能亢进，表现为多汗、肠鸣音亢进、腹泻、发热、瞳孔扩大、眼球水平震颤、心率加快和血压增高等。

（3）神经-肌肉异常，表现为震颤、阵挛、肌张力增高、腱反射亢进等。

- 病情严重度可分以下 3 级。

Ⅰ级（轻度）：表现为易激惹、多汗、瞳孔扩大、震颤、阵挛和腱反射亢进等。

Ⅱ级（中度）：除Ⅰ级的表现外，尚有高血压、心率加快，高热（可达 40℃）、瞳孔扩大、眼球水平震颤、肠鸣音亢进。

Ⅲ级（重度）：心率更快，血压更高，有时可转为休克，高热可达 41℃，肌张力更高，出现谵妄、癫痫样发作、代谢性酸中毒、横纹肌溶解、弥散性血管内凝血（DIC），甚至发生急性肾衰竭（ARF）。

【实验室检查】

- 根据病情而异，Ⅰ、Ⅱ级者，实验室检查多无改变。

- Ⅲ级者可见 ALT 和 AST 增高，血尿素氮、肌酐增高，ARF 者尚有血钾增高，而血钙降低。

- 有横纹肌溶解者，血中除转氨酶增高外，尚有肌酸激酶和肌红蛋白增高。

- 合并 DIC 时血小板计数$<100\times10^9/L$或进行性下降,血浆纤维蛋白原$<1.5\,g/L$或进行性下降,凝血酶原时间缩短、延长 3 秒或进行性延长,3P 试验阳性、纤维蛋白降解产物$>20\,mg/L$或 D-二聚体$>0.5\,mg/L$。

【诊断】

- Dunk-Teg 诊断标准如下:①5 周内曾用过能使 5-HT 过量产生的药物。②具备下列任何一条:a. 肌震颤和腱反射亢进;b. 自发肌阵挛;c. 肌强直,体温 38℃以上;d. 眼球震颤,易激惹,多汗;e. 可诱导出肌阵挛,同时易激惹或多汗。

- 但必须排除下列疾病:①抗胆碱能药中毒:口腔、皮肤干燥,不出汗,尿潴留,肠鸣音消失,腱反射正常。②抗精神病药所致恶性综合征:常有使用抗精神病药史,其中以氟哌啶醇为最常见;虽也有高热,但起病较慢。常见活动迟缓或活动不能,呈铅管样强直,意识可见波动,多有自主神经功能紊乱。③恶性高热:系常染色体显性遗传,常于吸入麻醉药后数分钟发生,肌肉强直,肌松药无效,呼吸急促,心率加快,体温急剧升高,达 40℃ 或以上,$PaCO_2$升高,PaO_2降低,可见代谢性酸中毒合并呼吸性酸中毒,血钾、血钙和血磷均可增高;血清肌酸激酶$>1\,000\,U/L$,有时还可见呈咖啡色的肌红蛋白尿。

【治疗】

- 立即停用相关药物,下一步的治疗,则根据其严重性而定。

- Ⅰ级只需支持治疗,口服或肌内注射氯硝西泮 $0.5\sim1.0\,mg$,3 次/d。

- Ⅱ级可用 5-HT2A 拮抗剂凯坦色林(ketanserin),首次 12 mg,以后每次 2 mg,2 h 1 次,口服。

- Ⅲ级除采用Ⅰ、Ⅱ级的措施外,还需以 100% 氧 10 L/min 或更大的流量吸入或经口气管插管输入。

- 丹曲林(dantrolene):以 2~3 mg/kg 的剂量,溶于 60 ml 的注射用水中静注 5 min,然后以 1 mg/h 的速度静脉滴注,总量 10 mg/kg;或直至 $PaCO_2$ 恢复正常,高代谢症状消失。

代谢综合征

- 代谢综合征(metabolic syndrome，MS)又称富裕综合征(syndrome of afflence)、Reaven综合征、"X综合征"、胰岛素抵抗综合征、四高一低综合征、CHAO综合征。

【病因和发病机制】

- 本征的发生与下列因素有关：平时缺乏体力活动和体育锻炼；饮食中脂肪和糖类摄入过多；身体脂肪大量积聚，特别是在腹部，即所谓"腹型肥胖"；嗜烟和酗酒；平时难以控制的不良情绪，对本征的发生起一定的作用；家族史中常有糖尿病、高血压、心肌梗死和脑血管意外等患者，故基因遗传可能是最主要的原因。

- 基因的变异导致葡萄糖载体蛋白(Glt4)的异常，使骨骼肌和脂肪组织在胰岛素的刺激下，不能增加对葡萄糖的摄取，导致胰岛素抵抗(IR)。而IR则引起血压升高、促凝状态、糖耐量减低和(或)糖尿病、动脉内皮功能障碍和动脉粥样硬化症以及心脑血管病；IR还引起促炎症状态，使血中CRP增高，脂质代谢异常；而腹部和其他部位肥大的脂肪细胞能分泌大量细胞因子。例如，肿瘤坏死因子-α、脂联素、抵抗素、瘦素和血浆纤维蛋白酶原激活物抑制物-1(PAI-1)等，也对本征的发生起一定的作用。

【临床表现】

● 肥胖：以中心型为主；早期较轻时可无症状，后期则渐感腹胀、活动时气促、怕热、多汗、乏力、嗜睡，常合并 2 型糖尿病、高血压。

● 2 型糖尿病：多饮、多食和多尿症状常不明显，而皮肤瘙痒、四肢麻木和视力模糊则较多见。

● 血压升高：早期可无症状，严重者可有头晕、头痛、耳鸣、心悸和气短。

● 常合并冠状动脉粥样硬化，还可合并睡眠呼吸暂停综合征、Pickwickian 综合征、脂肪肝、胆石症、高尿酸血症、痛风、骨关节炎及多囊卵巢综合征等。

【实验室检查】

● 血清甘油三酯＞1.7 mmol/L。

● 血清尿酸常＞416 μmol/L。

● 血清胰岛素原常＞0.2 μg/L。

● 血清胰岛素(空腹)常＞60 pmol/L。

● 血清 PAI-1 常＞40 ng/ml。

● 血同型半胱氨酸常＞15 μmol/L。

● 血脂联素＜3 μg/ml。

● CRP 常＞5 mg/L。

● 尿微量白蛋白常＞20 mg/L。

【心电图检查】

● 常见 ST 段压低，T 波双向或倒置，左心房和(或)左心室肥大。

【B 超检查】

● 可见脂肪肝、胆囊结石，少数妇女可见多囊卵巢。

【诊断】

• 诊断标准为具备以下 3 项或更多项。①中心型肥胖和（或）腹型肥胖：腰围男性≥90 cm，女性≥85 cm；②高血糖：空腹血糖≥6.1 mmol/L（110 mg/dl）或糖负荷后 2 小时血糖≥7.8 mmol/L（140 mg/dl）和（或）已确诊为糖尿病并治疗者；③高血压：血压≥130/85 mmHg 和（或）已确诊为高血压并治疗者；④空腹 TG≥1.7 mmol/L（150 mg/dl）；⑤空腹 HDL - C＜1.04 mmol/L（40 mg/dl）。

【治疗】

• 治疗肥胖，减轻体重。

（1）每日摄入能量应比其所需能量少 500～600 kcal，每周可减体重 0.5～1.0 kg。应避免油煎食品、肥肉、快餐、零食、糖果及巧克力等，多吃粗粮和蔬菜。定时定量。

（2）体力活动：每天步行 30 分钟，可消耗能量 100～200 kcal；尽量减少静坐时间。

（3）药物治疗：分 2 类。①非中枢减肥药：主要是胰脂肪酶抑制剂。例如，奥利司他（orlistat），可使甘油三酯吸收减少多达 30% 以上。②中枢减肥药：以西布曲明（sibtramin）为代表，能抑制 5 -羟色胺（5 - HT）和去甲肾上腺素（NA）的再摄取，从而降低食欲，增加饱感，使摄食减少，体重减轻。常用量为每日 1 次口服 10～15 mg。

• 改善胰岛素抵抗（IR）的治疗。

（1）饮食：原则上同肥胖的治疗。

（2）运动和体力活动：能增加肌肉对葡萄糖的摄取，使胰岛素受体的数目和结合力增加，改善糖的利用；使三羧酸循环中的酶的活性加强；提高对胰岛素的敏感性，血中胰岛素水平下降;糖耐量改善,血中葡萄糖降低;肌肉脂蛋白酶活性增加,低密度脂蛋白和甘油三酯下降,而高密度脂蛋白增高。

• 2型糖尿病的治疗。

(1)药物治疗。①噻唑烷二酮类(TZD):如罗格列酮(rosiglitazone)4 mg或吡格列酮(piogljtazone)15 mg,1次/d口服,能提高对胰岛素的敏感性,改善β细胞的分泌功能,并能抑制脂肪组织产生肿瘤坏死因子(TNF)-α和瘦素,却能增加脂联素(adiponectin)的产生,后者具有抗动脉粥样硬化、抗IR和抗炎作用,但也要注意此类药物的不良反应。②二甲双胍:口服0.25,1日3次,能减少肝糖输出,促进骨骼肌和脂肪组织摄取和利用葡萄糖,使胰岛素和受体结合,增加糖原合成酶的活性,改善对胰岛素的敏感性,并能降低游离脂肪酸(FFA)和纤溶酶原激活物抑制因子-1(PAI-1),制止血小板的黏附和聚集,从而阻止动脉粥样硬化的发展。③α-糖苷酶抑制剂:例如,阿卡波糖(acarbose)50 mg或伏格列波糖(voglibose)0.2 mg,3次/d,与第1口饭同服,能降低餐后高血糖和高胰岛素血症。

(2)胰岛素及其类似物仅适用于空腹血糖>10 mmol/L(180 mg/dl)时的短程强化治疗。

(3)胰高血糖素样肽-1(GLP-1)类似物(如利拉鲁肽)、二肽基肽酶-4抑制剂(如利格列汀)和钠-葡萄糖共转运蛋白2(SGLT-2)抑制剂(如达格列净)的使用,是治疗2型糖尿病的重大进展。

• 高血压的治疗:凡间断或连续2次测定血压收缩压≥140 mmHg和(或)舒张压≥90 mmHg即应开始降压治疗。可根据患者具体情况,选用下列药物。

(1)利尿剂:对老年、收缩期高血压和有心力衰竭者,可选用氢氯噻嗪 12.5 mg、呋塞米 10 mg 或吲达帕胺 2.5 mg,均可与螺内酯 20 mg 合用。以上均为每日剂量,这样的剂量不会影响糖和血脂的代谢。

(2) β受体阻滞剂:适用于伴有劳力型心绞痛或心肌梗死及有快速性心律失常者。美托洛尔 12.5~25 mg、每日 2 次或比索洛尔 2.5~5 mg、每日 1 次口服。卡维地洛(carvedilol)为α、β受体阻滞剂,又是强效抗氧化物和氧自由基清除剂;开始剂量为 3.125 mg,每日 2 次口服,以后逐渐加量。

(3) 钙离子拮抗剂:适用于伴有心绞痛或周围血管病者。如尼群地平 10 mg、每日 2 次,或非洛地平 5 mg、氨氯地平 5 mg、硝苯地平控释片 30 mg,后三者均为每日 1 次口服。

(4) ACEI 或 ARB:适用于伴有心衰或左心室肥厚、心肌梗死后以及伴有微量白蛋白尿者。如卡托普利 10 mg、每日 3 次或贝那普利 10 mg、每日 1 次;缬沙坦(valsartan)80 mg 或氯沙坦(losartan)50 mg,均每日 1 次口服。

(5) α受体阻滞剂:主要用于合并前列腺肥大或糖耐量降低者。哌唑嗪、特拉唑嗪(terazosin)或多沙唑嗪(doxazosin),均为 1 mg、每日 1 次口服;首剂均应减半,以防首剂现象发生。以后可逐渐增量。

降压药对血脂、血糖和 IR 的影响见下表。

药　　物	血脂	血糖	IR
利尿剂			
大剂量	增高	增高	加重
小剂量	无影响	无影响	无影响
β受体阻滞剂			
非选择性β受体阻滞剂	增高	增高	加重

（续表）

药　物	血脂	血糖	IR
β₁ 受体阻滞剂	降低	无影响	减轻
卡维地洛	无影响	降低	减轻
钙离子拮抗剂	无影响	无影响	无影响
α 受体阻滞剂	降低	无影响	减轻
ACEI	无影响	无影响	减轻
ARB	无影响	无影响	减轻

● 降脂治疗。

（1）对高甘油三酯血症，采用贝特类如非诺贝特每次 0.1 g 或阿昔莫司（又称乐脂平）每次 0.25 g，均为每日 2 次口服。两者尚能同时辅助降低空腹血糖，改善糖耐量。

（2）他汀类也可使用，如辛伐他汀（simvastatin）或普伐他汀（pravastatin）均为夜间 1 次口服 20 mg；阿托伐他汀（atorvastatin）则可在任何时间服用，每次 10 mg；此外还有瑞舒伐他汀（rosuvastatin）等。

应该注意的是：贝特类和他汀类一般不能合用，否则可致骨骼肌溶解和急性肾功能衰竭；必要时，在严密监测的前提下，小剂量贝特类和小剂量他汀类可以合用。

● 其他治疗：如胰岛素样生长因子-1（IGF-1），化学结构如胰岛素，能发挥胰岛素样作用，改善对胰岛素的敏感性；但容易引起低血糖，还会刺激动脉平滑肌生长和肾小球系膜细胞增生等。

抗磷脂综合征

【病因和发病机制】

- 抗磷脂综合征(antiphospholipid sydrome，APLS)可分继发性和原发性；继发性见于系统性红斑狼疮、类风湿关节炎等自身免疫性疾病，脑血管意外，血液病和肿瘤等；原发性则单独发生本征，病因尚不完全明了。

- 有抗磷脂抗体(APL-Ab)的患者，仅部分有临床表现，可能与抗体特异性或身体易感性等因素有关。

- APL-Ab 在 β_2 糖蛋白 1(β_2GP1)的介导下，与内皮细胞膜及血小板结合，导致血小板黏附、血栓形成。动脉血栓造成组织坏死，静脉血栓引起组织淤血、水肿。

- 继发性或原发性，其临床表现和实验室特征基本相同。

【临床表现】

- 本征女多于男，女与男之比为 9：1。

- 孕妇：在妊娠的不同时期，多数在第 10 周或以后，反复发生自发性流产和胎死宫内，或在妊娠第 34 周左右发生先兆子痫、子痫或宫内窘迫，导致发育正常的胎儿早产。

- 血栓形成：多数发生于静脉系统，如肾静脉、下腔静脉及股静脉等，少数发生于脑动脉和冠状动脉。

- 血小板计数减少：轻至中度，其原因可能是血栓形成，消耗了血小板。如合并溶血、肝酶增高,即为 HELLP(hemolysis、elevated liver enzyme and low platelet)综合征。

- 中枢神经系统:可见脑梗死和精神症状,偶见舞蹈病、癫痫、偏头痛、舞蹈病、一过性球麻痹、横贯性脊髓损害和 Guillain-Barre 综合征。

- 心脏病变也可发生,但不多见,例如,心肌梗死或瓣膜增厚,后者导致狭窄或反流,主要见于二尖瓣和主动脉瓣,偶见假性感染性心内膜炎、心腔内血栓及左心衰竭。

- 其他:偶见网状青斑、溶血性贫血、白细胞计数减少、小腿溃疡、缺血性骨坏死和血液透析时动静脉瘘血栓。

【辅助检查】

- 抗磷脂抗体阳性:以 IgG 型为主。

- 狼疮抗凝试验阳性。

- 血小板计数减少。

- 发生溶血性贫血时,血红蛋白和红细胞计数减少,网织红细胞增加。

- 少数抗核抗体阳性,补体下降。

- 心电图偶见心肌缺血或心肌梗死。

- 超声心动图可见二尖瓣和主动脉瓣增厚、狭窄或反流。

- 头颅 CT 或 MRI 扫描可发现脑梗死。

【诊断】

- 根据 Alarcond 等的诊断标准,在①复发性自发性流产、②静脉血栓、③动脉阻塞、④下肢溃疡、⑤网状青斑、⑥溶血性贫血、⑦血小板计数减少等 7 种情况中,凡具备 2 种或更多,同时又有高滴度的抗磷脂抗体,则可以确定本征的诊断;凡具备 2 种或更多,但抗磷脂抗体滴度较低,或只具备 1 种,但抗磷脂抗体滴度较高的,只能作出可能诊断。

【治疗】

- 动、静脉血栓的治疗:小剂量肠溶阿司匹林 25 mg、每日 3 次和华法林 2.5 mg、每日 1 次口服,如无效则可使用低分子肝素 0.2 ml、每 12 小时 1 次,深部皮下注射。

- 流产的防治:肠溶阿司匹林 25 mg、每日 3 次口服,联合低分子肝素 0.2 ml、每 12 小时 1 次深部皮下注射。如疗效不佳,可用丙种球蛋白 20 g、每日 1 次静脉滴注,连用 4~5 日,再用泼尼松,每日 20~40 mg,联合小剂量阿司匹林。

106

Zollinger-Ellison 综合征

- Zollinger-Ellison 综合征又称胃泌素瘤、胰源性溃疡综合征。

【病因和发病机制】

- 本征多数（60%～80%）由胰腺非 β 细胞（即 D 细胞）瘤所引起；10%～25% 为十二指肠、上部空肠，少数为胃窦、脾和卵巢的 G 细胞瘤所致。由胃窦 G 细胞瘤（增生）引起者为 Zollinger-Ellison Ⅰ型，常合并十二指肠溃疡，临床上较少见；由胰腺 D 细胞瘤和其他部位 G 细胞瘤所致者为 Zollinger-Ellison Ⅱ型，较多见。胃泌素瘤 60% 左右为恶性，当出现临床症状时多已发生转移。

- 本征 20% 可同时伴发多发性内分泌腺瘤综合征 1 型（MEN‐1），常见有垂体前叶、肾上腺皮质腺瘤和甲状腺瘤等。

【临床表现】

- 本征好发于 30～50 岁，男略多于女。

- 常以顽固性消化性溃疡所致的上腹疼痛起病，有时疼痛相当剧烈，甚至难以忍受；上腹压痛明显，很少触及包块，肠鸣音明显亢进。肿瘤产生的大量胃泌素，促使胃内壁细胞增生，引起基础胃酸分泌量（BAO）增高，导致顽固性消化道溃疡的发生，即胰源性溃疡。

- 此种溃疡常多发和难治,易反复发生穿孔和出血,且往往发生于非好发的部位。药物治疗多无效,胃大部切除术后,甚至即使同时做了迷走神经切除,溃疡也常在短期内复发,发生吻合口溃疡或十二指肠和空肠溃疡。只有在切除胃泌素瘤后,溃疡才能根治。

- 腹泻:见于 25% 左右的病例,多为水泻。其原因为:①大量胃液进入小肠,使肠内容量增加。②大量盐酸流入肠内。两者均刺激肠道,使其蠕动亢进而导致水泻。肠内的大量盐酸直接抑制脂肪酶的活性,也可抑制胆盐对脂肪酶的激活和对脂肪的乳化,使脂肪不能消化和吸收而从粪中排出。这是本征发生脂肪泻的原因。

- 伴发 MEN-1 时则可有垂体前叶、肾上腺皮质腺瘤和甲状腺腺瘤所特有的症状、体征和实验室表现。

【实验室检查】

- 胃液总量:绝大多数患者的夜间 12 h 胃液总量超过 1 000 ml。

- 胃酸的分泌:BAO 大于 15 mmol/h,但最大胃酸分泌量(MAO)增高不明显,故 BAO/MAO>0.6。

- 胃泌素测定:常人空腹血清胃泌素一般不超过 15 pg/ml,而本征多在 500 pg/ml 以上。经皮经门静脉穿刺插管,作门、脾静脉分段采血,测定各段胃泌素的含量,可确定肿瘤存在的部位。

【X 线和内窥镜检查】

- 绝大多数可见十二指肠溃疡,部分可见非典型部位如空肠上段等处的溃疡,溃疡常呈多发。

- 胃黏膜粗大肥厚,同时可见十二指肠和空肠上段等处的黏膜水肿和增厚。

- 有时可发现十二指肠和胃窦等处的胃泌素瘤。
- 在已做过胃大部切除术者,常可见吻合口溃疡的存在。
- 选择性腹腔动脉造影,阳性率也仅 30%上下。

【其他检查】

- B 超和 CT 检查:由于胃泌素瘤多数较小,直径常在 1 cm 以下,故 B 超和 CT 检查也不一定能够发现。

【诊断】

- 凡消化性溃疡有下列情况之一者,即应考虑本征。

(1) 顽固而多发、部位又不典型。

(2) 消化性溃疡而又有腹泻者。

(3) 胃大部切除后,短期内出现吻合口溃疡。

(4) X 线和内镜检查发现胃及十二指肠黏膜异常粗大者。

- 具有上述的任何一条而又有下列实验室发现之一者,即可确定诊断:

(1) 夜间 12 h 胃液总量超过 1 000 ml。

(2) BAO>15 mmol/h,BAO/MAO>0.6。

(3) 空腹血清胃泌素>1 000 pg/ml。

- 至于病变部位的确定,则需通过内镜或影像学检查,包括选择性血管造影。

【鉴别诊断】

- 对 Zollinger-Ellison Ⅱ 型、Zollinger-Ellison Ⅰ 型、残窦隔绝综合征和消化性溃疡之间的鉴别,除临床表现、内镜和影像学等检查外,还可根据实验室检查,进行鉴别(见下表)。

化验项目	Zollinger-Ellison II型	Zollinger-Ellison I型	残窦隔绝综合征	消化性溃疡
BAO	＞15 mmol/h	＞15 mmol/h	常＞5 mmol/h	十二指肠溃疡可＞15 mmol/h,胃溃疡则常＜15 mmol/h
BAO/MAO	常＞60％	常＞60％	/	十二指肠溃疡常＞60％,胃溃疡则常＜60％
空腹血清胃泌素	常＞300	常＞300	常＞300	常＜160
葡萄糖酸钙激发试验[a]	阳性	阴性	阴性	阴性
胰泌素激发试验[b]	阳性	阴性	阴性	阴性
标准试餐激发试验[c]	阴性	阳性	阴性	阳性

注：[a]先抽取静脉血测定胃泌素做对照,然后静脉注射葡萄糖酸钙 12～15 mg/kg,以激发胃泌素瘤释放胃泌素入血,如 3 h 内胃泌素比对照增加 2～3 倍,则为阳性。[b]也同样先抽取静脉血测定胃泌素做对照,然后快速静脉注射胰泌素 2 μg/kg,然后每隔 10 min,测胃泌素 1 次,先共 4 次,只要有一次较对照高 200 pg/ml,即为阳性。[c]标准试餐包括 1 片面包、200 ml 牛乳、1 个熟蛋和 50 g 干酪,于餐前及餐后每 30 min 抽血 1 次,先共 4 次。只要餐后胃泌素有一次大于餐前的 100％,即可诊断为 Zollinger-Ellison I 型,如增高不到 50％,则为 II 型。

• 血清胃泌素增高尚见于下列疾病,如消化性溃疡合并幽门梗阻、萎缩性胃炎、胃迷走神经切断术后、长期服用制酸药(特别是质子泵抑制剂)、甲状旁腺功能亢进和肾功能衰竭等。这些疾病各有其临床特点,鉴别不会发生困难。

【治疗】

• 抑酸治疗。

(1) H_2 受体阻滞剂：雷尼替丁每次 100～300 mg、3 次/d,或法莫替丁 20～40 mg、3 次/d。

（2）质子泵抑制剂：奥美拉唑每次 20 mg、3 次/d，兰索拉唑每次 30 mg、3 次/d，泮托拉唑每次 40 mg、3 次/d，或雷贝拉唑每次 10 mg、3 次/d。

（3）奥曲肽：每次 0.1 mg，1 次/8 h，皮下注射。

● 化学治疗。

（1）适用于恶性胃泌素瘤已不能切除或切除不完全者。可用链脲霉素（streptozocin）0.5 g/m^2、1 次/d，连用 5 d，为 1 个疗程；每隔 5 周用 1 个疗程，同时加用氟尿嘧啶 12～15 mg、1 次/d，连用 5 d；或多柔比星（doxorubicin）20 mg、1 次/d，连用 3 天，可使瘤体缩小，症状改善。

（2）通过腹腔动脉插管行介入治疗，更可提高疗效，减少不良反应。

● 外科治疗。

（1）肿瘤切除：如为单个肿瘤，又无转移者，切除效果良好；如果已有转移或肿瘤位于胰腺内，则手术切除的可能性已经不大。

（2）全胃切除：对肿瘤已不能切除者，仍应做全胃切除或选择性胃迷走神经切断术，以减少胃酸分泌和减轻症状。

107

Hashimoto 综合征

- Hashimoto 综合征又称 Hashimoto 甲状腺炎、慢性淋巴细胞性甲状腺炎、淋巴细胞性甲状腺肿。

【病因和发病机制】

- 本病为一种自身免疫病,存在着甲状腺过氧化物酶抗体(TPOAb)和甲状腺球蛋白抗体(TGAb)。
- 有一定的遗传倾向,与 HLA‐B8、HLA‐DR5 及 HLA‐DR3 等有关。
- 碘摄入量的增加是发生本征的重要因素。
- 病毒感染可间接诱发甲状腺细胞表达 HLA‐DR,导致抗原产生、抗体形成和细胞破坏。
- 某些有机物的污染如酚和间苯二酚等,常引起接触人群甲状腺自身抗体的产生。
- 甲状腺呈轻至中度弥漫性肿大,并存在结节,质地较硬。
- 镜下可见淋巴细胞和浆细胞浸润,大多数有淋巴滤泡形成,伴有生发中心。

【临床表现】

- 女性多见,占 80%～90%;发病年龄多在 40～60 岁。男性发病要比女性晚 10～15 年。笔者曾见 1 例 88 岁男性,为我国文献可查最高年龄者。

- 本征起病隐匿,进展缓慢。
- 甲状腺增大:多无症状,常偶然发现。少数有咽部不适或颈部压迫感。增大呈两侧性,可一侧更大,质地偏硬,可有分叶或结节,甲状腺激素治疗后可缩小,结节可消失。少数一开始即表现为甲状腺萎缩,称为萎缩性甲状腺炎。
- 甲状腺功能亢进:本征初期因甲状腺滤泡破坏,甲状腺激素释放增加,可有一过性甲状腺功能亢进症状,如怕热、多汗、心悸、突眼和胫前黏液性水肿等。过后甲状腺功能可恢复正常或转入持久性功能减退。
- 本征甲状腺功能在保持一段时间的正常后,由于免疫反应对甲状腺组织的持续破坏,最终逐渐出现甲状腺功能减退而表现为畏寒、乏力、动作缓慢、声音嘶哑、厌食及便秘,少数有心脏扩大和心包积液,甚至出现黏液性水肿。
- 偶可伴发自身免疫性多内分泌腺病,如肾上腺炎、Graves病、特发性甲状旁腺功能减退症,也可见垂体和性腺以及胰腺 β 细胞的破坏(1 型糖尿病)、睾丸炎或卵巢炎、慢性活动性肝炎、肾小管性酸中毒、白癜风、特发性血小板减少性紫癜、恶性贫血兼由抗壁细胞抗体引起的萎缩性胃炎、系统性红斑狼疮、原发性胆汁性肝硬化、重症肌无力、干燥综合征、类风湿关节炎等,少数还可合并 Down 综合征、Klinefelter 综合征及 Turner 综合征,偶见淋巴瘤。

【辅助检查】

- TPOAb 和 TGAb 滴度显著增高,阳性率可达 95% 以上,是最有意义的诊断指标。
- 甲状腺功能减退时,血清 TSH 增高,FT_3 和 FT_4 降低;亚临床甲状腺功能减退时,则 FT_3 和 FT_4 正常,仅 TSH 轻度增高。

- 本征后期^{131}I摄取率减低。
- 甲状腺扫描示核素分布不均,可见"冷结节"。
- 甲状腺细针穿刺活检,显示滤泡细胞破坏,淋巴细胞浸润和纤维化。

【诊断】

- 本征的诊断在一般教科书上都强调年龄(中年)和性别(女性),但根据笔者的经验,只要是甲状腺增大又有血清TPOAb和TGAb明显增高,不论年龄和性别,基本上就可以考虑为本征。笔者曾亲见3例为60岁以上的男性,其中1例为88岁。口服甲状腺素2～4周后,如甲状腺缩小,则更支持本征的诊断,年龄和性别可不予考虑。当然对可疑病例,还须靠甲状腺活检,但必须与甲状腺癌鉴别:后者甲状腺呈进行性增大,常伴压迫症状和声音嘶哑,颈部淋巴结肿大。可给予甲状腺素2～4周,如甲状腺不缩小或反而非对称性增大,即应高度怀疑甲状腺癌的可能,针吸甲状腺细胞学检查或甲状腺活检,对确诊有重大意义。但应注意:本征和甲状腺癌可同时存在(占6%～18%)。

【治疗】

- 凡无明显症状,甲状腺也不十分肿大者,可随访观察,暂时不予治疗。
- 本征早期仅有一过性甲状腺功能亢进者,只需β受体阻滞剂口服即可。
- 对已发生持续性甲状腺功能亢进者,则需用抗甲状腺药物,如丙硫氧嘧啶等,但不宜用手术或放射性碘治疗,以免加速甲状腺功能减退的出现。

• 对 TSH 升高和 FT$_4$ 降低者,就需采取甲状腺素替代疗法,从小剂量开始:左甲状腺素(L-T$_4$)25~100 μg/d,酌情增至 150~200 μg/d;甲状腺素 10~40 mg/d,酌情增至 120~240 mg/d。

• 对 TSH 仅轻度升高而 FT$_4$ 尚处于正常低值者,也宜用甲状腺素治疗,以防甲状腺的进一步增大和甲状腺功能过低的出现。

• 假如甲状腺素未能使肿大的甲状腺有所缩小,特别是合并疼痛者,可先试用糖皮质激素治疗(例如,泼尼松 10 mg、3 次/d),如仍无效,则甲状腺肿大所造成的压迫和梗阻症状,必需用手术来解除。

108

低丙种球蛋白综合征

• 低丙种球蛋白综合征(lowered γ-globulin syndrome)又称获得性低丙种球蛋白血症、成人型低丙种球蛋白血症、迟发性低丙种球蛋白血症、常见变异型免疫缺陷病(common variable immunodeficiency)。

【病因和发病机制】

• 尚未完全清楚:①部分病例呈常染色体隐性遗传;②可能与病毒感染有关,有报告一家2人感染EB病毒后发生本征;③B细胞异常:包括B细胞发生障碍、分化障碍和功能障碍以及B细胞抑制因子的作用,阻止了B细胞的成熟;④T细胞异常:包括抑制性T细胞障碍(阻碍了B细胞发育成浆细胞)、辅助性T细胞减少,使B细胞不能合成IgG和IgA;⑤也有学者认为是由于淋巴细胞缺乏5-核苷酸酶;⑥也有发现血中存在抗B细胞抗体,血浆置换术能有效地降低抗B细胞抗体的水平,随之循环中的B细胞数量迅速升高。

• 病理组织上可分2型。①淋巴组织增殖型:以T细胞缺陷为主,周围淋巴组织的淋巴滤泡和网状细胞过度增生,表现为肝脾淋巴结肿大。②淋巴组织发育不良型:以B细胞缺陷为主,周围淋巴组织发育不良,淋巴细胞和浆细胞数量减少。

【临床表现】

• 成年后发病，男多于女；最初多表现为呼吸道反复感染，如鼻炎、咽炎、鼻窦炎和喉炎，严重者可致吸气性呼吸困难和胸廓四凹征；中耳炎（可致听力减退或消失）、支气管炎和肺炎的反复发作导致支气管扩张。故对支气管扩张者，特别是治疗效果不良者，应作免疫功能检查，以确定是否存在免疫缺陷病。

• 消化道受累者可表现为口炎性腹泻综合征（特点为脂肪泻、叶酸和维生素 B_{12} 吸收障碍、失蛋白性肠病、双糖酶缺乏和肠绒毛结构异常），导致营养不良。

• 中枢神经系统感染也可出现，如化脓性脑膜炎、病毒性脑炎等可致智力障碍、肢体瘫痪。

• 本征常伴自身免疫性疾病，如类风湿关节炎、皮肌炎、系统性硬化症、系统性红斑狼疮、复发性口腔溃疡、自身免疫性溶血性贫血、白细胞减少症和恶性贫血-萎缩性胃炎综合征。

• 恶性肿瘤的发生率也达 10％ 左右，特别是淋巴造血系统的恶性肿瘤更为多见，其次为胃癌、结肠癌、膀胱癌等。

• 本征常见舌面光滑、口唇干裂及扁桃体发育不良，但颈部淋巴结和肝脾肿大，两肺可闻及较粗湿性啰音和杵状指等。

【实验室检查】

• 以呼吸道反复感染为主者，痰中可发现以流感嗜血杆菌、肺炎链球菌和葡萄球菌为主，有时也可见念珠菌、卡氏肺孢子虫，偶见肺炎支原体。

• 以消化道受累为主者，粪便中有时可见蓝氏贾第鞭毛虫。

• 血清蛋白电泳：丙种球蛋白＜1.6 g/L。

• 免疫球蛋白测定：IgG＜1.3 g/L，IgA＜0.9 g/L，IgM＜0.6 g/L。

- 外周血流式细胞检查：CD19 和 CD20 均<5％。

【诊断】

- 凡成年人反复发生感染，特别是在多个脏器同时或相继出现，致病微生物毒力不强，但全身症状过重，对治疗反应不佳者，应警惕本征；血清蛋白电泳、免疫球蛋白测定和外周血流式细胞检查均有助于本征的诊断。

【治疗】

- 丙种球蛋白每月 100～200 mg/kg 静脉滴注，或每周注射 10～20 ml；或输新鲜血浆 10～20 ml/kg，每月 1 次。
- 肺部细菌感染一般用广谱抗生素：支原体感染用大环内酯类，念珠菌感染用氟康唑，卡氏肺孢子虫用复方磺胺甲噁唑和克林霉素等，蓝氏贾第鞭毛虫用甲硝唑。
- 以 T 细胞缺陷为主者给予胸腺素注射或胸腺移植。
- 确有抑制性 T 细胞活性增强者，可试用肾上腺皮质激素或抗淋巴细胞血清，也可采用 20 Gy 射线照射。
- 有条件者尚可采用纯化 γ 干扰素、淋巴细胞生长因子等。

109

Wilson 综合征

● Wilson 综合征又称 Westphal-Strumpell 综合征、肝豆状核变性。

【病因和发病机制】

● 本征为一种常染色体隐性遗传的家族性铜代谢障碍性疾病。基因区位于 13q14.3,其 cDNA bk 序列 162bp,5′非翻译区 4395bp,蛋白质编码区 2084bp,非翻译区包含 21 个外显子和 1 个内含子。

● 常人从肠内吸收的铜为 2~5 mg/d。铜进入血后,即与白蛋白结合,入肝后,其中一部分经胆道排入肠道,再经粪便排出,另一部分经肾脏排出。原与白蛋白结合的铜,转与 α_2 球蛋白结合而成铜蓝蛋白,具有氧化酶的作用。

● 本征由于先天缺陷,肠道吸收铜增加,并与 α_2 球蛋白结合发生障碍,导致铜大量沉积于肝、大脑皮质、基底神经节、小脑、肾、骨、关节和角膜等处,引起一系列症状和体征的出现。

【临床表现】

● 本征起病可急可缓:10 岁左右发病的"早发型",起病较急,进展较快;20 岁以上发病的"晚发型",起病较缓,进展也慢。

● 肝脏损害:较早出现,可分 2 型。

(1)类似急性肝炎型:见于"早发型",表现为黄疸迅速加深、腹水出现、肝功能衰竭而发生肝性昏迷。

（2）类似慢性活动性肝炎-肝硬化型：见于"晚发型"，肝细胞在较少量铜的作用下，逐渐发生坏死，早期有食欲不振、上腹饱胀、恶心、呕吐、疲倦及乏力等，进一步出现黄疸、腹水、脾肿大，肝脏也由肿大而缩小，食管下端和胃底静脉曲张，可发生破裂出血。有蜘蛛痣和 Kayser-Fleischer（K-F）环；有时慢性肝损害可致男性乳房发育和女性月经不调，而神经系症状却可不甚明显。

● 精神症状：可表现为记忆力减退、注意力不集中、情绪不稳定、淡漠无欲或哭笑无常。后期可出现幻想、幻视和幻听。精神异常、行为怪僻和出现痴呆。

● 神经症状：可为首发症状。因基底神经节受累，常出现肢体震颤、僵硬或肌张力降低，假面具样面容，语言缓慢，书写困难，流涎，吞咽障碍，共济失调或舞蹈-徐动症。可发生抽搐、痉挛和昏迷，但锥体束征多数阴性。

● 肾和骨骼：铜沉积于近端肾小管，导致重吸收功能减退而出现糖尿、氨基酸尿、磷酸盐尿和高钙尿症等，而钙磷的丧失，导致骨质疏松、骨软化、佝偻病、关节畸形和病理性骨折。部分患者可有蛋白尿和显微镜血尿。血尿素氮和肌酐也可轻度增高，表明肾小球也受损害。

● 血液系：肝细胞损伤、坏死，释出大量铜，损伤红细胞，造成溶血而出现发热、黄疸、贫血和网织红细胞计数增加、血红蛋白 A_2 升高，少数有血小板计数或全血细胞计数减少。

● 眼：在阳光下或借助 $10\sim20$ 倍的放大镜，可见角膜周围有环形棕褐色色素沉着，即 K-F 环，是本征的特有体征，有时须在裂隙灯下才能观察到；但此环阴性，不能排除本征的诊断。部分病例尚可见向日葵样白内障。

- 皮肤：由于铜在皮肤沉积，使皮肤色素沉着，尤以小腿伸侧为明显。
- 性腺：女性可有月经不调，男性可有阳痿和乳房发育。

【实验室检查】

- 外周血象：合并溶血时，可见贫血和网织红细胞计数增加、血红蛋白 A_2 升高，少数有血小板或全血细胞计数减少。
- 肝功能损害比较常见，"早发型"者尚可见血清胆红素增高。
- 血清铜蓝蛋白降低，多数＜200 mg/L，有一定的诊断意义。但少数患者(约 4%)可以正常。
- 血清总铜量降低，仅为正常人的 1/2(正常男性 11～22 μmol/L，女性 14.3～27.8 μmol/L)。
- 尿铜排出＞100 μg/24 h。口服青霉胺 450 mg/m^2(体表面积)，收集服药前 1 日、服药当日和服药后 1 日的 24 h 尿量，测定其尿铜排泄量，则可见服药后远较服药前为高。
- 肝活组织中的铜含量也有显著增加。
- 离体培养皮肤成纤维细胞，其含铜量高于正常。
- 限制性片段长度多态性连锁分析和突变基因检测，是进行发病前诊断和产前诊断的重要方法。

【影像学检查】

- 骨骼 X 线片检查：可见骨质疏松和畸形。
- 腹部 B 超检查：可见肝硬化征象。
- 头颅 CT 检查：双侧豆状核可见低密度灶，对诊断有一定的意义。

【诊断】

- 凡青少年发生上述锥体外系症状、精神改变或原因不明的肝脏损害时，应考虑本征。

● 角膜 K-F 环对本征的诊断有重要意义,但该环也可见于原发性胆汁性肝硬化和伴有肝硬化的急性肝炎。

● 阳性家族史可支持本征的诊断,但确诊仍需有铜代谢异常的实验室证据。

● 有条件时可进行基因诊断。

● 本征必须与下列疾病鉴别。

(1) 急性肝炎和肝硬化:虽然也有肝功能损伤,但无铜代谢异常。

(2) 帕金森综合征:有锥体外系症状,但无肝功能改变和铜代谢异常。

(3) 风湿性舞蹈病:除锥体外系症状外,尚有风湿热的表现,如发热、多发关节炎、心脏损害和抗链球菌溶血素 O 增高等。

【治疗】

● 本征治疗越早,效果越好。

● 减少铜进入体内。

(1) 低铜饮食:避免吃高铜食物,如坚果、贝类、螺类、蟹、虾、鱿鱼、猪肝、蜂蜜、玉米及蕈类等。

(2) 勿用铜制餐具和炊具。

● 阻止铜在肠内吸收。

(1) 硫化钾:40 mg,每日 3 次。

(2) 硫酸锌:100~300 mg,每日 3 次,均在餐前口服。

● 螯合体内铜离子,使之随尿排出。

(1) D-青霉胺(D-penicillamine):从 0.125 mg、3 次/d 开始,逐渐增至 0.5 mg、3 次/d,口服。使用前需做青霉素皮试。

(2) 二乙基二硫代氨基甲酸酯(diethyl-dithiocarbamate):

每千克体重 30 mg/d,口服。

（3）二巯丙醇(dimercaprol)每千克体重 1.25～2.5 mg,2次/d,肌内注射,10 日为 1 个疗程。根据情况,可重复 1～2 个疗程。

（4）二巯丁二钠(sodium dimercaptosuccinate)：500 mg,2次/d,肌内注射,7 日为 1 个疗程。必要时,可重复 1～2 个疗程。

- 对症治疗。

（1）锥体外系症状明显者,如震颤、强直、运动减少等,可选用苯海索、金刚烷胺或左旋多巴等。

（2）有精神症状者,少量使用阿普唑仑等。

（3）在驱铜治疗的同时,加强护肝治疗。

- 肝脏移植：用于肝功能衰竭或经各种治疗无效者。

110

正常甲状腺病态综合征

• 正常甲状腺病态综合征(euthyroid sick syndrome)又称非甲状腺性病态综合征(non-thyroid illness syndrome)。

【病因和发病机制】

• 本征在老年人中的发病率为 14% 左右;在住院的非甲状腺疾病的患者中,低 T_3 综合征的发生率约为 15%,低 T_4 综合征可占 ICU 病人的 30%,而高 T_4 综合征则不到 1%。

• 本征是在严重创伤、感染及应激等的作用下,下丘脑-垂体-甲状腺轴的功能发生紊乱,甲状腺素与血清蛋白结合异常,组织摄取甲状腺素和(或)甲状腺素代谢异常,导致血中甲状腺素浓度的改变。

• 其常见原因如下:

(1) 长期饥饿、热量不足、蛋白缺乏等导致的营养不良。

(2) 应激状态如创伤、大手术、麻醉、中毒等。

(3) 急性病变如严重感染、休克、急性心肌梗死、急性心力衰竭、糖尿病酮症酸中毒和高渗性昏迷等。

(4) 重症慢性疾病如肝硬化、慢性肾功能不全、晚期肺结核、恶性肿瘤及 AIDS 等。

(5) 药物的作用如 β 受体阻滞剂、糖皮质激素、多巴胺、胺碘酮和含碘造影剂等。

（6）新生儿和老年人。

【临床表现】

• 主要为前述病因中的各种急、慢性疾病的临床症状和体征。

【临床类型】

• 本征可分 4 型，即：①低 T_3 综合征；②低 T_4 综合征；③高 T_4 综合征；④混合型。

【诊断】

• 凡有上述原因而无甲状腺本身的疾病，实验室检查却发现总 T_3、总 T_4 降低，rT_3 升高或相对升高，FT_3、FT_4 水平正常或稍低，而 TSH 多次检查也在正常范围，则可诊断为本征。

• 在本征中，一般以低 T_3 综合征最为常见。在危重病例中，低 T_4 综合征或低 T_3、低 T_4 综合征也绝非少见。

• 高 T_4 综合征主要见于妊娠、使用雌激素或避孕药和急性肝炎等，但必须与下列疾病鉴别：①原发性甲状腺功能减退。虽然也可有畏寒、贫血、浆膜腔积液等和 T_3、T_4 的降低，但同时还有 FT_3、FT_4 和 rT_3 的全面降低，以及 TSH 的明显升高，故不难与本征鉴别。②继发性甲状腺功能减退。大多数继发于垂体前叶功能减退，除 T_3、T_4 降低外，尚有 FT_3、FT_4、rT_3 和 TSH 的全面降低，同时也可有血浆皮质醇和性激素的降低。必要时可作 TRH 兴奋试验，继发性甲状腺功能减退时，TSH 对 TRH 的刺激没有反应，刺激后仍呈低平曲线。③甲状腺功能亢进。一般有甲状腺功能亢进的临床表现，除 T_4 升高外，尚有 FT_3、FT_4 的升高和 TSH 的降低，故易与高 T_4 综合征鉴别。

【治疗】

- 主要对原发病进行治疗，当原发病治愈后，T_3、T_4 等自然会恢复正常。
- 一般不宜补充甲状腺激素，必要时可试用小剂量 L-T_4。

111

Brugsch 综合征

- Brugsch 综合征又称尿崩症-肢端缩小综合征。

【病因和发病机制】

- 尚未阐明,可能是垂体前、后叶曾遭受过先天性损伤,也可能是受过结核或某种病毒感染,个别由垂体嫌色细胞瘤所致。

【临床表现】

- 由于垂体后叶分泌 ADH 功能障碍,而出现尿崩症,表现为烦渴、多饮、多尿,尿量可达 6～16 L/24 h。
- 四肢肢端缩小可能是垂体前叶分泌功能障碍所致,肢端可出现发绀。
- 指甲有退化改变,毛发稀疏,容易再度脱落。
- 妇女第二性征不发育,或仅有继发性闭经。

【实验室检查】

- 尿比重常<1.006,尿量常达 6 L/24 h 或以上。
- 血清 ADH<0.5 ng/L。GH:男<2 μg/L,女<4 μg/L,儿童<8 μg/L。

【骨骼 X 线检查】

- 骨髓质与皮质结构消失,形成分散的小窝状,指骨呈圆筒状,有脱钙现象。

【诊断】

• 本征根据尿崩症和四肢肢端缩小,以及骨骼 X 线检查,诊断一般不难;骨骼 X 线检查和血清 ADH 的测定有确诊意义。

【治疗】

• 治疗尿崩症:①去氨加压素 25～50 μg,2 次/d,口服;②氢氯噻嗪 25 mg,2～3 次/d,口服,同时补充氯化钾溶液;③吲达帕胺 2.5 mg/d;④卡马西平 0.2 g,3 次/d;⑤氯磺丙脲 0.125 g/d。

• 妇女第二性征不发育:可补充少量性激素。

• 其他对症治疗。

112

卵巢过度刺激综合征

【病因和发病机制】

● 卵巢过度刺激综合征(ovarian hyperstimulation syndrome, OHSS)主要见于不孕者采取体外受孕,过量使用了 HMG 或同时合并使用 HCG,在患有多囊卵巢综合征或年龄＜35 岁和身材瘦小的妇女中,特别多见;本征也见于多胎妊娠、葡萄胎和绒毛膜上皮细胞癌患者。

● 大量促性腺激素的过度刺激,使卵巢形态增大,生成多个卵泡,多者可达 30 个以上,分泌大量雌激素,导致毛细血管通透性大为增加,因而液体渗入腹腔、胸腔,甚至心包内,导致血液浓缩,血栓形成,水电解质平衡失调,肝肾损害,极端严重者可致心肺衰竭,危及生命。

【临床表现】

● 常于妇女排卵后 3～6 d 或使用 HMG、HCG 后 5～8 d 出现症状。根据症状的严重性,一般可分轻、中、重 3 度(见下表)。

严重度	腹部症状	消化道症状	全身及其他症状	血清雌二醇浓度(pmol/L)	B 超卵巢直径(cm)
轻度	下腹不适或轻微疼痛	食欲减退	倦怠乏力	≥5 500	＜5

（续表）

严重度	腹部症状	消化道症状	全身及其他症状	血清雌二醇浓度（pmol/L）	B超卵巢直径（cm）
中度	下腹胀痛，腹围增加	恶心、呕吐、腹泻	极度疲惫，体重增加 2~3 kg	≥11 000	5~10
重度	下腹严重胀痛，腹围进一步增加	极度恶心、呕吐、腹泻	口渴、多饮、胸腔积液、腹水、心包积液，体重增加>3 kg；气急，血液浓缩，高凝状态，血栓形成，尿量减少，电解质紊乱，肝肾损害，心肺衰竭	≥15 000	>10

- 较大卵泡破裂，尚可引起内出血，甚至出现休克。

【辅助检查】
- 周围血中血红蛋白浓度和红细胞计数增高。
- 血钠、血氯降低；血钾先降低，尿少时增高。
- 肝肾损害时可见 ALT、AST、BUN 和肌酐增高。
- 血清雌二醇多在 5 500 pmol/L 以上。
- B 超检查可见两侧卵巢多房性增大，以及胸腔积液、腹水，严重者可见心包积液。

【诊断】
- 凡有过量使用 HMG 或 HMG 联合 HCG 的历史，或是多胎妊娠、葡萄胎和绒毛膜上皮细胞癌患者，出现持续的下腹不适或胀痛，即应考虑本征。
- 如血中雌二醇水平明显增高，腹部 B 超检查又见两侧卵巢多房性增大，则 OHSS 的诊断可以成立。

【治疗】

- 立即停用 HMG、HCG。
- 先补充人血白蛋白、血浆和低分子右旋糖酐。
- 同时从另一条静脉补充生理盐水,是否补充钾盐根据实验室检查的结果而定。
- 肝功能异常时,采取保肝疗法。
- 对腹水一般不主张排放,必需时一次也不得超过 1 000 ml。

113

Carney 综合征

- Carney 综合征又称 Carney 复合征。

【病因和发病机制】

本征是一种先天性疾病,系常染色体显性遗传,现已证实 *PRKAR1A* 基因与本征发病有关。该基因位于 17q22 - 24 编码蛋白激酶 A 的调节亚基,在 cAMP 信号传导通路中起重要作用;*PRKAR1A* 基因作为一种抑癌基因,其突变可能是本征内分泌系统产生多种肿瘤的原因;而位于 2p16 的 2 基因,与 *PRKAR1A* 基因一起,协同导致本征的发生。

【临床表现】

- 垂体前叶腺瘤分泌 GH 和 PRL。前者导致肢端肥大;后者在女性可导致闭经、溢乳及性欲减退,男性则导致阳痿、睾丸变软,少数乳房增生,体毛稀疏。
- 甲状腺腺瘤,可合并甲状腺功能亢进,少数为甲状腺乳头状癌。
- 男性睾丸肿瘤,女性卵巢囊肿。
- 原发性色素结节性肾上腺皮质增生,常为两侧性。
- 心脏黏液瘤,单发或多发,可发生于任何一个腔室,可引起栓塞、心力衰竭,甚至猝死。
- 其他尚有骨软骨黏液瘤、乳房黏液瘤、乳腺导管腺瘤和黑色素神经鞘瘤等。

- 皮肤色素沉着是本征的特征之一,为棕色或黑色斑点,直径 3～10 mm,分布于口唇、眼睑、耳壳和外生殖器等。此外,尚可见蓝痣和黏液瘤,后者呈无色结节,位于皮下。

【辅助检查】

- 血清 GH 男常＞2.0 μg/L,女常＞5.0 μg/L;血清 PRL 男常＞17.0 μg/L,女常＞24.5 μg/L。
- 经食管心脏彩超和 MRI 检查可发现心脏黏液瘤。
- 核素扫描可发现结节性肾上腺皮质增生。
- B 超检查可发现其他部位的黏液瘤和囊肿等。

【诊断】

- 凡符合下列 12 条中任何 2 条者,可诊断为本征:①心脏黏液瘤;②皮肤黏液瘤;③骨软骨黏液瘤;④睾丸肿瘤;⑤卵巢囊肿;⑥乳腺导管腺瘤;⑦皮肤色素沉着;⑧蓝痣;⑨黑色素神经鞘瘤;⑩原发性色素结节性肾上腺皮质增生;⑪肢端肥大症;⑫甲状腺肿瘤。
- 如上述 12 条中仅 1 条符合,则需具备下列情况之一,方可诊断:①一级亲属中曾有过本征患者;②*PRKAR1A* 基因突变。

【治疗】

- 心脏黏液瘤一旦确诊,必须尽早摘除;其他则根据具体情况而定。
- 基因替代治疗对某些病例可以考虑。

114

Pieric Mauriac 综合征

- Pieric Mauriac 综合征又称糖尿病性假性侏儒综合征、幼年糖尿病-侏儒-肥胖综合征、侏儒-肝肿大-肥胖-幼年糖尿病综合征。

【病因和发病机制】

- 本征病因迄今未能确定,幼年糖尿病可能是本征的始动因素。幼年糖尿病是 1 型糖尿病,胰岛内及其周围均有淋巴细胞浸润,胰岛细胞发生透明变性,最终形成纤维化;胰岛的这些变化,可能与遗传因素、免疫紊乱、微生物感染、某种毒素的作用和自由基损伤有关。

- 本征幼年糖尿病具有脆性糖尿病的特点,即本身胰岛素绝对缺乏,而对外源胰岛素则又相当敏感,为了防制低血糖的发生,胰岛素的用量往往偏低,因而患儿经常处于高血糖状态;肝糖原合成及储存减少,脂肪得以入肝沉积,形成脂肪肝,故而肝肿大。

- 糖尿病使肌肉及肝中蛋白合成减少而分解增多,呈负氮平衡,导致消瘦、发育受阻和身材矮小,可呈侏儒状态,但垂体前叶分泌生长激素正常,故称假性侏儒。

【临床表现】

- 最早出现的是青春期前糖尿病症状,表现为三多一少,即多食、多尿、多饮和体重减轻,口服降糖药一般无效,但用足量胰岛素或其类似物,则又常致低血糖,胰岛素或其类似物的用量不得不减少,故容易发生酮症酸中毒。

• 青春期前发育受阻,身材矮小,常比同龄者矮 10 cm 左右,貌似侏儒状态,但青春期后身高仍能超过 140 cm(侏儒标准低于此数)。体态一般比较肥胖,BMI 常≥27.5。

• 智力发育较同龄人为差,但距痴呆标准尚远。

• 骨骼发育延迟,可见骨质疏松。

• 偶见满月脸、多血质、白内障、向心性肥胖、肝肿大、高血压、动脉粥样硬化和性功能低下。

【实验室检查】

• 血红蛋白和红细胞计数偏高。

• 尿常规可见糖和蛋白,有时酮体阳性。

• ALT、AST、γ-GT 以及血清胆固醇和甘油三酯常见增高。

• 空腹和餐后血糖以及糖化血红蛋白均明显增高。

• 空腹和餐后血清胰岛素和 C 肽均明显降低。

【影像学检查】

• B 超检查:肝增大,表面光整,内部回声细密、增多、模糊,血管纹理不清,呈脂肪肝图像。

• X 线检查:长管状骨骨端有多数横线,骨密度减低,骨小梁细小、减少,骨皮质变薄和髓腔增宽等表现。

【诊断】

• 主要根据青春期前糖尿病症状和实验室检查,结合身材矮小而肥胖和骨骼 X 线表现,诊断一般不难;但必须注意与垂体性侏儒、Cushing 综合征和糖原累积病中的 0 型、Ⅰ 型、Ⅵ 型和Ⅺ型相鉴别。

【治疗】

• 主要治疗糖尿病。最先用基础胰岛素如甘精胰岛素,起始量为 0.1U/kg,于 22:00 注射 1 次,以后根据三餐前血糖,调整用量;同时根据三餐餐后血糖,餐前注射短效胰岛素如门冬胰岛素。

Hirschfeld 综合征

• Hirschfeld 综合征又称急性糖尿病、脆性糖尿病、不稳定型糖尿病、幼年型糖尿病、胰岛素依赖型糖尿病、1 型糖尿病（T1DM）。

【病因和发病机制】

• 本病的主要原因是胰岛 β 细胞毁损，表现为空泡变性与凋亡，导致胰岛素的分泌绝对不足；而 β 细胞的毁损，则与下列因素有关。

（1）遗传因素缺陷：导致 β 细胞对损伤的敏感性增加；其易感基因表现在 6 号染色体的短臂上，与 HLA - DQ 编码的杂合二聚体基因高度相关，故父母如发生本病，则子女也易发生。

（2）病毒感染：本病发生前可有病毒感染史，在某些病毒感染之后，例如柯萨奇病毒、流行性腮腺炎病毒和风疹病毒，可见本病的发生；病毒可直接破坏胰岛 β 细胞。

（3）自身免疫系统缺陷：出现胰岛 β 细胞自身抗体，如谷氨酸脱羧酶抗体（GADA）、胰岛细胞抗体（ICA）和胰岛素抗体（IAA）；IL - 2 受体抗原过度表达，CD4/CD8 比值增高，血清 IL - 1 和 TNF - α 增加，导致 β 细胞损伤。

（4）饮食和化学因素：长期牛乳喂养；四氧嘧啶、链脲霉素、喷他脒和灭鼠优（vacor）等也会引起本病。

【临床表现】

- 多在青少年期发病,起病一般较急;少数见于中、老年人,起病较慢,症状可不典型。

- 起病较急者常有"三多一少",即多食、多饮、多尿和体重减轻。

- 也有以酮症酸中毒为最初表现者。

- 可合并其他自身免疫性疾病。

- 如未及时有效治疗,则可出现慢性并发症。此类并发症虽多为微血管病变,但相当严重:如视网膜病变,可致失明;肾脏病变,可致肾功能衰竭;神经病变,常致感觉异常,疼痛难忍,肌力降低,肌肉萎缩,甚至瘫痪。

- 需终身使用胰岛素治疗,经胰岛素治疗一段时间后,可出现一段时间的"蜜月"缓解现象;但对胰岛素异常敏感,剂量微小变化,可引起血糖的极大波动,故有"脆性糖尿病"之称。

【实验室检查】

- 尿常规检查:可见尿比重增高,尿糖强阳性,肾糖阈增高时尿糖可阴性;如蛋白阳性,提示糖尿病性肾病,尿白蛋白排出量是早期糖尿病性肾病的重要指标;如尿酮体阳性则有酮症酸中毒的可能,但阴性不能排除之。

- 糖尿病肾病时,血中转铁蛋白、视黄醇蛋白、β 微球蛋白、N-乙酰葡萄糖苷酶可增高。

- 空腹血糖(FPG)$\geqslant$7.0 mmol/L(126 mg/dl);随机血糖、餐后或口服葡萄糖 75 g 2 小时后血糖(2 hPPG)$\geqslant$11.1 mmol/L(200 mg/dl)。

- 口服葡萄糖 75 g-胰岛素、C 肽释放试验:本病时基础血胰岛素 0~4 mU/L,C 肽 200 pmol/L;服糖后 30~60 min,两者均无明显增加,呈低平曲线(正常时基础血胰岛素 5～20 mU/L, C 肽 500 pmol/L;服糖后 30～60 min,胰岛素可增至 5～10 倍, C 肽可增至 5～6 倍)。

- 糖化血红蛋白(HbA1c)＞6.0％,果糖胺＞2.4 mmol/L。
- 胰岛 β 细胞自身抗体,如 GADA、ICA、IAA 可以阳性。

【诊断】

- WHO 糖尿病专家委员会(1999)的诊断标准:有糖尿病的症状,加随机血浆葡萄糖≥11.1 mmol/L,口服葡萄糖 75 g 2 小时后血浆葡萄糖≥11.1 mmol/L 或空腹血浆葡萄糖(FPG)≥7.0 mmol/L,可诊断为糖尿病;若无症状,则需再次测定才能诊断。

- 在诊断本病前,必须先与 T2DM 进行鉴别(见下表)。

鉴别项	本病(T1DM)	T2DM
发病年龄(岁)	＜25	＞40
起病	多急	多慢
家族史	无	常有
三多一少	常有	常无
FPG(mmol/L)	一般在 14～18	一般在 8～12,甚至正常
血胰岛素和 C 肽	低	正常或高
自身抗体	多阳性	阴性
急性并发症	酮症酸中毒	高渗高血糖综合征
慢性并发症	肾病、视网膜病等	心脑血管病
治疗	必须用胰岛素或类似物	饮食控制,口服降糖药,失效时用胰岛素或类似物

- 本病与成人迟发型自身免疫性糖尿病(LADA,又称 1.5 型糖尿病)的鉴别,主要根据下列 LADA 的诊断标准:①20 岁

后发病;②三多症状明显;③BMI≤25;④FPG≥16.5 mmol/L;⑤血清 C 肽空腹≤0.4 nmol/L,OGTT 2h≤0.8 nmol/L;⑥GADA 阳性;⑦HLA-DQ B 链 57 位为非天冬氨酸纯合子。①、②、③、④条为必备条件,加⑤、⑥、⑦中任何 1 条,即可诊断为 LADA。

• 在诊断本病前,还须排除继发性高血糖,如药源性高血糖(见于硝苯地平、糖皮质激素、避孕药、甲状腺素、氢氯噻嗪、吲哚美辛、环磷酰胺、环孢菌素和异烟肼等)、内分泌疾病引起的高血糖(如甲状腺功能亢进、Cushing 综合征、肢端肥大症及嗜铬细胞瘤等)、胰腺和肝病引起的高血糖以及应激性高血糖。

【治疗】

• 饮食治疗。

(1) 计算 7~16 岁儿童理想体重公式:体重(kg)=年龄×2+8;计算成人理想体重根据 Broca 公式:体重(kg)=身高(cm)-105。

(2) 7~16 岁:40~45 kcal/(kg·d);成人:35~40 kcal/(kg·d)。

(3) 碳水化合物占每日总热量的 55~65%;蛋白质占 10%~15%,即 1.0~1.5 g/(kg·d);脂肪占 20%~30%,即 0.6~1.0 g/(kg·d)。

(4) 按生活习惯分配 3 餐热量;用胰岛素治疗时,为防止低血糖,可在两餐间和睡前加餐,但加餐的热量应包括在每日的总热量内。

(5) 鼓励多进高纤维食品,如各种粗粮、新鲜蔬菜等;补充多种维生素;脂肪应以植物油为主,胆固醇含量不应超过 200 mg/d,食盐不超过 6 g/d。

- 适度体力活动。

- 空腹时忌运动；血糖偏低时不活动，加餐后再运动；活动前多饮水；活动时应随带糖果、饼干之类，以预防低血糖发生。

- 胰岛素及其类似物治疗。

（1）本病为脆性糖尿病，必须小心使用胰岛素及其类似物。用动态血糖仪连续测定 72 h 内血糖波动，再根据波动，设定胰岛素泵输注的基础和每餐前胰岛素量，以减少低血糖的发生。

（2）也可餐前注射超短效胰岛素类似物，如门冬胰岛素；睡前注射超长效胰岛素类似物，如甘精胰岛素或地特胰岛素；其剂量根据血糖水平而定，并以不发生低血糖为原则。

- 二甲双胍和阿卡波糖：也可合并使用。

- 胰腺（胰岛细胞）移植。

- 自体干细胞移植：可使半数以上患者摆脱胰岛素注射的痛苦。

Achard-Thiers 综合征

- Achard-Thiers 综合征又称糖尿病-妇女多毛综合征、妇女糖尿病-长须综合征。

【病因和发病机制】

- 病因尚未完全明确,部分患者可见肾上腺皮质结节样增生或腺瘤,故认为本征可能是 Cushing 综合征的一种特殊类型。

【临床表现】

- 多见于妇女绝经期后,少数为育龄期妇女。
- 长须、多毛现象和痤疮最先出现。
- 声音渐变低沉。
- 闭经,阴蒂肥大,乳房萎缩,体态肥胖。
- 血压增高,2 型糖尿病。

【辅助检查】

- 空腹和餐后血糖均明显增高。
- 尿糖阳性。
- 胰岛素第 1 相分泌降低,第 2 相分泌增高。
- 血清睾酮和皮质醇正常高值或轻度增高。
- B 超、CT 和 MRI 检查可见肾上腺皮质结节样增生或腺瘤。

【诊断】

● 如妇女有长须和多毛现象,同时又合并 2 型糖尿病,则基本可诊断为本征;如影像学检查发现肾上腺皮质增生或占位,则诊断可以完全确定。

【治疗】

● 如肾上腺皮质增生、结节或占位,可作次全切除。

● 2 型糖尿病可用二甲双胍、阿卡波糖、瑞格列奈及胰高血糖素样肽-1(GLP-1)类似物利拉鲁肽或二肽基肽酶-4 抑制剂利格列汀等。

Graves 病

• Graves 病又称 Basedow 病、Parry 病、弥漫性毒性甲状腺肿。

【病因和发病机制】

• 本病为自身免疫性疾病，有体液免疫和细胞免疫的异常，血清中存在着针对 TSH 受体的抗体，即 TSH 受体抗体（TRAb），主要是甲状腺刺激性抗体（TSAb），又称甲状腺刺激性免疫球蛋白（TSI），能抑制 TSH 与 TSH 受体或其有关组织结合，从而激活腺苷酸环化酶，加强了甲状腺细胞的功能，增加了甲状腺激素的分泌。

• 本病是多基因的遗传性疾病，与人类白细胞抗原（HLA）类型相关，国人以 HLA-BW46 为相对风险因子。

【临床表现】

• 多数起病缓慢，但也有在情绪激动或各种感染后急性发病者。

• 最先出现的常为代谢亢进症状，如怕热、多汗、易饥、多食，但消瘦、乏力明显，而且常有低热。

• 其次为神经兴奋症状：情绪不稳、容易兴奋、脾气急躁、坐立不安、难以入睡、伸手吐舌，可见震颤，个别可波及全身，少数严重者可呈躁狂状态；也有少数兴味索然、郁郁寡欢和表情淡漠者,即所谓淡漠型甲亢。

● 甲状腺肿大:一般为弥漫性、对称性、轻至中度肿大,随吞咽而上下,质软,触诊有震颤感,听诊有收缩期血管杂音,少数甲状腺不肿大或仅有结节,偶尔甲状腺位于胸骨之后。

● 眼症状:眼球突出,一侧或双侧,上眼睑后缩和水肿,眼肌麻痹。

● 眼球突出分 2 种。①良性突眼:即非浸润性突眼,表现为眼裂增宽,上眼睑后缩,目光有神,很少瞬目(Stellwag-Dalrymple 征);眼球前突多<18 mm,向下看时,上眼睑不能跟随眼球下移(Graefe 征);两眼看眼前的近物时,两眼球不能同时向内侧会聚(Mobius 征);两眼向上看时,前额皮肤不能皱起(Joffroy 征)等,均因甲亢时交感神经兴奋,使眼外肌和上睑提肌过度收缩所致,只要甲亢控制,上述现象即会完全消失。②恶性突眼:即浸润性突眼,表现为角膜充血、水肿、畏光、流泪,眼外肌瘫痪,眼球明显前突,多>19 mm,严重者可因角膜溃疡,甚至全眼球炎而失明。

● 心血管症状:心悸气短,心率增快,入睡后仍>85 次/min;心尖搏动增强,心尖区第一心音亢进,可闻及 1~2 级收缩期吹风样杂音;胸骨左缘第 2、3 肋间可闻及 2~3 级收缩期抓扒样杂音(Lerman 杂音);有室性早搏和心房颤动;收缩压增高,舒张压降低,脉压增大,Duroziez 征和 Quinck 毛细血管征阳性;严重者心脏扩大、心力衰竭,即甲亢性心脏病。

● 消化系统症状:甲状腺激素能促使胃肠蠕动加快,除多食易饥外,常导致便次增加,甚至腹泻,大便中含多量不消化食物,有时可含较多脂肪,呈脂肪痢样;少数老年病例可有厌食、恶心、呕吐而呈恶病质状态;少数病例可有肝肿大、黄疸和肝酶增高,容易误诊为黄疸型肝炎。

- 肌肉骨骼和皮肤症状：多数病例均有软弱乏力，甚至发生弛缓性瘫痪，肌肉萎缩，即甲亢性肌病；也有发生重症肌无力或周期性瘫痪者。由于分解代谢亢进，出现骨骼脱钙，骨质疏松；面、颈和上胸部皮肤潮红，手掌皮肤温热而潮湿；少数可见白癜风、局限性胫前黏液水肿和肢端粗厚。

- 其他内分泌系统障碍：少数可合并 1 型糖尿病和肾上腺皮质功能减退；男性可有阳痿和乳房发育；女性月经过少，甚至闭经；两者生育能力均降低。

- 甲状腺危象：常因各种应激所致，如急性感染、精神刺激、外伤和手术等。表现为急性高热 39℃ 以上，心率达 160 次/min 或各种快速性心律失常，血压降低，恶心、呕吐、腹痛、腹泻，烦躁不安或嗜睡、昏迷。

【辅助检查】

- 白细胞总数偏低，淋巴细胞百分比增高，血小板减少。
- 尿糖可阳性，尿钙常增加。
- 糖耐量异常或 FPG$\geqslant$7.0 mmol/L 和随机血糖$\geqslant$11.1 mmol/L。
- 血清总胆固醇和甘油三酯降低。
- 血清 FT_3、FT_4 明显增高，高敏 TSH(sTSH)则降低，少数病例可降至 0。
- TRAb 阳性，部分病例 TPOAb、TGAb 阳性。
- 甲状腺摄碘率增高伴峰值前移。
- 影像学检查：甲状腺 B 超可见甲状腺弥漫性增大，血流丰富，速度增快，呈红蓝相间的分支或簇状低阻力的湍流频谱；眼球 B 超可发现眼外肌肥大；CT 和 MRI 有助于胸骨后甲状腺肿的发现。

- 心电图：常见窦性心动过速，其次为心房颤动，偶见病态窦房结综合征。

- 甲状腺针刺活检：仅用于 Hashimoto 甲状腺炎伴甲亢的鉴别。

【诊断】

- 典型甲亢的诊断并不困难，但早期轻型、老年病例或其他临床表现不典型者，常易误诊。例如，以心律失常为主者易误诊为冠心病；以腹泻为主者易误诊为肠炎；情绪急躁、夜不能寐者，易误诊为神经官能症；消瘦明显、呈恶病质样状态者易误诊为恶性肿瘤；有长期低热者易误诊为结核或风湿病等；有黄疸和肝功能损害者易误诊为肝炎。

- 对于这类病例，只要及时检查 sTSH、FT_3、FT_4，就不难解决。

- 在诊断本病时，还须注意与伴有甲亢的其他甲状腺疾病鉴别。①Plummer 病：又称 Marine-Lewhert 综合征、多结节性甲状腺肿伴甲亢，为老年人甲亢的常见原因。患甲状腺结节多年后发生甲亢，外源性甲状腺素和 TSH 不能改变其摄取[131]I 的功能；甲亢症状不典型，仅有乏力、消瘦、容易激动或仅表现为心房颤动。②单结节性高功能性甲状腺肿伴甲亢：又称毒性单结节性甲状腺肿、腺瘤样甲状腺肿伴甲亢，见于 40～60 岁妇女，起病慢，无突眼，甲亢表现轻重不一；甲状腺扫描呈热结节，其周围组织受反馈抑制而摄碘减少。③de Quervain 甲状腺炎伴甲亢：仅在急性期 TSH 降低，FT_3、FT_4 增高，有甲亢表现，持续时间不长。④ Hashimoto 甲状腺炎伴甲亢：甲亢亦呈一过性，TPOAb 和 TGAb 的滴度明显升高。⑤甲状腺癌引起甲亢：甲状腺肿物生长迅速，质地较硬或凹凸不平，随吞咽活动较差，常伴声音嘶哑或其他压迫症状,颈淋巴结肿大,髓样癌时血清降钙素和癌胚抗原(CEA)可增高,但最后还须甲状腺针刺活检。⑥垂体性甲亢:除 FT_3、FT_4 增高外,TSH 亦增高,同时常有肢端肥大症的其他表现。⑦卵巢畸胎瘤和皮样瘤内可存有甲状腺组织,分泌过多的甲状腺素;绒毛膜上皮癌、葡萄胎、肺癌、消化道癌可分泌 TSH 样物质,均可引起甲亢。

【治疗】

* 一般治疗:包括注意休息,避免情绪激动,低碘或无碘饮食,适当补充热量、蛋白质和维生素。

* 药物治疗。

(1) 抗甲状腺药物(ATD)。分 2 类:①咪唑类,包括甲巯咪唑(MMI)、卡比吗唑(CMZ);初始剂量为 10～15 mg,3 次/d,维持量均为 5～10 mg、1 次/d。②硫脲类,包括甲硫氧嘧啶(MTU)、丙硫氧嘧啶(PTU),初始剂量均为 100～150 mg,3 次/d,维持量均为 50～100 mg、1 次/d。一般以 MMI 和 PTU 为最常用;MMI 可采用小剂量 1 次性疗法,初始剂量每日早晨 1 次性顿服 15 mg,维持量为 2.5～5 mg、1 次/d;疗程多为 1～2 年,少数可缩短至 6～8 月。

(2) β受体阻滞剂:美托洛尔 12.5～25 mg、2 次/d,或普萘洛尔 5～10 mg、3 次/d,口服。

(3) 碳酸锂:只用于白细胞计数减少、对碘和 ATD 过敏者,0.3 g、3 次/d,口服,注意不良反应。

* 放射性碘(^{131}I)治疗:适用于对 ATD 过敏、ATD 治疗无效或治疗后复发者,以及毒性腺瘤或高功能性甲状腺肿伴甲亢和甲亢合并心、肾、肝病者。

* 手术治疗:适用于对 ATD 过敏、治疗无效或停药后复发

者,胸骨后或结节性甲状腺肿伴甲亢以及任何有压迫症状之甲亢。

• 甲状腺危象的治疗:①PTU 600 mg 或 MMI 60 mg 立即口服或鼻饲;②继以 PTU 200 mg 或 MMI 20 mg,1 次/8 h;③Lugol 溶液(复方碘溶液),30~60 滴立即口服或鼻饲,继以5~10 滴,1 次/8 h,或碘化钠 0.5~1.0 g 加于 5%葡萄糖溶液中静脉滴注 24 h,以后逐渐减量;④普萘洛尔 10 mg、1 次/6 h,口服,或 1.0 mg 加 5%葡萄糖 20 ml,缓慢静脉推注;⑤氢化可的松100 mg,加入 5%葡萄糖液 200 ml、1 次/6 h,静脉滴注;⑥氯丙嗪12.5 mg,1 次/6 h,肌内注射;⑦血液透析、腹膜透析或血浆置换。

Somogyi 综合征

- Somogyi 综合征又称 Somogyi 现象、慢性胰岛素过量综合征。

【病因和发病机制】

- 本征见于 1 型糖尿病用胰岛素或胰岛素类似物治疗时，由于患者对此类药物比较敏感，只要在晚餐时进食略有减少或者晚餐前、睡前使用的胰岛素及其类似物剂量稍有增加，就会引起午夜低血糖的发生，导致体内升糖激素（如肾上腺素、糖皮质激素、生长激素和胰高血糖素等）的分泌；此时患者的胰岛早有严重损害，面对高血糖，根本不能进行有效的反馈性对抗，因而血糖增高，甚至可能发生酮症。

【临床表现】

- 原有 1 型糖尿病的三多一少等症状，一般已用胰岛素或胰岛素类似物进行治疗；本征常发生在晚餐前、睡前使用的剂量较平日稍有增加时，或者当日晚餐进食量较往日为少时。

- 低血糖多数在凌晨 1～3 时出现，症状表现不一，多数只表现为多汗、梦魇、晨起头痛、乏力和精神不振，少数可表现为睡眠加深或迅速进入昏迷状态，也有少数表现为肌肉颤动、饥饿难忍、性格怪异、认知障碍等。

【实验室检查】

· 凌晨时测定血糖常<2.3 mmol/L,而早餐前的血糖则常
>7.0 mmol/L。

【诊断】

· 主要根据晚餐前高血糖,注射胰岛素或类似物后午夜出
现低血糖,早餐前又出现高血糖,但必须与黎明现象鉴别;后者
晚餐前高血糖,注射胰岛素或类似物后午夜仍为高血糖,早餐前
也为高血糖。

【治疗】

· 适当减少晚餐前、睡前的胰岛素或类似物的剂量。

· 如睡前尿糖阴性,或血糖接近正常,可少量进食,以防本
征发生。

Launois 综合征

- Launois 综合征又称垂体性巨人症、Neurath-Cushing 综合征。

【病因和发病机制】

- 本征由 GH 分泌过多所致,见于垂体致密颗粒型或稀疏颗粒型 GH 细胞腺瘤或增生,GH‑PRL 瘤、嗜酸干细胞腺瘤和多激素分泌细胞腺瘤,由 GH 细胞癌引起者则罕见。

- 少数肺癌、胰腺癌、乳腺癌和肾上腺癌等也分泌 GH,卵巢癌、胰岛细胞瘤、支气管和胃肠道类癌,则分泌 GHRH,故偶尔这些肿瘤也可引起本征。

- 过多的 GH 引起软组织、骨骼和内脏的增生肥大以及一系列的内分泌-代谢紊乱。

【临床表现】

- 初期为形成期:最早可在出生后不久起病,也有迟至 4～5 岁者,一旦起病,发育加速,身高和体重可在不长的时间内明显超过同龄儿,10 岁左右已和成年人相仿;最终身高女性可超过 1.85 m,男性可超过 2 m,个别甚至可达 2.4 m;指距(手臂向外平举时两手中指指尖间的距离)大于身高(头顶至足底的距离);下半身的长度(即耻骨联合上缘至足底的距离)超过上半身(即耻骨联合上缘至头顶的距离)。此外,肌肉发达,体力和食量过人；生殖系统发育较早，性欲强烈；平时怕热多汗，少数可合并糖尿病；部分患者可有脊柱后突、侧突和膝外翻等畸形；病程久者，内脏增大，软组织增厚。

- 后期为衰退期：当生长和发育到达最高峰后，逐渐出现肌肉松弛，体力减退，四肢乏力，精神不振，反应迟钝，毛发脱落，男女生殖器萎缩，性欲减退，不能生育，智力下降，体温降低，心跳减慢，血糖下降。

- 垂体肿瘤较大者，可因占位效应而出现头痛、呕吐、视力减退、视野缺损，甚至神志不清。

【实验室检查】

- 空腹血糖一般正常，合并糖尿病时增高。

- 血磷增高。

- 血钙少数增高，多数正常。如血钙持续或明显增高，则应考虑是否合并甲状旁腺功能亢进，或多发内分泌腺瘤综合征1型。

- 血清 GH：基础值$>15\,\mu g/L$，活动期$>100\,\mu g/L$（正常）。

- 血清胰岛素样生长因子-1(IGF-1)持续升高，$>200\,\mu g/L$。

- 血清 PRL 增高，提示垂体柄受压。

- 葡萄糖抑制试验：口服葡萄糖100g后，正常时血清 GH 应下降，本征时则呈自主性分泌，不受抑制，甚至增高（矛盾性反应）。

【影像学检查】

- 头颅 X 线摄片：GH 瘤可见蝶鞍扩大，鞍背和鞍底破坏。

- 鞍区 CT、MRI 扫描可正确判断肿瘤大小、内部结构和周围组织的受压和浸润情况；正电子发射型断层显像（PET）除有上述功能外，还有助于胸、腹腔内的异位 GH 分泌瘤的发现。

【诊断】

• 身材生长过快过高,血 GH 和(或)IGF－1 明显增多,结合鞍区影像学检查所见,诊断一般不难。

• 在诊断本病前,应先排除下列疾病,如体质性巨人、性腺功能减退性高大体型(包括下丘脑性性腺功能减退、垂体促性腺激素缺乏、性腺本身病变所致)、Klinerfelter 综合征、Marfan 综合征、高胱氨酸尿症等。

【治疗】

• 外科治疗:经蝶鞍显微外科手术切除蝶鞍内肿瘤,对直径＜10 mm 的微腺瘤最为适宜。

• 放射治疗:包括常规高电压照射,质子束放疗,α 粒子照射,X 刀、γ 刀放射治疗。

• 药物治疗:①溴隐亭 2.5～5.0 mg,4 次/d;②奥曲肽 50～100 μg,3 次/d,皮下注射;③培维索孟 10～20 mg,1 次/d,皮下注射;④其他如赛庚啶、雌激素和孕激素等。

Lorain-Levi 综合征

- Lorain-Levi 综合征又称 Brissaud-Meigs 综合征、垂体性侏儒症。

【病因和发病机制】

- 本征可分原发性和继发性。前者原因尚未完全清楚,多为常染色体隐性遗传,可呈家族性发病;后者见于青春期前下丘脑或垂体等处发生病变,如肿瘤(颅咽管瘤、胶质瘤、黄色瘤)、颅脑外伤和手术以及各种感染(脑炎、脑膜炎、结核及肺吸虫病)等。

- 严重营养不良,使血清胰岛素样生长因子(IGF)合成不足,也可导致 GH 不能发挥应有的生物效应。

- Laron 综合征,即原发性 GH 不敏感综合征:血清 GH 增高,对外源性 GH 有抵抗,IGF 极度减少,根本无 GH 结合蛋白(GHBP)产生。

- 少数血浆中有抗 GH 抗体存在,可能是自身免疫的结果。

【临床表现】

- 本征多见于男孩,出生时体重和身长可以正常;从 1～3 岁起,生长变慢,随年龄的增长,更显著落后于同龄儿童,一般要矮 30% 或以上;身高每年平均增长不到 3 cm,常停留于起病时的水平,至成年时身高也不会超过 130 cm。

- 肌肉不发达,皮肤细腻,发稀而软;骨骼发育不全,长骨短小,骨龄也往往落后 2 年以上;外观头大脸圆,下颌短小,出牙延迟;手足大小和形态似发病时的小孩,面容稚嫩,但躯体苍老,酷似"小老人"。

- 生殖器官发育不良。青春期后仍不长阴毛和腋毛,也无性欲;男无胡须,睾丸、阴茎和前列腺均不发育,常见隐睾症;女无月经,卵巢、子宫、外阴、乳房和臀部也不发育。

- 智力和学习成绩与同龄者无异,但因身材矮小而自卑、抑郁、悲观,甚至厌世。

- 脉搏一般较慢,血压往往偏低。

- 继发性由鞍区肿瘤引起者,常可合并颅压增高而有头痛、呕吐、视力障碍和视野缺损等症状。

【实验室检查】

- 周围血常见血红蛋白和红细胞计数减少,血磷及碱性磷酸酶降低。

- 空腹血糖正常或偏低,血清胆固醇偏高。

- 血清 GH(在基础状态下测定):如 2～4 岁<4 ng/ml,5～16 岁<1 ng/ml,则常提示本征。

- 血清 IGF-1 测定:如男<397 ng/ml,女<545 ng/ml,也有一定的诊断价值。

- 胰岛素低血糖 GH 兴奋试验:静注普通胰岛素 0.1 U/kg 后,如血清 GH 峰值<5 ng/ml,对本征有诊断意义。

- 左旋多巴 GH 兴奋试验:体重 15～30 kg 餐后口服左旋多巴 250 mg,体重>30 kg 口服 500 mg;如 GH 峰值<5 ng/ml,亦提示本征。

- 精氨酸 GH 兴奋试验:精氨酸 0.5 g/kg 静注,如 GH 峰值<5 ng/ml,也有诊断意义。

• GHRH 延长兴奋试验:如 GH 峰值<3 ng/ml,可考虑本征。

【影像学检查】

• X 线检查:左手 X 线片可见骨骺发育延迟,骨龄幼稚。

• CT 和 MRI 扫描:垂体或其附近肿瘤,可见蝶鞍扩大或破坏;鞍上钙化点常为颅咽管瘤的重要特征;少数病例蝶鞍缩小。

【诊断】

• 身高明显低于同年龄、同性别的正常人。

• 身高每年平均增长不到 3 cm,成人身高<130 cm,骨龄落后 2 年以上。

• 各种 GH 兴奋试验峰值<5 ng/ml。

• 排除矮小体型的其他原因:如体质性矮小症、Turner 综合征、Down 综合征、克汀病、自幼营养不良和慢性血吸虫病(血吸虫病性侏儒)等。

【治疗】

• 重组人生长激素(rhGH,somatropin):0.1 IU/(kg・d),每晚皮下注射,注射部位应每次更换,以免脂肪组织发生萎缩,第 1 年一般可增高 9~10 cm;如开始半年增高不到 5 cm,就应将剂量加倍,即 0.2 IU/(kg・d);禁用于对 rhGH 过敏者、骨骺已闭合者、肿瘤或既往曾患过肿瘤者以及患有糖尿病性视网膜病变者。

• 14 岁以后可加用小剂量蛋白同化激素,如苯丙酸诺龙或氧甲氢龙(oxandrolone)等。

121

Sotos 综合征

- Sotos 综合征又称大脑巨人症、脑性巨人症、儿童巨脑症。

【病因和发病机制】

- 本征为常染色体显性遗传,受累基因定位于 16 号染色体短臂;胎儿在 35 周左右,在某种尚未阐明的因素和受累基因的共同作用下,下丘脑开始间歇释放一定量的 GHRH,因而垂体也跟着间歇释放一定量的 GH,一直持续到出生后的第 4～5 年,此后两者释放逐渐减少,直至完全正常,临床症状也停止发展。

【临床表现】

- 胎儿出生前就已生长过度,出生后身高、体重和头围均已超过正常新生儿。1～4 岁仍继续加速生长,与躯干相比,手足更大;双臂平展的长度(即两手中指尖间的距离)大于身高。4～5 岁后生长趋慢,基本与正常同年儿童持平,但最终身高仍在较高范围,骨龄也较一般儿童超前。

- 头型较长而大,发线高而秃,前额和下腭突出,上腭高拱,眼距过宽,双眼下斜,牙齿早落,脊柱畸形。

- 婴儿期面部肌张力低,吮吸困难,常流口水;一般动作缓慢而不协调;至 15 个月后开始学步,至学龄期才会独立行走,以后才逐渐赶上同龄健康儿童。

- 精神行为不正常,智力较差,到 2 岁半至 3 岁才会开始讲话。
- 平时容易发生全身痉挛,特别当感染发热时,可见全身强直-阵挛性发作。
- 少数可合并动脉导管未闭和(或)房间隔、室间隔缺损,Wilms 瘤发生率也较一般儿童高。

【实验室检查】

- 在出生后的 4～5 年,偶见血清 GH 和 IGF‑1 增高。
- *NSDI* 基因检测可见异常。

【影像学检查】

- X 线检查:头颅增大,前后径长,呈舟状畸形;蝶鞍正常,脊柱常向后突或后侧突;中指骨骨化中心比腕骨为早。
- 头颅 CT 扫描:脑室扩大,侧脑室尤其明显。

【脑电图检查】

- 全身强直-阵挛性发作时,可见散发性棘波。

【诊断】

- 根据典型的临床表现,结合头颅 CT 扫描和基因检测,诊断一般不难。

【治疗】

- 主要为支持治疗和对症治疗。

122

Hann 综合征

● Hann 综合征又称一过性(暂时性)尿崩症。

【病因和发病机制】

● 下丘脑视上核和室旁核的神经内分泌细胞分泌精氨酸加压素(AVP),即抗利尿激素(ADH),经下丘脑垂体束到达神经垂体(即垂体后叶)中储存,随血浆渗透压的改变而分泌;颅咽管瘤和松果瘤等损伤上述结构,可导致尿崩症;但当这些肿瘤进一步扩大,妨碍了下丘脑调节肽,特别是 CRH 和 TRH 的分泌时,最终会导致肾上腺皮质功能不全和甲状腺功能减退的出现,而尿崩症的各种表现却会在短期内随之减轻,以至消失。

【临床表现】

● 本征首先出现尿次增加,尿量增多,24 h 尿量>2 500 ml,一般多达 4 000～8 000 ml,少数可超过 10 000 ml,甚至有达20 000 ml 以上者。

● 由于发病较快,烦渴多饮,虽极明显,但仍有皮肤干燥、唾液减少、头晕头痛、疲倦乏力、腹胀便秘、烦躁失眠、记忆减退等失水症状,谵妄和痉挛常提示高钠血症(高渗性脑病)的发生。

● 患者同时常有原发病(颅咽管瘤和松果瘤等)的症状,如头痛、呕吐、视力减退、视野缺损、意识障碍和性功能异常等。

● 当原发病变进一步发展,肾上腺皮质功能不全和甲状腺功能减退的各种表现，如乏力、畏寒、食欲缺乏、恶心、呕吐、血压偏低和心动过缓等，就会相继出现；而尿崩症的各种表现却会在短期内消失。

【尿崩症阶段时的实验室检查】

- 尿量：24 h>2 500 ml；比重常<1.005，少数可达 1.010；尿渗透压<300 mOsm/L，严重者可<100 mOsm/L。
- 血浆渗透压：基本保持在正常范围，但当水分供应不足，血浆渗透压就会>310 mOsm/L。
- 口服高渗盐水试验：清晨起床排空膀胱，15 min 内饮完 1%氯化钠溶液 1 000 ml，然后测定 2 h 尿量，尿崩症时>650 ml，如其比重<1.012，则更支持此诊断。
- 禁水-加压素试验：本征禁水后尿量不减少，尿比重不升高；使用 AVP 本征尿量减少，尿比重升高。
- 血清 AVP 测定：<1.0 mU/L。
- 尿渗透压/血浆渗透压比值：禁水前和禁水 8 h 后均<1.0，注射 AVP 后>1.5。

【尿崩症消失时的实验室检查】

- 血钠、血糖降低，血钾及血胆固醇增高。
- CRH、ACTH 和皮质醇以及 TRH、TSH、FT_3 和 FT_4 均降低。

【影像学检查】

- 头颅 X 线、CT 和 MRI 等检查有助于原发病因的确定。

【诊断】

- 根据颅内占位病变和尿崩症的同时存在，随着前者病情的加重，后者反而消失，却出现肾上腺皮质功能不全和甲状腺功能减退的表现,即可以确定本征的诊断。

【治疗】

● 主要为病因治疗。

● 尿崩症的治疗：可选用去氨加压素、氢氯噻嗪、吲达帕胺和卡马西平等。

● 肾上腺皮质功能不全可用可的松或氢化可的松,甲状腺功能减退用 L-T_4。

123

Jordan 综合征

● Jordan 综合征又称 Trench 糖尿病性神经病变。

【病因和发病机制】

● 本征的发病机制,目前尚未完全清楚,有下列几种学说。

（1）缺血缺氧说：①高血糖使大量低密度胆固醇沉积于动脉壁形成粥样硬化斑块,导致动脉管腔狭窄,神经细胞和神经纤维因缺血缺氧而变性；②高血糖使血中前列环素（PGI_2）和一氧化氮降低而内皮素增加,从而导致微血管收缩；③高血糖使血中纤维蛋白原增多和血小板活性增加,导致血管腔内血栓形成。

（2）代谢障碍说：①糖尿病时,神经细胞摄取葡萄糖减少,而果糖和山梨醇则摄取过多,两者在神经细胞内形成高渗透压,神经纤维脱髓鞘；②在胰岛素不足的情况下,神经细胞不能合成肌醇,肌醇的缺乏,使神经细胞轴突发生变性；③高血糖使神经髓鞘蛋白和微管蛋白糖化增加,使髓鞘完整性毁坏；④糖尿病时,脂肪酸去饱和障碍,神经细胞内长链脂肪酸蓄积,神经功能紊乱。

（3）其他尚有神经营养因子和多种维生素,特别是维生素 B_1、维生素 B_6、维生素 B_{12} 和烟酸等的缺乏说,神经组织自身免疫说以及遗传因素说。

【临床表现】

1) 对称性多发周围神经病变

- 首先受累的常是感觉纤维；一般起病隐匿，从双下肢开始，由足趾向上发展；双上肢累及较晚，也由指端向上发展，呈短袜和手套样分布；先为麻木，继感疼痛，夜间加重，可呈针刺痛、闪击痛或烧灼痛；最后触觉、震动觉和温觉消失。

- 当运动纤维受累，则出现肌张力降低、肌力减退、肌肉萎缩，上肢以蚓状肌和鱼际肌，下肢以胫前肌和腓骨肌明显，常见腕垂症和（或）足垂症，腱反射减退或消失。

- 自主神经纤维一旦受累，则出现皮肤变薄、变冷、苍白、多汗、少汗或无汗，指（趾）甲松脆，胃轻瘫（排空延迟）、腹泻和便秘交替，直立性低血压、心率加快、心率变异性下降，尿失禁或尿潴留以及阳痿等。

2）非对称性多发单神经病变

- 起病较急，以运动障碍为主，表现为肌无力、肌萎缩；上肢以臂丛神经、正中神经和尺神经，下肢以股神经、闭孔神经、坐骨神经和腓神经最明显，腱反射减退或消失。

3）颅神经病变

- 以动眼、滑车、展和面神经最常受累，也有嗅觉、听力减退者，偶见瞳孔对光反射消失而距离反射存在，即 Argyll-Robertson 瞳孔。

4）脊髓病变

- 脊髓性肌萎缩：近端肌群萎缩和无力，腱反射减弱或消失。

- 肌萎缩性侧素硬化：主要表现为大、小鱼际肌萎缩，腱反射亢进，病理反射阳性。

- 脊髓缺血：两下肢远端无力，膝腱反射亢进，病理反射阳性，严重者括约肌功能障碍。

5）脑病变

- 主要是与糖尿病相关的脑血管病变。

- 颈内动脉系统受累：短暂性缺血发作可引起单个或单侧肢体无力或感觉异常，单眼黑矇，同向偏盲，失语，常在 24 h 内完全恢复；该系统发生梗死时则出现对侧中枢性偏瘫和偏身感觉障碍，双眼向病灶侧偏视；当梗死发生在优势半球时则出现构音障碍或失语，严重者出现嗜睡、昏迷，病理反射阳性。

- 椎基底动脉系统：发生短暂性缺血或梗死时，有眩晕、呕吐、吞咽困难、声音嘶哑和共济失调，单眼或双眼视野缺损，视力减退，眼球震颤或复视；或病侧为颅神经、对侧为上下肢的交叉性瘫和交叉性感觉障碍；可出现短暂性缺血发作，一般也多在 24 h 内恢复。

- 脑血管性痴呆、帕金森综合征和癫痫等偶见。

【辅助检查】

- 空腹和餐后 2h 血糖以及糖化血红蛋白均高出正常值，但少数病例可仅有糖耐量降低。

- 尿白蛋白排出率增加。

- 脑脊液检查：细胞计数一般正常，糖和蛋白含量增高。

- 神经肌电检查：感觉神经传导速度减慢，较运动神经出现更早、更明显。

- 诱发电位检查：可早期发现感觉神经传导速度减慢。

- 头颅 CT：脑梗死发生后不久（超早期）CT 扫描不敏感；24 h 后，常呈楔形低密度灶。头颅 MRI：T1WI 为低信号，T2WI 为高信号，后者在缺血 5～6 h 内即见异常改变；弥散加权成像（DWI）在发病 24 h 内即显示缺血病变。血管造影：在病情相对稳定后作 CTA 和 MRA 检查，以明确血管病变的基础原因。

【诊断】

• 主要根据：①有明确的糖尿病病史或肯定的糖耐量异常；②神经病变出现于上述情况发生之前、之后或同时发生；③临床表现与糖尿病的神经病变相符；④排除其他原因引起的神经病变；⑤神经肌电图检查可确诊。

• 与糖尿病相关的脑血管病变，主要根据临床表现和影像学检查作出诊断。

【治疗】

• 首先要有效控制糖尿病。

• 对神经病变可选用下列措施：

(1) 补充多种维生素，特别是维生素 B_1、维生素 B_6、维生素 B_{12} 或甲钴胺(mecobalamine)和烟酸等。

(2) 硫辛酸 0.3~0.6 g 加入生理盐水 100~200 ml，1 次/d，静脉滴注，2~4 周为 1 个疗程。

(3) 前列腺素 E_1(凯时)10 μg 加入生理盐水 20 ml，1 次/d，静脉注射，2~3 周为 1 个疗程。

(4) 酚妥拉明(phentolamine)10~20 mg，3 次/d，口服。

(5) 神经节苷脂 20 mg，1 次/d，肌注，30 次为 1 个疗程。

(6) 神经生长因子 100 μU，1 次/d，肌注，30 次为 1 个疗程。

(7) 剧痛可用苯妥英钠或美西律(mexiletine)，刺痛、灼痛和闪击痛等用卡马西平，均为 100 mg，2~3 次/d。

(8) 多元醇通路限速酶-醛糖还原酶抑制剂依帕司他(epalrestat)，对糖尿病性神经病变、视网膜病变和肾脏病变有一定的疗效，剂量为 50 mg，3 次/d，饭前口服。

• 对脑血管病变的防治：

(1) 嗜睡、昏迷常提示脑水肿和颅内高压，宜用甘露醇、甘油果糖等脱水剂。

（2）发病在 4.5～6 h 以内可用溶栓剂，如组织型栓溶酶原激活剂（tPA）、尿激酶。

（3）肠溶阿司匹林 75～100 mg/d 口服，或氯吡格雷（clopidogrel）75 mg/d 口服；或两者合用，但须警惕出血反应。

（4）改善微循环：西洛他唑 50～100 mg、2 次/d 或己酮可可碱 200 mg、2 次/d，口服。

（5）他汀类降脂药，使 LDL‐C 降至＜2.0 mmol/L。

（6）血糖宜维持在 6～9 mmol/L；如＞10 mmol/L，可加用胰岛素或其类似物。

（7）尼莫地平 30 mg、3 次/d，口服。

（8）胞磷胆碱 250 mg 加入生理盐水 250 ml，1 次/d，静脉滴注。

（9）如仍有意识障碍，可用纳洛酮静脉滴注、高压氧、亚低温。

（10）如发生脑疝，进行减压手术。

肥胖综合征

- 肥胖综合征又称肥胖症(obesity)。

【病因和发病机制】

- 遗传因素:本征呈多基因遗传,现已知有 20 多个基因位于不同的染色体上,在决定本征的基因表型中起重要作用;故父母双方患肥胖症,子女也多患此症;即使仅一方患本症,子女随年龄增长,在一定的外因作用下,也易发生本症。

- 生活习惯:患者日常生活多以坐、卧为主,既不从事体力劳动,也不进行体育锻炼,多数嗜酒,进食过量,尤喜糖、脂类高热量食品。

- 精神神经因素:精神紧张或情绪激动,下丘脑腹内侧核的交感神经中枢(饱中枢)先兴奋后抑制,而腹外侧核的副交感神经中枢(饥中枢)则先抑制后兴奋,导致食欲大增,进食超量;当下丘脑腹内侧核受炎症、外伤或肿瘤等破坏,则腹外侧核功能亢进,饥中枢兴奋,导致贪食无厌,形成本征。

- 内分泌异常。①高胰岛素血症:一方面促进食欲,增加进食量;另一方面促使体脂积聚。②脂肪组织分泌瘦素(leptin,LP)减少,不足以兴奋下丘脑的饱中枢和抑制饥中枢,导致肥胖;但大多数肥胖病例由于 LP 受体或受体后异常,LP 不但不减少,反而增高,而且与肥胖程度呈正相关。③经产妇、经绝期或口服避孕药,易于发生本征。

• 褐色脂肪组织(BFT)异常:该组织只分布于颈背、肩胛间、腋窝、纵隔及肾周,为一散热组织,将体内多余热量向体外散发;当该组织功能异常,散热困难,将转化成白色脂肪贮存。

【临床表现】

• 幼年型自幼肥胖,由脂肪细胞数量增多引起;成年型多于20～25 岁起病,系脂肪细胞肥大所致。

• 本征发病率女多于男,体重一般缓慢增加,妇女分娩后则可增加较快;如短时内迅速肥胖,应考虑继发性肥胖症的可能。

• 脂肪堆积部位:男性以头、面、颈项和躯干为主;女性以乳房、胸腹和臀部为主,脐孔深陷;臀外侧可有紫纹或白纹,皮肤皱褶处常见炎症,下肢可出现水肿。

• 全身倦怠乏力,怕热多汗,易饥多食,腹胀便秘,腰背、四肢关节疼痛,活动后气促,睡眠打鼾,女性闭经,男性阳痿。

• 常合并高血压、2 型糖尿病、动脉粥样硬化、卒中、冠心病、痛风、脂肪肝,脊柱、四肢骨关节炎,阻塞性睡眠呼吸暂停综合征和 Pickwickian 综合征等;恶性肿瘤,如乳腺癌、胆囊癌、结直肠癌、前列腺癌和子宫内膜癌等的发生率也较高。

【实验室检查】

• 血常规检查一般正常;如血红蛋白和红细胞增多,加之 PaO_2 降低和 $PaCO_2$ 增高,则常提示胸、腹腔内的脂肪已大量积聚,导致通气功能和气体交换发生障碍。

• 血清总胆固醇、甘油三酯、低密度脂蛋白胆固醇和尿酸常增高。

• 血清 ALT、AST 和 γ - GT 多数增高。

• 血浆胰岛素升高:空腹可达 $30\,\mu U/ml$,餐后可达 $300\,\mu U/ml$。

- 糖耐量多降低,空腹和餐后血糖常增高。

- 血清皮质醇、24 h 尿 17 -酮类固醇和 17 -羟类固醇常偏高。

- 性激素:男性雄激素降低而雌激素增高,女性多正常。

【心电图检查】

- 常有左心室肥厚和 ST - T 改变。

【影像学检查】

- 腹部 B 超检查:常见脂肪肝、胆石症和慢性胆囊炎等。

- X 线检查:脊柱和四肢关节间隙不对称性狭窄,关节面不平,常有骨赘,骨赘脱落形成游离体,即所谓"关节鼠"。

- 腹部 CT 扫描:可测定腹壁脂肪厚度和腹腔内脂肪含量。

【诊断】

- 根据下列公式诊断:男标准体重(kg)=身高(cm)−105;女标准体重(kg)=身高(cm)−100。如实测体重超出标准体重 20%,则可初步诊断为肥胖症。

- 根据 BMI 诊断:BMI=体重(kg)/身高(m)^2,BMI≥24 为超重,≥28 为肥胖。

- 根据腰围诊断:男性>90 cm,女性>85 cm。

- 根据皮下脂肪厚度诊断:利用皮肤皱褶卡钳测定三角肌外和肩胛角下皮脂厚度,两处相加,男≥40 cm、女≥35 cm 则可诊断为肥胖症。

- 此外,必要时可以采用水密度测定法、双能 X 线吸收法、红外线感应法和生物电阻抗法以及 CT 和 MRI 扫描等直接测定体脂。

- 在诊断本征时尚需排除各种原因引起的继发性肥胖症,例如,下丘脑性肥胖、Cushing 综合征、多囊卵巢综合征、胰岛素瘤、糖原累积病、Fröhlich 综合征、泌乳素瘤、Capenter 综合征、Prader-Willi 综合征、Astrom 综合征、Laurence-Moon-Biedl 综合征和药源性肥胖,如糖皮质激素、吩噻嗪类、赛庚啶、三环类抗抑郁药、孕酮类避孕药、胰岛素及其类似物等。

【治疗】

• 运动疗法:根据年龄、性别、能力、气候和心血管状况,采用中等或较低强度的有氧运动,如慢跑、跳舞、跳绳、游泳、打球和骑车等有氧运动,每天至少 30 min,每周 5～6 天。

• 饮食疗法:限制热量摄入,使体重逐渐下降,目标是每月下降 0.5～1.0 kg。首先是减少精细碳水化合物和脂肪摄入;成年男性和体重＞75 kg 的女性限制在 1 200～1 600 kcal/d,其他成年女性 1 000～1 200 kcal/d;其中碳水化合物占总热量的 50％～60％,脂肪占 20％～30％,蛋白质(主要为瘦肉和植物蛋白)占 15％左右;胆固醇应＜200 mg/d;食盐＜6 g/d,合并高血压者应更少;禁酒戒烟。

• 极低热量饮食(very low calorie diet,VLCD):400～800 kcal/d,仅用于严重肥胖或急需迅速减肥而其他方法又不能奏效者。

• 药物治疗:用于 3～6 个月的运动和饮食疗法仍不能减重 5％或有合并症者,如高血压、糖尿病、高脂血症、脂肪肝、骨关节炎和阻塞性睡眠呼吸暂停综合征等。

• 奥利司他(oristat):作用于肠道,阻止脂肪酶对脂肪的分解和吸收,从而降低了体重;此药尚能降低空腹血糖、总胆固醇、低密度脂蛋白和血压;60～120 mg,3 次/d,口服。

• 西布曲明(sibutramine):抑制去甲肾上腺素和 5-羟色胺的再摄取,产生饱感,降低食欲,增加氧耗,加速代谢,减重效果显著;开始 10 mg/d,4 周后增至 15 mg/d。

- 其他药物:马吲哚(mazindol)0.5~1 mg,1 次/d;芬特明(phentermine)15 mg,1 次/d;安非拉酮(amfepramone)25 mg,3 次/d;左甲状腺素 12.5 μg,1~2 次/d;二甲双胍 0.25 g,3 次/d;葡萄糖苷酶抑制剂;后两者对糖耐量降低者和合并 2 型糖尿病者更为适宜。

- Qsymia(内含芬特明和托吡脂):主要用来治疗 BMI≥30 或 BMI≥27 且有高血压、2 型糖尿病或血脂异常的患者。

- 外科治疗:腹腔镜下放置胃充气囊、胃捆扎术、胃分隔术、袖状胃切除术、胃-空肠吻合术以及胆胰旷置术并十二指肠转位术等,减肥效果可靠,但需严格掌握适应证;皮下吸脂手术仅用于有美观等特殊需要者。

125

Frankl-Hochwart 综合征

- Frankl-Hochwart 综合征又称松果体-神经-眼病综合征、松果体瘤综合征。

【病因和发病机制】

- 松果体主要由松果体细胞和神经胶质细胞构成,主要分泌褪黑激素(melatonin);发生在松果体区的肿瘤占颅内肿瘤的0.4%~1.0%,主要为松果体细胞瘤、松果体母细胞瘤、生殖细胞瘤、畸胎瘤、星形细胞瘤、室管膜细胞瘤和脑膜瘤等;由于肿瘤所处的部位特殊和肿瘤容易转移,故不但可以影响脑脊液循环,而且使垂体功能发生紊乱和使多种神经组织受到损害,导致各种症状的出现。

【临床表现】

- 本征男多于女,约为 3∶1,常在 15~30 岁发病。
- 最先出现的症状,多由肿瘤阻塞导水管,引起梗阻性脑积水,表现为头痛、呕吐、视乳头水肿、视力模糊和意识障碍等颅内压增高症状。
- 两眼不能上视、两瞳散大、对光反射消失和两侧上眼睑下垂,即 Parinaud 综合征,是四叠体受损的结果。
- 肿瘤压迫四叠体下丘,可使听觉发生障碍;压迫小脑结合臂和小脑半球,导致步态不稳,共济失调;中脑被盖受压,则出现两侧锥体束征阳性。

- 肿瘤侵及下丘脑,除可引起睡眠障碍、体温异常,还可使GnRH、TRH和促皮质激素释放因子(CRF)等发生紊乱,导致性腺发育延迟、外生殖器呈幼稚型以及甲状腺和肾上腺皮质功能减退;肿瘤直接破坏垂体,可导致 Simmonds 病;下丘脑的室旁核和视上核一旦受损,血管加压素的合成和分泌减少,随之出现尿崩症;如肿瘤破坏松果体本身,可导致青春期提前和性早熟。

- 松果体瘤的扩散。瘤细胞可直接经第三脑室、第四脑室到达小脑;或随脑脊液流动,转移到脑室系统、蛛网膜下腔、大脑、小脑、脊髓和马尾,引起马尾综合征(表现为鞍区感觉消失,膀胱、直肠失禁,球-肛门反射减弱或消失以及勃起功能障碍),也可随血流转移到颅外。

【辅助检查】

- 脑脊液中 β - HCG、AFP 增高,见于松果体区生殖细胞瘤。

- 脑脊液中发现肿瘤脱落细胞,主要见于松果体母细胞瘤和生殖细胞瘤。

- 头颅 CT:松果体区肿瘤大多数(70%以上)有钙化,并可借以确定肿瘤的大小。

- 头颅 MRI:MRI 对肿瘤钙化不敏感,但可获取冠状位、矢状位和轴位 3 个方向上的图像,能清晰地显示肿瘤和邻近结构的关系。

- 立体定向活检仅适用于个别病例。

【诊断】

- 典型病例根据临床表现即可诊断,不典型者须经脑脊液检查和头颅 CT 扫描；MRI 扫描则需采取冠状位、矢状位和轴位 3 个方向进行检查；个别病例需做立体定向活检。

【治疗】

• 手术治疗：仅适用于经严格选择的个别病例；当肿瘤阻塞大脑导水管引起脑积水和颅内高压时，必须进行分流手术。

• 化疗：对松果体母细胞瘤、生殖细胞瘤及畸胎瘤等可使用由卡铂、依托泊苷、平阳霉素、长春新碱和环磷酰胺等几种药物适当组合的方案进行治疗。

• 放疗：适用于松果体母细胞瘤、生殖细胞瘤和星形细胞瘤等。

126

Dercum 综合征

- Dercum 综合征又称痛性肥胖症。

【病因和发病机制】

- 本征的病因尚未完全阐明,与遗传因素有一定联系。如母患本征,常有 40％左右的女儿发病。
- 内分泌因素:本征患者胰岛素分泌往往偏高,导致进食增多,刺激小肠产生过多的肠抑胃肽;后者刺激胰岛 β 细胞进一步释放胰岛素,使脂肪合成增加,分解减少。
- 精神神经因素:使丘脑腹外侧核嗜食中枢兴奋,进食增多,导致肥胖。
- 年龄因素:随着年龄的增长,甲状腺和性腺功能减退,体内脂肪分解减慢而合成增加,导致脂肪堆积。
- 其他:有认为本征是免疫功能紊乱的结果。

【临床表现】

- 妇女绝大多数在 30～50 岁的育龄期发病,常伴停经过早,性功能早期衰退,阴毛、腋毛脱落;男性罕见。
- 一般胃口极佳,常贪食无厌,脂肪逐渐在皮下弥漫性或局限性堆积,分布不对称,多位于颈、腋、胸、腹和腰臀,也可形成硬结和肿块,早期柔软,晚期发硬,与皮肤粘连,自发疼痛和压痛均较明显,常有麻疹样红斑和(或)小静脉扩张。

- 随结节和肿块的增大,疼痛加重,可呈针刺样或刀割样,可持续性和(或)阵发性加剧。
- 常伴乏力易倦,活动减少,行走蹒跚,可有头痛和关节痛。
- 病程进展缓慢,晚期皮下脂肪逐渐萎缩,食欲减退,营养不良,全身衰弱,出现情绪低落,精神异常,智力减退,少数进展为痴呆。

【实验室检查】

- 一般常规检查多属正常,晚期血糖增高;尿 17 羟-类固醇降低。
- 硬结或肿块活检:镜下可见成堆的脂肪细胞,胞质内充满丰富的脂滴。

【诊断】

- 根据局部性疼痛性脂肪沉积,结合性别和年龄,诊断一般不难;必要时可做硬结或肿块活检,但须注意与下列疾病鉴别,如 Weber-Christian 病(即结节性、非化脓性、复发性及发热性脂膜炎)、von Recklinghausen 病(即Ⅰ型神经纤维瘤病)、多发血管脂肪瘤和皮下的多发转移瘤等。

【治疗】

- 以对症治疗为主;疼痛可用局部利多卡因封闭,或用美西律(mexiletin)、布洛芬止痛,也有使用干扰素 α - 2b 者。

Rosewater 综合征

- Rosewater 综合征又称家族型性腺功能低下女性化乳房症。

【病因和发病机制】

- 病因不明,可能是一种性连锁染色体隐性遗传病,发生在家族中的男性成员。胚胎期睾酮先天合成缺陷,因而产生不足;出生后睾酮在外周组织中过多地被转变为雌激素或者对自身的睾酮不敏感,导致程度不一的女性化。

【临床表现】

- 出生时为男性婴儿,童年时尚无异常可见。

- 一般在青春期前,出现两侧乳房发育增大,但不会分泌乳汁。

- 进入青春期后,却始终不见男性性成熟的特征,阴茎和前列腺依然细小,胡须稀疏,甚至缺如,声调高尖,女性骨盆,全身脂肪呈女性式分布,性欲消失,不能生育,但睾丸大小正常,偶见尿道轻度下裂。

【实验室检查】

- 血清睾酮<9.7 nmol/L,血清雌三醇>7 nmol/L。

- 血清 FSH 和 LH 降低,均<1 U/L。

- 尿 17 -羟类固醇和 17 -酮类固醇均在正常范围。

- 染色体检查：XY 型。
- 性染色质：阴性。
- 睾丸活检：曲细精管中精原细胞发育停滞，间质细胞数目减少。

【诊断】

- 男孩青春期前出现乳房增大，进入青春期后，不见男性性成熟的特征，而体态、声调却呈女性，即应考虑本征的可能；血清睾酮降低、雌三醇增高，对本征的诊断有利；而家族中有同类患者，染色体、性染色质检查，以及睾丸活检，均有助于确诊。

【治疗】

- 丙酸睾酮 25 mg，隔日 1 次；或十一酸睾酮 250 mg，每月 1 次，均肌内注射。预后一般较佳。

128

Kocher-Debre-Semelaigne 综合征

- Kocher-Debre-Semelaigne 综合征又称 KDS 综合征、克汀病-肌肥大综合征、无甲状腺性克汀病综合征、黏液水肿-大力士综合征。

【病因和发病机制】

- 本征常有遗传倾向,属常染色体隐性遗传;家族中因血缘婚配,常见数人发病,导致新生儿缺乏甲状腺组织,故新生儿出世后,就逐渐表现出严重的甲状腺功能减退(克汀病)征象。

【临床表现】

- 本征绝大多数为儿童,男孩易患,成人罕见。
- 患儿发育迟缓,身材矮小,四肢粗短,智力愚钝,皮肤苍白、蜡黄、增厚而多折皱和鳞屑,呈黏液性水肿;唇厚舌大,并伸出口外,发音含糊,常伴口吃,且流涎不止;鼻梁塌陷;脐疝多见,心率慢,体温低;甲状腺完全缺如,即克汀病。
- 四肢肌肉肥大,以下肢和前臂明显,特别是腓肠肌;肌肉僵硬,按之有结实感,外观颇为强壮,故有"婴儿大力士"之称;但运动时常感疼痛;腱反射迟钝。

【并发症】

- 黏液水肿性昏迷:常发于寒冬;患儿昏迷,肛温可<35℃,甚至更低;呼吸浅表、心率慢而血压低,心包积液。

- 肾上腺危象见于甲状腺制剂替代使用过量。
- 骨质疏松见于长期甲状腺制剂替代治疗。

【辅助检查】

- 血红蛋白和红细胞计数降低。
- 血脂明显增高,心肌酶异常。
- 血清 TSH 明显增高,而 FT_3 和 FT_4 接近于零。
- 24 h 甲状腺[131]I 吸收率不大于 10%。
- [131]I 甲状腺扫描不能发现甲状腺组织。
- B 超甲状腺检查也不能发现甲状腺。
- 肌肉活检:可见肌纤维肥大和黏蛋白增多。

【诊断】

- 遇患克汀病儿童伴四肢肌肉肥大,尤其是腓肠肌明显,又加家族史阳性,就可考虑本征。
- 如甲状腺制剂能使肌组织超微结构改变完全恢复,则本征的诊断可以肯定。

【治疗】

- 甲状腺片:来源丰富,价格低廉,但甲状腺激素含量不定,当前已经少用。
- 三碘甲腺原氨酸(T_3):效力虽较甲状腺片强 $3\sim4$ 倍,但半衰期短,每天需多次给药,且价格昂贵,仅适用于黏液水肿性昏迷。
- L-T_4:含量均一,稳定,半衰期长,适用于本征的长期替代治疗。先从小剂量 $12.5\ \mu g/d$ 开始,以后每周增加 $12.5\ \mu g/d$,婴儿最多可增至 $50\ \mu g/d$,$4\sim7$ 岁可增至 $2.5\sim5\ \mu g/(kg \cdot d)$;在用药过程中,必须防止肾上腺危象和骨质疏松症的发生。

129

Brüger-Grütz 综合征

- Brüger-Grütz 综合征又称急腹症-高脂血症综合征、家族性高脂蛋白血症Ⅰ型、家族性高乳糜微粒血症、家族性脂肪诱发性高脂血症、高胆固醇血症黄瘤病、特发性脂质沉积症。

【病因和发病机制】

- 本征呈家族性发病，为常染色体隐性遗传；主要是脂蛋白合脂酶活性降低，使血循环中的乳糜微粒不能清除，而被肝、脾、骨髓和皮肤中的网状细胞所吞噬，导致肝脾肿大和皮肤黄瘤；另一方面，多量的乳糜微粒沉积于胰管，成了诱发胰腺炎的原因。

【临床表现】

- 幼年起病，性别无明显差异。常因进食脂肪性食物而反复发生胰腺炎，每次发作临床表现基本相似：上腹不适和疼痛，除食欲不振外，很少有恶心和呕吐，但可伴 38℃ 以上的发热；Korte 征和 Gabich 征均可阳性，前者表现为上腹部有横位性压痛和抵抗，后者表现为横结肠上鼓音增强；腹部一般无移动性浊音，其他腹膜刺激征也不明显；Cullen 征和 Grey-Turner 征亦均阴性。
- 肝、脾增大，多为轻至中度；一般无压痛。
- 黄瘤可见于全身皮肤和黏膜，为圆形、卵圆形或不规则形；小如粟粒，大如鸡蛋，高出皮面，质较软，无压痛，周围可有红斑;一般可持续数周,然后逐渐缩小、褪色,以至完全消失;以后又可再发。

- 可合并肝功能异常、脑供血不足和肾脏疾病。

【实验室检查】

- 将患者的血浆置于试管并放置于 4℃ 的环境后,顶层出现白色的乳糜微粒,即为 I 型高脂蛋白血症。
- 血清胆固醇可正常或轻度增高,甘油三酯则明显增高。
- 血清极低密度脂蛋白、低密度脂蛋白和高密度脂蛋白正常或降低。
- 肝功能和糖耐量正常。
- 胰腺炎发作时白细胞总数和中性粒细胞比例增高,血清淀粉酶升高,常在发病后 6 h,超过 500 Somogyi 单位(或等值单位);尿淀粉酶则在发病后 12 h 开始升高,常超过 1 000 Somogyi 单位(或等值单位)。
- 血钙一直保持正常范围。

【影像学检查】

- X 线平片检查:可见横结肠充气、十二指肠麻痹等表现。
- B 超检查:可见胰腺局部性或弥漫性肿大,回声不均匀,以及肝、脾增大。
- CT 扫描:不受肠胀气、肠梗阻等的干扰,可发现胰腺肿大,包膜掀起,胰腺周围少量渗出。

【诊断】

- 根据摄入脂肪后发生胰腺炎,以及皮肤反复出现黄瘤和高脂血症,即可诊断本征;但必须注意与甲状腺功能减退、2 型糖尿病、肾病综合征、胆管阻塞和胆汁性肝硬化等所致的高脂血症相鉴别。

【治疗】

- 低脂饮食,将脂肪控制在总热量的 20% 以下,用中链脂肪酸甘油化合物替代普通脂肪。

- 降血脂:非诺贝特(fenofibrate)0.1g、2 次/d 或阿昔莫司(acipimox)250 mg、2 次/d。

- 胰腺炎发作的治疗:①禁食和胃肠减压;②奥美拉唑静脉滴注;③生长抑素及其衍生物:如生长抑素(施他宁)或奥曲肽,仅用于病情较重者;④合并感染时用广谱抗生素;⑤静脉滴注 5% 葡萄糖生理盐水,并补充氯化钾,根据实验室检查,补充钙盐和镁盐。

130

Gilbert-Dryefus 综合征

- Gilbert-Dryefus 综合征又称家族性男性乳房发育症、男性乳房发育-尿道下裂综合征。

【病因和发病机制】

- 本征为性连锁隐性遗传病或性限制的常染色体显性遗传病,家系中男性发病,代代相传;女性为致病基因携带者,致病基因位于 X 染色体上。Wolffian 管发育不全。在青春期,体内雄性激素代谢紊乱,导致血中雌性激素增加,作用于乳腺导管,使之增生,导致乳房发育肥大。

【临床表现】

- 本征发病始于第二性征发育的青春期;男子呈女性型乳房,体毛少,胡须稀,音调高;阴茎小,有尿道下裂现象;睾丸大小基本正常,但脂肪分布和骨盆发育则呈女性型。

【实验室检查】

- 血清促性腺激素(FSH 和 LH)均减少。
- 血清睾酮降低,雌二醇增高。
- 24 h 尿 17 -酮类固醇正常。
- 精液中精子极少,甚至消失。
- 染色体核型为 46,XY。
- 乳腺活检:乳腺导管及纤维间质增生,不形成腺泡,无乳汁分泌,导管周围少数淋巴细胞浸润。

- 睾丸活检:Leydig 细胞明显减少。

【诊断】

- 凡男子青春期出现女性化,又有家族倾向,基本可诊断本征;如睾丸活检发现 Leydig 细胞明显减少,具确诊意义;但须注意与其他有男性乳房发育的情况鉴别,如恶性肿瘤、慢性肝病、甲状腺功能亢进、肾上腺皮质增生,以及药物的作用,如酮康唑、甲硝唑、西咪替丁、螺内酯、异烟肼等。

【治疗】

- 甲睾酮5 mg,2 次/d,口服或舌下含化;丙酸睾酮25 mg/次,隔天1次,肌内注射;或十一酸睾酮250 mg/次,1 次/月,也可肌内注射。

131

高黏稠度综合征

【病因和发病机制】

• 高黏稠度综合征为血浆中有异常蛋白,使血黏稠度增高,导致血流动力学阻力增加,产生临床症状。

• 血黏稠度增高见于下列疾病。

(1)红细胞计数增多:例如,真性红细胞增多症。

(2)红细胞变形:例如,镰状细胞血红蛋白病。

(3)血浆中异常蛋白增加:例如,多发性骨髓瘤、巨球蛋白血症。

(4)血小板计数增多:例如,原发性血小板增多症。

(5)白细胞计数增多:例如,急性、慢性白血病。

(6)风湿病中类风湿因子明显增高者。

【临床表现】

• 中枢神经系统:表现为眩晕、头痛、视觉模糊、听力减退、手足麻木、肢体瘫痪及意识障碍,严重者昏迷。

• 出血倾向:主要为皮肤、鼻黏膜和胃肠道出血。

• 眼底:视网膜静脉扩张,局限性狭窄,出血,视乳头水肿。

• 心、肺和肾功能异常。

• Raynaud 现象。

【实验室检查】

• 原发病的各种特殊所见。

- 血浆黏稠度增高。
- 血浆蛋白电泳见 γ 球蛋白或异常蛋白明显增多。

【诊断】

- 诊断本征的主要根据：有原发病存在，出现上述临床表现，血中 γ 球蛋白或异常蛋白明显增多以及血黏稠度增高等。

【治疗】

- 治疗原发病：如真性红细胞增多症用羟基脲（HU）、三尖杉酯碱（HRT）等；多发性骨髓瘤可用 TD（沙利度胺＋地塞米松）、RD（来那度胺＋地塞米松）、BD（硼替佐米＋地塞米松）或 MPR（美法仑＋泼尼松＋来那度胺）等方案；原发性血小板增多症用 HU、α-干扰素以及抗血栓药阿那格雷（anagrelide）等；急性淋巴细胞白血病可用 VDCP、EA、HD-MTX 等方案；急性髓细胞白血病可用 DA、HA、DAE 等方案，其中 M_3 用 ATRA；慢性粒细胞性白血病慢性期可用 HU、白消安等；加速期和急变期可用伊马替尼、达沙替尼（100 mg/d）和造血干细胞移植等。
- 血浆置换术治疗巨球蛋白血症等。
- 低分子右旋糖酐静脉滴注，以改善微循环。
- 烟酸、氨茶碱及己酮可可碱等可降低外周血管阻力。
- 大剂量糖皮质激素仅能短时缓解病情，故一般不用。

132

过度抑制综合征

- 过度抑制综合征（superfluous inhibition syndrome）又称过多抑制综合征、口服避孕药后闭经-溢乳综合征。

【病因和发病机制】

- 口服避孕药经肠道吸收入血，抑制下丘脑分泌促性腺激素释放激素，使垂体前叶 FSH 和 LH 分泌减少，从而抑制卵子成熟和排卵，同时增加宫颈黏液的黏稠度，阻止精子穿透宫颈进入子宫；避孕药又作用于子宫内膜，使之出现不典型的分泌相，干扰了孕卵着床。

- 同时还抑制下丘脑分泌 PRL 抑制因子，因而使 PRL 水平增高，导致溢乳。

- 长期使用避孕药可使卵巢和子宫内膜严重萎缩，对雌激素失去反应。

【临床表现】

- 妇女服避孕药后常有月经减少，经期缩短，有时也可闭经；一般停药后，月经即可自动恢复。

- 如 6 月后仍无月经来潮，则提示避孕药已造成过度抑制。

- 少数病例可有厌食、恶心、头晕、头痛、乏力、色素沉着、黄褐斑、白带增多、乳房胀痛，亦有合并溢乳现象者。

【诊断】

• 停用避孕药 3 月后仍无月经,应首先排除妊娠。

• 诊断性刮宫:从内膜形态变化可了解卵巢功能及子宫内膜情况。

• 子宫、宫颈和卵巢等的 B 超、CT、MRI 检查,既可排除闭经的其他原因,也有助于本征的诊断。

【治疗】

• 由子宫内膜萎缩所致者,用人工周期治疗,有 2 种疗法可供采用。

(1) 序贯疗法:己烯雌酚 0.25 mg/d,用 20~22 天;在服药至第 15~16 天时,开始加用甲羟孕酮 10 mg/d;先连续用 3~4 个周期。

(2) 联合疗法:己烯雌酚 0.25 mg/d 和甲羟孕酮 10 mg/d 一起,共服 20~22 天;从月经来潮后的第 5 天开始。

• 以上两法,在周期结束时,如无月经来潮,可再重复 1 周期。

• 由下丘脑-垂体-卵巢功能障碍引起者,用己烯雌酚 0.25 mg/d 或绒毛膜促性腺激素;在上述人工周期的第 10 天起肌内注射 500~1 000 IU,隔日 1 次,共 5 次,可进行 3 个疗程。

• 克罗米芬:能促使垂体释放促性腺激素,促使卵巢排卵;用于月经周期第 5 天起,开始口服 50~100/d,连服 5 天,共用 3~4 个周期。

133

Tattersall 综合征

- Tattersall 综合征又称青年人成人发病型糖尿病(maturity-onset diabetes of the young，MODY)。

【病因和发病机制】

- 本征是一组常染色体显性遗传病，是胰岛细胞功能基因异常所致的糖尿病，根据突变的基因不同，本征可分多个亚型。

(1) MODY - 1：转录因子肝细胞核因子(HNF)4a 基因突变，突变基因位于染色体 20q。

(2) MODY - 2：葡萄糖激酶基因(GCK)突变，突变基因位于染色体 7p。

(3) MODY - 3：转录因子 HNF1a 基因突变，突变基因位于染色体 12q。

(4) MODY - 4：胰岛素启动因子(IPF - 1)基因突变，突变基因位于 13 号染色体。

(5) MODY - 5：HNF - 1β 基因突变，突变基因位于 17 号染色体。

(6) MODY - 6：betaA2/NEORED 1 基因突变，突变基因位于 2 号染色体等。

- 由于基因突变，导致胰岛细胞发育不良，胰岛细胞功能缺陷，胰岛素分泌不足，因而在病理学和生物化学上出现与 2 型糖尿病基本相似的各种改变。

【临床表现】

• 多在 25～35 岁以前发病;有 3 代或以上糖尿病家族史,属常染色体显性遗传。

• 临床上主要为 2 型糖尿病的各种表现,一般无三多一少症状。

• 确诊后 5 年内多不需胰岛素治疗,5 年后一般也只需生活方式干预和口服降糖药治疗,需胰岛素或其类似物治疗者仅少数而已。

• MODY-1:患者年龄轻,小者仅 9 岁;空腹血糖正常,但餐后高血糖,常伴高脂血症和脂蛋白(α)增高以及大血管病变,少数需胰岛素治疗。

• MODY-2:高血糖可在 1 岁前后发生,但病情轻,空腹血糖一般在 6～8 mmol/L,很少超过 10 mmol/L,极少有血管并发症,一般只需生活方式干预,仅 1% 左右的病例需胰岛素治疗。

• MODY-3:高血糖明显,早期即有多尿、多饮;微血管病变常见,如糖尿病性肾病、视网膜病变等,但不发生酮症;早期用饮食疗法,口服降糖药,以后需胰岛素治疗。

• MODY-4:发病较晚,糖尿病病情较轻,不发生酮症;但早期即可出现微血管并发症,一般可用饮食调控和口服降糖药治疗。

• MODY-5:发病较晚,糖尿病病情轻重不一,但肾脏病变早期即可出现,甚至先于糖尿病发生,常伴多囊肾和肝功能异常。

• MODY-6:青年期发生,糖尿病轻重不一,常合并微血管病变,如糖尿病性肾病、视网膜病变和周围神经病变等。

【诊断】

● 凡青年发生的"2型"糖尿病,如有明确的三代或以上的家族遗传史,基本可以确定 MODY 的诊断,而染色体检查则是分型的根据。

【治疗】

● 运动疗法:除婴幼儿外,可根据自身的体力条件,采取步行、快走、慢跑、打太极拳和广播操等方式。

● 饮食疗法:根据年龄、性别,查出理想体重,再根据体力活动的强度,计算每日的热能,除糖类、蛋白质和脂肪三大类营养素外,还应供应多种维生素等。

● 药物治疗:高血糖可先选用口服药阿卡波糖、二甲双胍、格列齐特、瑞格列奈、吡格列酮等;口服药无效或失效时用胰岛素及其类似物;胰高糖素样肽-1(GLP-1)受体激动剂如利拉鲁肽或二肽基肽酶-4(DPP-4)抑制剂如沙格列汀,有条件时也可使用。

● 合并高胆固醇血症者可用瑞舒伐他汀、阿托伐他汀或依折麦布-辛伐他汀,合并高甘油三酯血症者可用非诺贝特或阿昔莫司等。

134

Condorelli 综合征

- Condorelli 综合征又称肥胖性上腔静脉压迫综合征。

【病因和发病机制】

- 严重肥胖（BMI≥30）者，脂肪堆积部位，男性以头面、颈项和躯干为主，女性以乳房、胸腹和臀部为主。此外纵隔腔内也可有大量脂肪堆积，类似脂肪瘤，压迫上腔静脉，导致头、面部、颈部、两肩、胸、背和两上肢的静脉压上升而出现各种症状。

【临床表现】

- 面部水肿常是最早出现的症状，面部皮肤也较其他部位为红。

- 随着上腔静脉阻塞的加重，继面部之后，往往出现颈部、两肩、胸、背部水肿；而胸骨体上的皮肤，压之特别易见凹痕。

- 端坐位时颈静脉怒张，是本征的早期体征之一，对及时发现本征有重要意义。

- 随后胸、背和上腹皮肤也出现曲张静脉，其血流方向均朝下；胸背等处尚可见紫红色的小静脉网。

- 患者喜取坐位或立位；卧位可使症状加重，出现头重、头晕、视物模糊、胸闷气短、结膜充血、鼻出血和咯血，严重者可出现喉头水肿。

- 如及时采取减肥治疗，上述症状可逐渐减轻。

【辅助检查】

- 循环时间测定：臂-肺时间和臂-舌时间均可延长。
- 周围静脉压测定：上肢明显高于下肢。
- 呼吸试验：与正常相反，吸气时颈静脉反而胀大，上肢静脉压增高。
- 束胸试验：用宽带束于下胸，如上肢静脉压比未束前增高 $2.0\,kPa(20\,mmH_2O)$，提示上腔静脉受压。
- Hussey 握拳试验：1 min 内反复握拳、松开 40 次，如上肢静脉压比未握拳前增高 $2.0\,kPa(20\,mmH_2O)$或以上，提示上腔静脉阻塞。
- X 线平片可见纵隔增宽，边界比较光滑；CT 扫描可见纵隔低密度肿块，CT 值 20~120 Hu，增强扫描无明显变化；MRI 扫描示 T1WI 和 T2WI 均呈高信号，增强扫描也无明显变化。

【诊断】

- 肥胖患者出现上腔静脉压迫症状，即应考虑本征；上肢静脉压明显高于下肢，是诊断上腔静脉受阻简易而可靠的方法，而纵隔的 CT 和 MRI 检查，则具有确诊意义。

【治疗】

- 运动疗法：只宜采用较低强度的有氧运动。
- 饮食疗法：采用极低热量饮食（very low calorie diet，VLCD），400~800 kcal/d，可迅速减肥，以缓解上腔静脉阻塞。
- 药物减肥：效果较慢，条件许可者可外科治疗。

135

Uyemura 综合征

- Uyemura 综合征又称夜盲-干燥综合征。

【病因和发病机制】

- 本征主要原因为维生素 A(VA)缺乏。多见于婴幼儿,偶见于青少年,男女均可发病。下列各种情况可导致 VA 缺乏。

(1) 饮食不当:如婴幼儿单靠去脂牛乳、豆浆、米粥等喂养而不及时增加辅食或麻疹时忌口(即严禁患儿摄取含有 VA 的食物)。

(2) 消化道疾病阻碍 VA 吸收:长期腹泻、慢性胰腺炎、先天胆道闭锁和慢性肝炎等。

(3) 慢性肾脏病:使体内 VA 大量经尿排出。

(4) 某些药物的使用:如液状石蜡、氨甲蝶呤和新霉素等。

(5) 其他:甲状腺功能减退、糖尿病、恶性肿瘤和锌缺乏等。

体内一旦缺乏 VA 的不断供应,视网膜干细胞的视紫质(rhodopsin)无法更新,眼底赤道部和视乳头周围出现灰白斑点,视网膜对弱光的敏感性下降,暗适应功能减退,严重者出现夜盲。

- VA 的缺乏可进一步导致结膜、角膜、泪腺、皮肤以及呼吸道和泌尿系统发生病变。

【临床表现】

* 本征最早出现的症状,是暗环境中视物不清,甚至完全失明,即为夜盲。

* 结膜、角膜渐失光泽,并且干燥而起皱折;结膜可形成肥皂泡沫样银白色干燥斑,称 Bitot 斑。

* 泪腺上皮细胞变性,泪液分泌减少;泪腺管被脱落的上皮细胞所阻塞,导致泪液更少;两眼干燥而有轧沙样疼痛,常继发感染;角膜也因干燥而浑浊,形成白翳,继而软化、穿孔、虹膜外脱,最后因角膜瘢痕形成失明。

* 眼底可见赤道部和视乳头周围有灰白斑点出现。

* 皮肤:干燥、脱屑、角化,角化物充满毛囊腔内,突出皮表,摸之有鸡皮疙瘩感;毛发干脆,容易脱落;指甲失去光泽,凹凸不平。

* 消化道:味蕾和胃黏膜上皮角化,导致味觉减退、食欲不振、恶心、呕吐,严重时生长发育停滞。

* 呼吸道和泌尿道上皮角化,局部免疫功能减退,故经常发生呼吸道和尿路感染。

* 婴幼儿可并发贫血和肝脾肿大等。

【实验室检查】

* 用蘸有少量生理盐水的棉拭子,刮取眼结膜上的少量黏液,进行涂片,VA 缺乏时镜下往往可见大量角质细胞。

* 取新鲜中段尿 10 ml,加 1%龙胆紫溶液若干滴,摇匀后,镜下作上皮细胞计数,如>3 个/mm^3,在排除炎症后,常提示 VA 缺乏;高倍镜下如见上皮细胞角质变性明显,则更是 VA 缺乏的佐证。

* 血清 VA 测定:正常小儿为 $0.87\sim1.5\ \mu mol/L$,本征时

$<0.62\ \mu mol/L$；正常成人为 $1.12\sim3.14\ \mu mol/L$，本征时 <0.76 $\mu mol/L$。

【诊断】

• 眼部症状和皮肤症状均明显时，诊断不难。

• 对早期或轻型病例，应仔细查询可以引起本征的各种原因，如仍不能确定，可做上述 3 种实验室检查。

• 对无条件的病例，可短期采用 VA 试验治疗。

【治疗】

• 对轻型或疑似的病例，应给 VA 5 000 IU/d，口服。

• 已有严重眼部症状者，除口服浓缩鱼肝油提供 VA 30 000～60 000 IU/d 外，还应立即肌内注射浓缩 VA 油剂 50 000 IU/d，共 3 天；由腹泻和肝胆病引起者也需注射，但应警惕 VA 过量引起的中毒。VA 急性中毒时可表现为兴奋、头痛和颅内压增高等，慢性中毒者可表现为皮疹、瘙痒、脱发、厌食、恶心、呕吐、骨膜下钙化和肝功能异常等。

136

Von Gierke 病

- Von Gierke 病又称糖原累积病Ⅰ型。

【病因和发病机制】

- 本病由常染色体隐性遗传,编码基因定位于 17 号染色体。肝细胞内葡萄糖- 6 -磷酸酶(glucose-6-phosphatase, G6PT)的任一组分如 Ku 多肽、稳定蛋白(Sp)、转运蛋白(T1、T2β 和 GLUT7)的缺陷,都会造成 G6PT 功能减退或消失,糖原不能经 6 -磷酸葡萄糖被分解为葡萄糖输入血中,而在肝细胞内积聚,导致肝脏肿大。

- 6 -磷酸葡萄糖增多,通过磷酸戊糖途径的糖酵解,产生过多的脂肪、乳酸和尿酸,导致高脂血症、酸中毒和高尿酸血症。

- 由于肝脏不能释出葡萄糖,一旦停止进食,迅即发生低血糖,同时也促使蛋白质和脂肪的分解代谢加强,必然影响患儿的发育和生长。

【临床表现】

- 婴幼儿起病,哺乳或喂食稍一延迟,即见低血糖发作,表现为惊厥和(或)意识丧失。

- 生长发育迟缓,体形矮小,呈侏儒状态;肌肉松弛无力,容易发生感染,但智力不受影响。

- 体态肥胖,两颊皮下脂肪特别丰厚,四肢伸侧可见黄瘤

（xanthoma）。

- 肝、肾常肿大，但功能一般无明显改变或仅轻度异常。
- 成年以后，常患痛风性关节炎和肝脏多发腺瘤，个别发生肝癌。

【实验室检查】

- 空腹血糖常在 $2.24\sim2.36\,mmol/L$。
- 血清甘油三酯$>1.7\,mmol/L$。
- 血清尿酸$>420\,mmol/L$。
- 血清乳酸$>1.7\,mmol/L$，甚至达 $6\,mmol/L$（静脉血）。
- 糖耐量试验：呈典型的糖尿病曲线。
- 肾上腺素试验：肾上腺素每次 $0.02\,mg/kg$，皮下注射，$60\,min$ 后测定血糖不见增高。
- 胰高血糖素试验：胰高血糖素 $0.5\,mg$，肌内注射 $20\,min$ 后，血糖增高$<0.1\,mmol/L$（正常为 $3\sim4\,mmol/L$）。
- 肝穿刺活检：肝细胞内有大量糖原沉积。

【诊断】

- 反复发生空腹低血糖合并高脂血症、乳酸酸中毒以及肝肿大，即应考虑本病。
- 肾上腺素试验和胰高血糖素试验阳性则支持本病的诊断。
- 肝穿刺活检：有确诊意义。

【治疗】

- 为防止低血糖发作，应每隔 $2\sim3\,h$ 进食 1 次。碳水化合物在食物中至少应占 60%。
- 低血糖发作时应立即静脉内快速滴注 25% 葡萄糖溶液（葡萄糖用量为：$0.5\sim1.0\,g/kg$），症状好转后改为 10% 葡萄糖溶液静脉滴注,并根据血糖水平,调节滴注速度,待血糖降至正常后,再逐渐停用。

● 高尿酸血症;用别嘌呤醇和苯溴马隆,痛风性关节炎急性发作时用秋水仙碱和布洛芬等。

137

Pompe 病

- Pompe 病又称糖原累积病 Ⅱ 型、酸性麦芽糖酶缺乏症（acid maltase deficiency，AMD）。

【病因和发病机制】

- 本病为常染色体隐性遗传，编码基因定位于 17 号染色体长臂 23 区（17q23）。由于肝细胞、心肌细胞和骨骼肌细胞中的溶酶体内缺乏酸性 α-葡萄糖苷酶（即酸性麦芽糖酶）或者此酶存有缺陷，不能把糖原进行水解而积聚于溶酶体内，糖原在溶酶体内日积月累，终致溶酶体超载、破裂，释出溶酶体酶，造成相应脏器的组织结构损伤和功能障碍，因此出现一系列临床症状。

【临床表现】

- 婴儿型：因肝细胞、心肌细胞和骨骼肌细胞的溶酶体中完全缺乏此酶，故病情严重，发病较早；出生后 3～6 月即出现四肢肌肉松弛，吮奶无力；呼吸浅表，肝脏肿大，可达肋下 2～3 cm，心脏扩大，心律失常；一旦发生心力衰竭，就会出现气促、双下肢水肿；虽经治疗，一般均在 2 周岁前死亡。

- 儿童型：由于溶酶体中尚残存若干酸性 α-葡萄糖苷酶，故发病比较隐匿，病情也较轻，病程进展缓慢，四肢肌无力间歇出现，肝脏肿大和心脏扩大的程度都不及婴儿型，而且很少发生心力衰竭，存活时间较长。

- 成人型：溶酶体中不仅残存较多的酸性 α‑葡萄糖苷酶，而且还存有中性 α‑葡萄糖苷酶，后者能补偿酸性 α‑葡萄糖苷酶的减少，故症状更轻，一般仅见肢体易倦、登梯稍慢而已。

【辅助检查】

- 外周血涂片：可见空泡状淋巴细胞。
- 血清肌酸激酶明显增高，可达参考值(酶偶联法：男 15～105 U/L，女 10～80 U/L)的 6～8 倍，但不超过 10 倍。
- X 线检查：心脏呈球形增大。
- 心电图检查：仅婴儿型可见 P‑R 间期缩短、ST 段抬高、室性早搏和心房颤动等。
- 肌电图检查：呈广泛性异常、纤颤电位、肌强直和强直样放电及短时限的多相波。儿童型和成人型：异常肌电图仅见于臀部、四肢近端肌和棘旁肌，多为纤颤电位。
- 骨骼肌活检：肌纤维中存在空泡，空泡中充满糖原，电镜下可见糖原颗粒积聚于溶酶体中。

【诊断】

- 主要根据临床表现和骨骼肌活检，对本病作出诊断。但婴儿型必须与婴儿脊髓肌萎缩症(Werdnig‑Hoffmann 病)进行鉴别，后者不影响心脏，肌纤维中无空泡，系神经源性损害。儿童型必须与 Duchenne 型肌营养不良症鉴别，后者血清肌酸激酶明显增高，可达参考值的数十至数百倍，肌活检可见肌纤维长短不一，有坏死性改变，纤维透明化，结缔组织和脂肪组织代偿性增生，免疫组化分析提示抗肌萎缩蛋白(dystrophin)缺失。成人型必须与多发性肌炎鉴别，后者受累肌肉有明显疼痛和压痛，血清肌酸激酶、醛缩酶、乳酸脱氢酶、ALT、AST 以及血沉、CRP 均增高，抗核抗体和抗 Jo‑1 抗体可阳性。

【治疗】

- 特殊治疗：婴幼儿可用 myozeme（重组人 α-葡萄糖苷酶制剂）20 mg/kg，每 2 周静脉滴注 1 次；8 岁或 8 岁以上用 lumizeme。

- 辅助治疗：以肝脏病变为主者，主食应以玉米淀粉为主；以骨骼肌病变为主者，应以高蛋白饮食为主；不宜长时间剧烈体力活动，以免骨骼肌溶解；有心脏病变而功能障碍者应卧床，进低盐饮食，以呋塞米利尿，使用 ACEI 或 ARB。

138

Cori 病

- Cori 病又称糖原累积病Ⅲ型、去支链糖原病、局限性糊精积聚病、脱支酶缺乏症、Forbes 综合征。

【病因和发病机制】

- 本病为常染色体隐性遗传,由先天性淀粉-1,6 葡萄糖苷酶(脱支酶)缺乏所致,编码基因位于 1p21。脱支酶的缺乏,使糖原的分解不能正常进行。其中Ⅲa 型为肝脏和骨骼肌细胞中的脱支酶减少或缺乏,Ⅲb 型仅肝脏脱支酶缺乏。

【临床表现】

- 病情与 Von Gierke 病相似,但较轻,且进展缓慢。
- 生长发育比较迟缓,肝脏肿大;4～6 年后,可见脾脏肿大,出现肌无力,快走或登梯时明显,偶见肌痉挛,少数呈进行性肌病。
- 心脏增大,可有心律失常,但无心力衰竭。
- 部分病例一到青春期,生长发育即改善,肝脾缩小;个别病例可发展为肝硬化,甚至肝功能衰竭。

【实验室检查】

- 肾上腺素试验和胰高血糖素试验:空腹时注射肾上腺素和胰高血糖素后,反应均不明显(血糖$<1.7\,\text{mmol/L}$)或无反应;但进食 2 h 后,再注射则反应完全正常(血糖$\geqslant 3.9\,\text{mmol/L}$)。

- 红细胞或白细胞脱支酶活性测定：可见明显降低,仅及正常的 50%,甚至更低。
- 组织活检:肝细胞中糖原含量增加,可达 17%~20%,且纤维化明显;在骨骼肌组织中,糖原沉积于肌原纤维之间和肌纤维膜下。
- 血尿酸、乳酸和血脂均正常。

【诊断】

- 根据临床表现和肾上腺素及胰高血糖素试验结果,可诊断本病;红、白细胞脱支酶活性降低具有确诊意义,但必须与 Von Gierke 病进行鉴别:后者空腹或进食 2 h 后注射肾上腺素和胰高血糖素,血糖均<1.7 mmol/L。

【治疗】

- 日间高蛋白饮食,晚上婴幼儿鼻饲高蛋白液体。
- 玉米淀粉也有一定疗效。

139

Anderson 病

- Anderson 病又称糖原累积病Ⅳ型、支链淀粉病。

【病因和发病机制】

- 本病为常染色体隐性遗传。由于先天性分支酶缺陷,使肝、骨骼肌和心脏组织中有与糖原结构不同的支链淀粉样物质沉积,导致肝、骨骼肌和心肌细胞损伤。

【临床表现】

- 于出生后 2～3 个月的婴儿期发病。
- 生长发育障碍,肌无力明显。
- 肝脾肿大,并逐渐发展为肝硬化,腹壁静脉胀大,出现腹水。
- 心脏受累时,心脏扩大,心律失常,心力衰竭,多于 2 岁前后死亡。

【辅助检查】

- 血清 ALT 和 AST 增高。
- 白细胞分支酶活性降低。
- 肝活检:肝细胞内充满支链淀粉样物质,碘染色呈紫红色,PAS 染色强阳性。
- 心电图检查:左心室或左、右心室同时肥厚和心律失常。
- B 超检查:显示肝实质回声增粗,分布不均,呈结节状肝硬化。

【诊断】

 • 凡婴幼儿期出现肝硬化即应考虑本病；如同时发现白细胞分支酶活性降低，则基本可以确诊。

【治疗】

 • 本病以对症治疗为主，迄今尚无特殊疗法。

140

Mc Ardle 病

- Mc Ardle 病又称糖原累积病 V 型。

【病因和发病机制】

- 本病为常染色体隐性遗传,少数为常染色体显性遗传,编码基因位于 11q13,系肌磷酸化酶缺乏所致;磷酸化酶缺乏使肌糖原不能分解以补充肌收缩所需的能量。

- 光镜下肌纤维中有 PAS 染色阳性的颗粒状沉积物,磷酸化酶染色阴性。电镜下肌膜下及肌原纤维间有糖原颗粒沉积,在完全毁坏的纤维中,糖原颗粒聚集成圆球形,并见空泡和细胞碎片,从毁坏的肌纤维中释出肌红蛋白,经血流排入尿中,即成肌红蛋白尿。

【临床表现】

- 儿童或少年期发病:肌肉容易疲劳,剧烈运动后,肌疲劳和无力可持续存在,严重时四肢不能活动;可有间歇性肌红蛋白尿,使尿呈酱油、浓茶或红葡萄酒样。

- 成年早期起病:运动后出现肌痉挛,伴剧烈肌痛,以下肢明显,休息后迅速好转,偶伴一过性肌红蛋白尿。

- 晚发型:40～50 岁发病,呈进行性肌无力,可发生肌萎缩,少有肌红蛋白尿。

【实验室检查】

- 前臂缺血运动试验：阴性（即运动后不能使血中乳酸较运动前增高 3 倍以上）。

- 尿肌红蛋白可阳性，或>4 mg/L。

- 肌活检：磷酸化酶活力降低。

【诊断】

根据临床表现和尿肌红蛋白阳性，基本可以作出诊断；如尿肌红蛋白阴性，则可做前臂缺血运动试验，必要时做肌活检，以确定诊断。

【治疗】

- 本病无特殊治疗。

- 避免剧烈运动和肌肉剧烈收缩。

- 在进行较剧烈运动或较长时间运动前，宜口服少量葡萄糖、果糖或乳糖。

141

Hers 病

- Hers 病又称糖原累积病VI型、肝磷酸化酶缺乏症。

【病因和发病机制】

- 本病为常染色体隐性遗传。由于先天性肝细胞和白细胞缺乏磷酸化酶,肝内大量糖原沉积,导致肝脏肿大。

【临床表现】

- 生长发育较同龄儿略慢,食欲不减,智力正常。
- 肝脏肿大明显,可达肋下 4~5 cm,边缘规则,质地偏硬,触痛不明显。

【实验室检查】

- ALT、AST 增高。
- 血清甘油三酯>1.32 mmol/L。
- 肾上腺素和胰高血糖素试验均不能使血糖增高。

【诊断】

- 凡婴幼儿肝脏明显肿大而又无原因可解释者,应考虑本病;对肾上腺素和胰高血糖素试验不起反应,则具确诊价值,但须与 Von Gierke 病和 Cori 病鉴别:前者临床表现复杂,病势较重;后者红细胞或白细胞脱支酶活性明显降低。

【治疗】

- 高脂肪、低蛋白饮食。
- 适量补充多种维生素。

Tarui 病

- Tarui 病又称糖原累积病Ⅶ型、磷酸果糖激酶（PFK）缺乏症。

【病因和发病机制】

- 本病系常染色体隐性遗传。PFK 为糖原代谢的限速酶，能催化 6 磷酸果糖转化成 1,6 -二磷酸果糖；PFK 活性的降低或缺乏使糖原分解障碍，即可导致本病发生。
- PEK 活性的降低或缺乏，使三磷酸腺苷（ATP）生成减少，因而能量供应降低。

【临床表现】

- 与 Mc Ardle 病相似，但运动后肌痉挛和肌痛较轻，并常伴非球形细胞性溶血性贫血。

【辅助检查】

- 外周血血红蛋白和红细胞可降低，网织红细胞增多。
- 血清肌酸激酶增高。
- 血清总胆红素和间接胆红素增高。
- 红细胞 PFK 活力降低或缺乏。
- 前臂缺血运动试验阴性（加运动后乳酸不增高）。
- 肌电图：提示肌源性损害。
- 肌活检：肌膜下多量糖原累积，肌 PFK 活性明显降低。

【诊断】

- 运动后出现肌痉挛、肌痛以及溶血症状,应考虑本病;红细胞 PFK 活力降低或消失有确诊意义。

【治疗】

- 本病无特殊治疗。
- 主要是避免剧烈运动和肌肉的过度收缩。

143

围绝经期综合征

- 围绝经期综合征又称更年期综合征。

【病因和发病机制】

- 妇女从 41~60 岁为围绝经期（更年期）。此期卵巢逐渐老化，功能进行性衰退，月经逐渐停止。如手术切除两侧卵巢，则卵巢功能迅速消失。两者均因雌激素的减少，对下丘脑和垂体前叶失去了抑制作用，导致促性腺激素释放激素、促性腺激素，其次是 ACTH 和 TSH 及其靶腺等的分泌均有不同程度的增多，从而引起一系列精神和躯体方面的症状，容易误诊为神经官能症或自主神经功能障碍等，称为"围绝经期综合征"（更年期综合征）。由卵巢逐渐老化引起者症状较轻或者可无症状，由手术切除卵巢引起者则症状明显而较重。

【临床表现】

- 开始先出现月经紊乱，经量渐少，经期间隔不规则，或逐渐延长以至闭经，也有不规则流血者，少数可直接出现闭经。

- 面、颈和胸部皮肤阵发潮红、潮热，继之出汗，为本征的典型症状，可突然发生，激动时更易出现。此种发作短者仅 20~30 s，长者 5~6 min，个别可达 1 h 左右。轻者每日发作 3~5 次，重者可达 10 余次或更多。常伴烦躁、头痛、眩晕和心悸等，此等症状常可持续 1 年左右，有的可达 5 年或更久。

- 子宫、外阴和乳腺萎缩，阴毛减少，阴道变短，黏膜变薄，分泌减少，酸性降低，性欲减退，性交困难，易并发老年性阴道炎。

- 往往激动易怒，焦虑不安，或情绪低落，郁郁寡欢。雌激素的缺乏，常常导致失眠、记忆和认知功能减退，计算和判断障碍，甚至可发生阿尔茨海默痴呆。

- 自觉心悸，可有心动过速、心动过缓或出现早搏，容易发生动脉粥样硬化、心肌缺血、高血压和脑卒中。

- 代谢紊乱：血脂升高，出现肥胖、糖耐量降低，甚至发生糖尿病。由于雌激素不足，使甲状腺分泌降钙素减少，导致骨质吸收增加而发生骨质疏松。患者身高降低，脊椎后突，常诉腰背和其他部位骨痛。容易发生骨折，以桡骨远端、股骨颈和椎体等最为常见。由于钠、水潴留而出现水肿。

- 泌尿系统症状也较常见。由于雌激素减少，尿道缩短，膀胱括约肌松弛，故常见尿频、尿急、尿失禁。因膀胱黏膜变薄，易致膀胱炎发生。

- 雌激素不足使皮肤胶原纤维丧失，皮肤皱纹增多加深。皮肤变薄干燥，色素沉着，形成斑点。头发、腋毛、阴毛逐渐脱落变稀。

【辅助检查】

- 雌激素明显下降，泌乳素水平与雌激素呈平行降低。
- 促性腺激素释放激素和促性腺激素（FSH、LH）均升高，前者可为生育年龄的 13～14 倍，后者为 3～4 倍。
- ACTH 和 TSH 及其靶腺可有程度不一的增高。
- 血清胆固醇及低密度脂蛋白增高，糖耐量降低，甚至出现糖尿病。

- 子宫内膜活检和诊刮：可见内膜萎缩。
- B 超检查：子宫、卵巢萎缩。
- X 线检查：可见骨质疏松。
- 心电图检查：偶见 ST－T 改变或提示心肌缺血的 T 波倒置。

【诊断】

根据年龄、月经史和典型症状，结合子宫、卵巢萎缩和促性腺激素增高而雌激素明显降低，诊断一般不难。

【治疗】

- 精神症状以心理治疗为主。可短期使用小剂量艾司唑仑等以助睡眠；谷维素 20 mg，1 日 3 次，以调节自主神经功能。
- 可乐定（clonidin）0.075 mg，1 日 2 次，可有效解除潮热症状。
- 激素替代疗法（HRT）：①尼尔雌醇，每月 5 mg，口服，症状改善后服维持量，每月 2 次，每次 1～2 mg；3 个月后加用甲羟孕酮，每日 6 mg，连用 7 日。②倍美力（premarin），每日 3.75～6.25 mg 口服。本法的目的主要是为了解除围绝经期的症状，症状消失后即宜停用，以免产生长期用药带来的严重不良反应，如子宫内膜癌和乳腺癌等。③替勃龙（tibolone）：有弱雄激素、孕激素以及雌激素作用，能稳定下丘脑-垂体系统功能，1.25～2.5 mg/d，口服。
- 骨质疏松的处理：①坚持体育锻炼，增加日晒时间，摄入足量蛋白和含钙丰富的食物。②补充钙剂和维生素 D：可用氨基酸螯合钙胶囊，每日口服 1 粒；阿法骨化醇胶丸，每日口服 0.25～0.5 μg。③鲑鱼降钙素（salmon-calcitonin）50 mg，肌内注射或喷鼻，每日或隔日 1 次；2 周后，改为每周 2 次。用药前应补充钙剂和维生素 D 数天。④阿仑膦酸钠（sodium alendronate）70 mg，1 次/周，于首次进食或服用其他药物前至少 30 min，用温开水 300 ml 送服，不可咀嚼，服药后坐或立至少 30 min。